W0261810

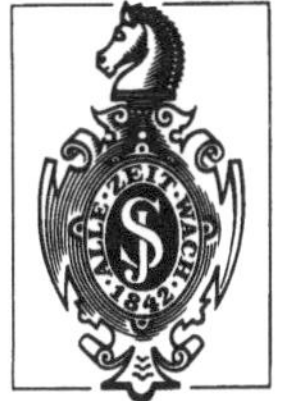

A. Windorfer R. Schlenk

Die Deutsche Gesellschaft für Kinderheilkunde

Ihre Entstehung und historische Entwicklung

Mit 12 Abbildungen

Springer-Verlag
Berlin Heidelberg New York 1978

Prof. Dr. A. Windorfer
vormals Direktor der Universitäts-Kinderklinik Erlangen
Loschgestraße 15, 8520 Erlangen

Dr. R. Schlenk, Oberarzt
Cnopfsche Kinderklinik
Hallerwiese 20, 8500 Nürnberg

ISBN-13: 978-3-540-08960-5   e-ISBN-13: 978-3-642-93103-1
DOI: 10.1007/978-3-642-93103-1

CIP-Kurztitelaufnahme der Deutschen Bibliothek. *Windorfer, Adolf:* Deutsche Gesellschaft für Kinderheilkunde : ihre Entstehung u. histor. Entwicklung / A. Windorfer ; R. Schlenk. - Berlin, Heidelberg, New York : Springer, 1978.
NE: Schlenk, Rolf.

Das Werk ist urheberrechtlich geschützt. Die dadurch begründeten Rechte, insbesondere die der Übersetzung, des Nachdruckes, der Entnahme von Abbildungen, der Funksendung, der Wiedergabe auf photomechaischem oder ähnlichem Wege und der Speicherung in Datenverarbeitungsanlagen bleiben, auch bei nur auszugsweiser Verwertung, vorbehalten.
Bei Vervielfältigungen für gewerbliche Zwecke ist gemäß § 54 UrhG eine Vergütung an den Verlag zu zahlen, deren Höhe mit dem Verlag zu vereinbaren ist.

© by Springer-Verlag Berlin · Heidelberg 1978

Die Wiedergabe von Gebrauchsnamen, Warenbezeichnungen usw. in diesem Werk berechtigt auch ohne besondere Kennzeichnung nicht zu der Annahme, daß solche Namen im Sinne der Warenzeichen- und Markenschutzgesetzgebung als frei zu betrachten wären und daher von jedermann benutzt werden dürften.

2123/3140-543210

Unseren Frauen gewidmet:

Frau Dr. Liselotte Windorfer
Frau Dr. Ingrid Schlenk

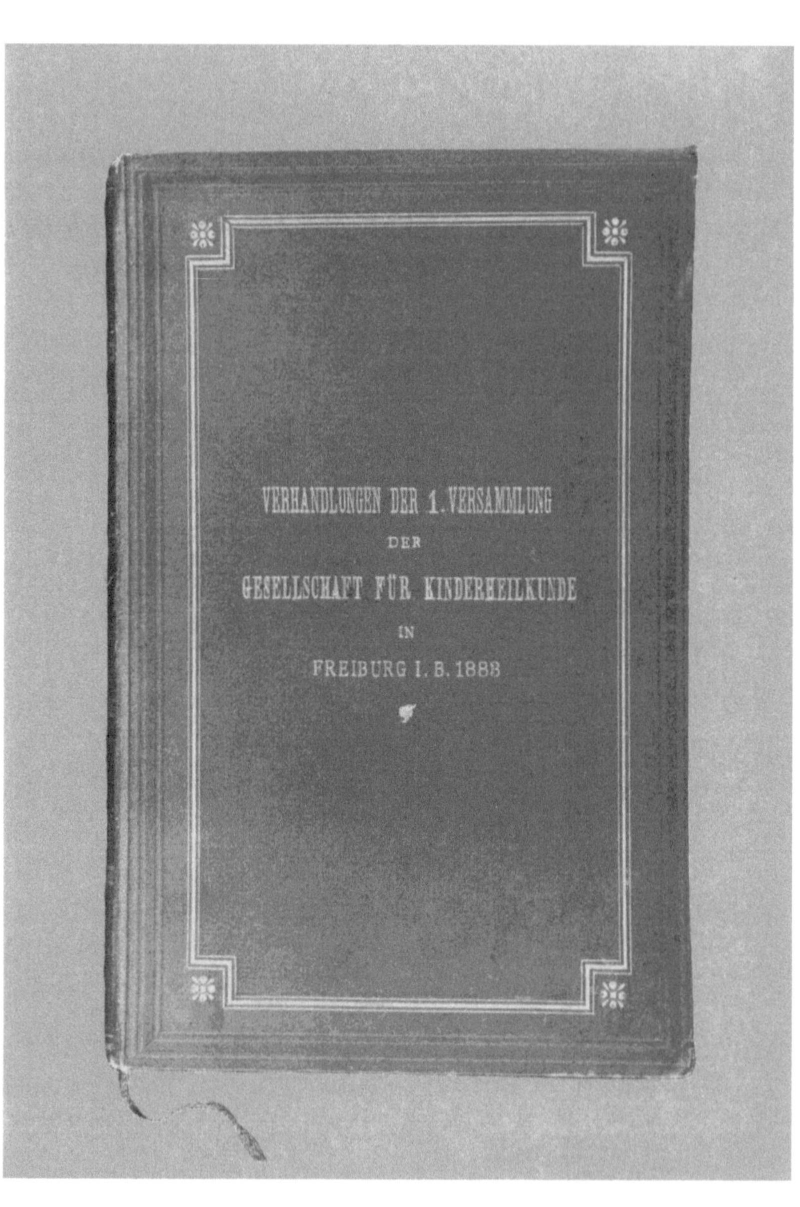

VERHANDLUNGEN DER 1. VERSAMMLUNG
DER
GESELLSCHAFT FÜR KINDERHEILKUNDE
IN
FREIBURG I. B. 1883

Inhaltsverzeichnis

1 Einführung

"Im großen Geschichtsbuch der menschlichen Kultur sind wenige Kapitel von so allgemeinem Interesse, wie das der Entwicklung der ärztlichen Kunst und der medizinischen Wissenschaft".

(K.F. Wenckebach, 1920)

Die Deutsche Gesellschaft für Kinderheilkunde wird im Jahre 1978 ihre 75. Tagung abhalten. 95 Jahre sind seit ihrer Gründung vergangen. Dies scheint uns Grund zu sein, einen Rückblick zu halten, um die Entwicklung unserer Gesellschaft im Gedächtnis zu bewahren. Denn schnellebig ist die Zeit und viel Wertvolles und Interessantes geht verloren, wenn nicht der Sinn für Tradition erhalten wird. Man würde unseren Vorgängern Unrecht tun, würde man ihr ärztliches Wirken, ihre Mühen und ihre Erfolge nicht in Erinnerung behalten, für uns und unsere Nachfolger. Ein Glied in der zeitlichen Kette einer bestimmten Entwicklung zu sein, muß Auftrag und Mahnung bedeuten und soll in diesem Fall jeden Kinderarzt verpflichten zum Ansehen der Gesellschaft und des Berufes beizutragen. Jedes Mitglied darf Stolz und Dankbarkeit empfinden unserer Gesellschaft anzugehören.
Von diesem Gesichtspunkt aus ist die Geschichte der Deutschen Gesellschaft für Kinderheikunde bearbeitet, mit dem Wunsch, allen Lesern jetzt und später ein Stück Tradition zu vermitteln. Auch wenn es nur ein gedrängter Abriß ist, so schien es doch besser, es „hic et nunc" zu tun, als es aufzuschieben und dabei Gefahr zu laufen, daß es unterbleibt.
Im ersten Teil wird die historische Entwicklung der Deutschen Gesellschaft für Kinderheilkunde behandelt. Die Schwierigkeiten bei der Gründung, die Abfassung der Satzungen, die Geschäftssitzungen und die Arbeit der einzelnen Kommissionen bieten dabei viel Wissenswertes.
Von Interesse für jeden, der das Werden, Wachsen und Bestehen der Deutschen Gesellschaft für Kinderheilkunde verfolgen möchte, sind auch die Ansprachen der jeweils Vorsitzenden. Darin spiegeln sich die anstehenden Probleme der Wissenschaft, aber auch der Organisation und der Sorgen hinsichtlich Lehre und Forschung, ja auch des Berufes der Kinderärzte. Deshalb wurden Auszüge aus diesen Reden aufgenommen. Seit 1948 liegen alle Reden im Wortlaut in der Monatsschrift für Kinderheilkunde vor.
Eine Geschichte der Deutschen Gesellschaft für Kinderheilkunde ist zum großen Teil eine Geschichte ihrer wissenschaftlichen Tagungen. Sie bildeten

seit jeher den Mittelpunkt. Aus ihnen lebt sie. Daher wurde ihnen im 2. Teil ein breiter Raum gewidmet. Dazu werden die Hauptthemen, die an den Tagungen abgehandelt wurden, aufgeführt und zum Teil besprochen. Ein Studium der Hauptthemen bietet gerade in ihrer zeitlichen Bindung ein interessantes Bild von der Entwicklung der Kinderheilkunde. Dabei treten die wesentlichen Probleme hervor, die zu bestimmten Zeiten im Brennpunkt standen. Auch die Verschiebung der Interessengebiete und der Forschung wird dadurch deutlich. Gelegentliche Wiederholungen zu den Sitzungen im 1. Teil lassen sich dabei nicht ganz vermeiden, damit der Zusammenhang bei den Tagungen gewahrt bleibt.

Der Orientierung halber wurde auch eine Aufstellung über Jahr, Tagungsort, Vorsitzende, und schließlich über die einzelnen Preise und ihre Träger angefügt.

Manche Leser werden dies und jenes an der hier geschriebenen Geschichte auszusetzen haben. Dem Einen mag es zu kurz, dem Andern zu lang erscheinen; wieder Einem zu sehr chronologisch geordnet. Aber im Unterhaltungsstil läßt sich eine Geschichte, die Fakten bringen muß, nicht schreiben. Es sollte auch gleichzeitig eine Darstellung sein, damit nicht jeder, der nachlesen will, den Stoß von Unterlagen durcharbeiten muß, wenn er Einiges wissen will. Schon einmal wurde im Jahr 1929 ein Anlauf genommen, und Prof. *Schlossmann* gebeten, eine Geschichte unserer Gesellschaft zu schreiben. Er hatte es vor. Aber es ist verständlich, daß er bei seinen vielfältigen und großen Aufgaben, die er nicht nur in unserem Fach, sondern auch in der Öffentlichkeit zu bewältigen hatte, nicht die Zeit dazu fand.

So haben wir den Versuch gewagt. Wir hoffen, das Interesse für das Werden und die Entwicklung der Deutschen Gesellschaft für Kinderheilkunde, die auch unter den schweren Zeitläufen zu leiden hatte, zu wecken. Es ist eine Geschichte von fast 100 Jahren, die uns Alle angeht und verpflichtet. Denn: Tradition ist kein Aschenhaufen, sondern ein Feuer, das es zu erhalten gilt! Und wie Goethe postulierte: „Was an uns Original ist, wird am besten erhalten und belebt, wenn wir unsere Altvorderen nicht aus den Augen verlieren."

Wir sind dem Springer-Verlag, insbesondere Herrn Dr. phil. Drs. med. h.c. Heinz Götze, sehr dankbar, daß das Buch erscheinen kann.

Erlangen, Frühjahr 1978   A. Windorfer
                                                               R. Schlenk

2 Entstehung und Entwicklung der Deutschen Gesellschaft für Kinderheilkunde

(mit Auszügen aus den programmatischen Reden der Vorsitzenden)

Historische Entwicklung der Deutschen Gesellschaft für Kinderheilkunde

Die Deutsche Gesellschaft für Kinderheilkunde ist aus der „Abteilung für Kinderheilkunde", einer Sektion der „Gesellschaft Deutscher Naturforscher und Ärzte" hervorgegangen.

Abteilung für Kinderheilkunde

1868 Die „Abteilung für Kinderheilkunde" war im Jahr 1868 anläßlich der 42. Naturforscherversammlung in Dresden gegründet worden. Diese Prozedur was keineswegs einfach gewesen, denn sie wurde von Seiten der „Abteilung für Innere Medizin" nicht mit freundlichen Augen gesehen. Das Verdienst dafür gebührt dem Nestor der Deutschen Kinderheilkunde, Geheimrat *A. Steffen* (Stettin). Er war der Spiritus rector. Eine besondere Leistung *Steffen*'s ist es gewesen, daß er nicht nur maßgebend dazu beigetragen hat, die „Abteilung für Kinderheilkunde" zu gründen, sondern auch dem jungen Fach allmählich in den medizinischen Fakultäten der Universitäten die Anerkennung zu erkämpfen.

Die *Gründer* der „Abteilung für Kinderheilkunde" 1868 waren: *Steffen* (Stettin), *Rauchfuss* (Petersburg), *Fränkel* (Berlin), *Förster* (Dresden), *Ebert* (Berlin), *Kutten* (Dresden), *Schildbach* (Leipzig), *Stiebel* (Frankfurt/Main), *Clar* (Graz) und *v. Ranke* (München).

Die Sitzungen der Abteilung waren stets gut besucht, die Diskussionen lebhaft und anregend. Es wurde beschlossen, für jedes Jahr zwei Geschäftsführer zu wählen, die für die Vorträge im nächsten Jahr, sowie für die Einrichtungen und den geselligen Verkehr Sorge tragen sollten. Als erster Geschäftsführer wurde *Steffen* gewählt. Auch in dieser Funktion, zu der er bis zu seinem freiwilligen Rücktritt im Jahr 1900 alljährlich immer wieder gewählt wurde, hat sich Geheimrat *Steffen* die größten Verdienste um die Abteilung erworben.

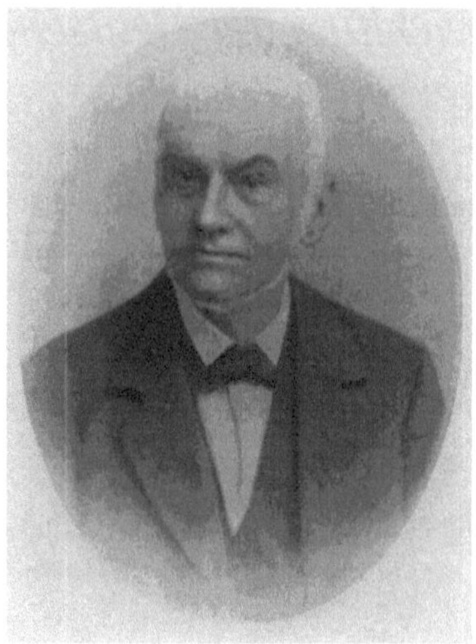

Abb. 1. August Steffen, Stettin
(1825–1910)

1869 Bei der Tagung 1869 in Innsbruck waren es bereits 40 eingeschriebene Mitglieder. Es wurden 12 Vorträge gehalten.
Steffen sprach sich dafür aus, daß die Kinderärzte die „Sektion für Kinderheilkunde der Naturforscherversammlung" als ihren regelmäßigen Versammlungsort betrachten sollten und daß das „Jahrbuch für Kinderkrankheiten" ihr Organ werden möge; er forderte, an allen deutschen Universitäten Lehrkanzeln für Kinderheilkunde zu errichten.
Über die Versammlungen 1871 in Rostock, 1872 in Leipzig und 1873 in Hannover liegen keine Quellenangaben vor.

1874 1874 tagte die Versammlung in *Breslau*. Mit Freude lesen wir im Jahrbuch für Kinderheilkunde: „Wenn sich unter den Abzweigungen von der Sektion für Innere Medizin *eine* als lebenskräftig erwiesen und bewährt hat, so ist es die „Sektion für Pädiatrik", die, im Jahr 1868 in Dresden ins Leben gerufen, erst wenige Jahre selbständig fungiert und dennoch schon so zugenommen hat, daß die Zahl der ständigen Mitglieder auf der diesjährigen Versammlung 1874 über 60 betrug und die rege Teilnahme bei den Verhandlungen zur Genüge dargetan hat, daß uns für die Zukunft eine Vereinigung mit der Sektion für Innere Medizin durchaus nicht geboten erscheinen kann, wie von letzterer vorgeschlagen wurde."

1875 1875 betonte *Steffen* in Graz als Tagungspräsident nochmals die Notwendigkeit einer eigenen „Sektion für Pädiatrik". "Denn das Wissen auf dem Gebiet der Kinderheilkunde, insbesondere der Säuglingsernährung, der Entwicklung des Nervensystems, der Größe und Entwicklung der verschiedenen Organe sei noch lückenhaft. Diese Lücken gelte es auszufüllen. Dieses Bestreben gebe sich hauptsächlich in zwei Richtungen kund, durch literarische Tätigkeit und durch mündlichen Austausch der eigenen Beobachtungen und Erfahrungen."

Bei der Versammlung in Graz 1875 wurde im offiziellen Programm der damaligen Naturforscherversammlung die Abteilung für Kinderheilkunde gar nicht als eigene Sektion geführt. Ein Zeichen, wie versucht wurde, die Verselbständigung der Kinderheilkunde zu verhindern.

Bei dieser Sitzung wurde beschlossen, ein umfangreiches *Handbuch der Kinderheilkunde* unter Mitwirkung einer großen Anzahl von Kinderärzten unter der Redaktion von Prof. *Gerhardt* (Würzburg) herauszugeben.

1876– 1876 war die Versammlung in Hamburg; 1877 in München; 1879 in Baden-
1882 Baden; 1880 in Leipzig; 1881 in Salzburg; und 1882 in Eisenach. Es war die *letzte Sitzung der „Abteilung für Kinderheilkunde".*

1883 „Im vorigen Jahr hatte sich auf der 55. Versammlung Deutscher Naturforscher und Ärzte in Eisenach in privater Besprechung bei einer Anzahl Mitglieder der pädiatrischen Section das Bedürfnis geltend gemacht, eine Gesellschaft für Kinderheilkunde auf breitester Grundlage zu begründen. Auf der diesjährigen 56. Versammlung in Freiburg i.B. hatte man die Freude, dieselbe durch die Annahme der Statuten constituiert zu sehen.

Hier und da sind Stimmen laut geworden, welche die Gründung einer solchen Gesellschaft für inopportun halten, welche sogar geglaubt haben, daß die seit Jahren blühende Section für Kinderheilkunde dadurch geschädigt werden könnte, daß sie außer kurzen Mitteilungen mit entsprechenden Diskussionen noch etwas anderes auf ihr Programm setze. Diese Einwände dürften hinfällig sein, da sie das bei Gründung dieser Gesellschaft maßgebende Moment übersehen. Die Stellung der Section für Kinderheilkunde wurde erst voll gesichert, als auf der 52. Versammlung in Baden der Antrag *Demme*'s zum Beschluß erhoben war, wichtige Spezialfragen zweckentsprechend vorbereitet der öffentlichen Diskussion von Fachleuten zu unterbreiten. Sofort nach Ausführung dieses Beschlusses begann die Section einen neuen glänzenden Aufschwung zu nehmen, wie die Versammlungen in Salzburg, Eisenach und Freiburg gezeigt haben. Gewiß deshalb wurde der im Januar d.J. in Folge bezüglicher Beschlüsse des geschäftsleitenden Comités auf der Naturforscher-Versammlung in Eisenach an eine große Anzahl von Pädiatrikern zur Begründung dieser Gesellschaft versendete Aufruf beifällig aufgenommen und von ca. 100 Ärzten als zukünftigen Mitgliedern dieser Gesellschaft angenommen, weil als Hauptzweck derselben die Bestimmung und Vorbereitung der in der pädiatrischen Section der Versammlung deutscher Naturforscher und Ärzte zu behandelnden Fragen hingestellt wurde. Dabei wurde besonders in das Auge gefaßt, daß die wissenschaftlichen Verhandlungen dieser Gesellschaft ausschließlich in der pädiatrischen Section obiger Versammlung stattzufinden haben.

Um der Section auch für zukünftige Jahre ihre Bedeutung zu erhalten, wird der Vorstand so zeitig als möglich hervorragende Fachmänner ersuchen, über Fragen, welche das Interesse der Kinderärzte besonders in Anspruch nehmen, eingehend zu referieren" (Zit. aus Verhandl. Ges. f. Kinderheilk.).

Gründung der Gesellschaft für Kinderheilkunde

Die Wahl des Vorstandes ergab die Namen *Henoch, Demme, Steffen, Solt-mann,* B. *Wagner* und *Förster*, von denen *Steffen* und *Demme* den Vorsitz und B. *Wagner* und *Förster* die Sekretärsgeschäfte führten.

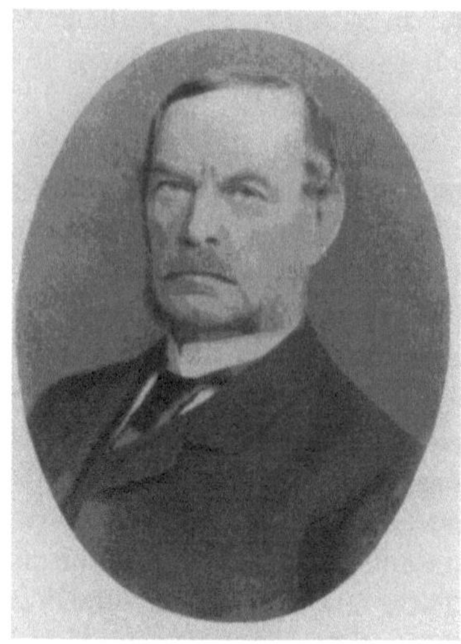

Abb. 2. Eduard Henoch, Berlin
(1820–1910)

1883   Die Zahl der Mitglieder betrug 97. Bei der Gründung und 1. Sitzung waren folgende Mitglieder anwesend:

Dr. Albrecht, Neuchâtel
Dr. Baginsky, Berlin
Dr. Bahrdt, Leipzig
Dr. Banze, Wien
Dr. Biedert, Hagenau i. Els.
Prof. Biaz, Bonn
Dr. Blass, Leipzig
Prof. Bohn, Königsberg
Prof. Bókai, Pest
Dr. Bókai, Pest
Dr. Brun, Luzern
Dr. Camerer, Riedlingen
Dr. Cnyrim, Frankfurt a. M.
Dr. Cohen, Hannover
Dr. Cruse, Petersburg
Dr. Dehio, Petersburg
Prof. Demme, Bern
Dr. Dornblüth, Rostock

Prof. v. Dusch, Heidelberg
Dr. Ehrenhaus, Berlin
Dr. Eisenschitz, Wien
Dr. Epstein, Prag
Dr. Eröss, Pest
Dr. Flesch, Frankfurt a. M.
Dr. Förster, Dresden
Dr. Fürst, Leipzig
Dr. v. Gensner, Wien
Prof. Gerhardt, Würzburg
Prof. Hagenbach, Basel
Dr. Hajek, Wien
Dr. Happe, Hamburg
Dr. Hauke, Wien
Prof. Hennig, Leipzig
Prof. Henoch, Berlin
Dr. Herz, Wien
Prof. Heubner, Leipzig

Dr. v. Heusinger, Marburg
Prof. Hirschsprung, Kopenhagen
Prof. Hofmann, Leipzig
Dr. Hofmokl, Wien
Dr. Höhne, Leipzig
Prof. Jacobi, New-York
Prof. Jakubowski, Krakau
Prof. Jurasz, Heidelberg
Dr. Kassowitz, Wien
Prof. Kaulich, Prag
Dr. Kerschensteiner, München
Dr. Ketly, Pest
Prof. Kohts, Strassburg
Dr. Kormann, Coburg
Dr. Lederer, Wien
Prof. Leichtenstern, Köln
Dr. Leipoldt, Oberplanitz b. Zwickau
Dr. Lindner, Ludwigslust
Dr. C. Lorey, Frankfurt a. M.
Dr. Martin, Sauerschwabenheim
Dr. G. Mayer, Aachen
Dr. Mettenheimer, Schwerin
Dr. Monti, Wien
Dr. v. Muralt, Zürich
Dr. Nicolai, Greussen
Prof. Oppenheimer, Heidelberg
Dr. Ost, Bern
Dr. Pfeiffer, Weimar
Dr. Pfeiffer, Wiesbaden
Dr. Piza, Hamburg
Dr. Ploss, Leipzig

Prof. L.M. Politzer, Wien
Dr. Pott, Halle a. S.
Prof. H. Ranke, München
Dr. Rauchfuss, Petersburg
Dr. Raudnitz, Prag
Dr. H. Rehn, Frankfurt a. M.
Dr. Reimer, Petersburg
Prof. Riegel, Giessen
Dr. Satlow, Gohlis
Dr. Schildbach, Leipzig
Dr. Schmitz, Petersburg
Prof. Senator, Berlin
Dr. Silbermann, Breslau
Prof. Soltmann, Breslau
Dr. Sprengel, Dresden
Dr. Steffen, Stettin
Prof. Thomas, Freiburg in. Br.
Dr. Unruh, Dresden
Dr. Unterholzner, Wien
Prof. Vogel, Dorpat
Dr. B. Wagner, Leipzig
Dr. Wegener, Stettin
Prof. Weinlechner, Wien
Dr. R. Weise, Berlin
Dr. Wertheimer, München
Prof. Widerhofer, Wien
Prof. Wyss, Zürich
Prof. Zini, Gratz
Dr. Zit, Prag
Prof. Zweifel, Erlangen

1883   Nach Schluß der ersten Sitzung der Section für Kinderheilkunde am 18. September wurde unter Vorsitz von Prof. *Heubner* (Leipzig) über die Statuten der Gesellschaft für Kinderheilkunde beraten, wie sie von einem Teile der in Eisenach gewählten Geschäftsführer geplant waren. Dieselben wurden in modifizierter Gestalt in folgenden 7 Paragraphen angenommen.

„Statuten der Gesellschaft für Kinderheilkunde"

1. Der Zweck der Gesellschaft ist die Förderung der Arbeit und Interessen auf dem Gebiet der Kinderheilkunde und der nähere Verkehr der Kinderärzte untereinander.
2. Die Gesellschaft wird zunächst von jenen Vertretern der Kinderheilkunde gebildet, welche in Folge der hierauf bezüglichen Beschlüsse auf der Naturforscher-Versammlung in Eisenach zum Beitritt aufgefordert worden sind und denselben zugesagt haben.
3. Mitglied der Gesellschaft kann jeder Arzt werden, welcher sich zur Mitgliedschaft bei dem Vorstande meldet.
4. Der Vorstand wird aus den Mitgliedern der Gesellschaft durch einfache Majorität der Stimmen gewählt. Er besteht aus 6 Mitgliedern, welche aus sich den 1. und 2. Vorsitzenden, 2 Stellvertreter und 2 Sekretäre wählen.

Jährlich scheiden in Reihenfolge 2 von diesen Mitgliedern aus und findet in der Sitzung die entsprechende Neuwahl statt. Eine Wiederwahl der ausscheidenden Mitglieder ist gestattet. Der Präsident des Vorstandes hat in den Sitzungen desselben während seiner Amtsdauer nur beratende Stimme.

5. Die Gesellschaft hat jeden Herbst bei Gelegenheit der Versammlung Deutscher Naturforscher ihre geschäftliche Sitzung, zu welcher die Einladung durch den ersten Sekretär erfolgt. Es entscheidet hier in allen Fragen die einfache Majorität der Anwesenden. Die wissenschaftliche Tätigkeit der Gesellschaft findet in der Section für Kinderheilkunde der Gesellschaft deutscher Naturforscher und Ärzte ihre Stelle. Die Verhandlungen werden stenographiert und soll jedem Mitglied der Gesellschaft für Kinderheilkunde ein Abdruck zugesendet werden.

6. Der zur Bestreitung der Auslagen der Gesellschaft jährlich zu bezahlende Beitrag, der eine Maximalsumme von 10 Mark nicht überschreiten darf, wird nach Vorlage des Vorstandes in der auf der Versammlung Deutscher Naturforscher und Ärzte stattfindenden Sitzung je auf 1 Jahr durch einfache Majorität der Stimmen festgesetzt.

7. Eine Änderung der Statuten findet nur dann statt, wenn der bezügliche Antrag von wenigstens 15 Mitgliedern der Gesellschaft unterstützt, mindestens 6 Wochen vorher angezeigt worden ist; auch muß derselbe von wenigstens der einfachen Majorität der sämtlichen Mitglieder, die, falls abwesend, schriftlich ihre Stimme abgegeben, angenommen werden.

Weitere Entwicklung der Gesellschaft für Kinderheilkunde

Für die Jahre 1884 und 1885 fehlen die Unterlagen vollständig.

1886   Die 4. Versammlung der Gesellschaft fand 1886 unter Vorsitz von *Steffen* in Berlin statt. Die Mitgliederzahl betrug 99. – Der Vorstand bestand aus den Herren *Demme* (Bern), *Förster* (Dresden), *Henoch* (Berlin), *Soltmann* (Breslau); als Vorsitzender *Steffen* und als Sekretär *Unruh* (Dresden).
Leider liegen auch für die Jahre 1887, 1888 und 1889 keine Unterlagen mehr vor; nur die Tagungsorte sind bekannt (s. Anhang)

1890   Bei der 8. Versammlung der Gesellschaft für Kinderheilkunde in Bremen wurde der Mitgliederbeitrag auf 10,-- Mark festgesetzt. Vorsitzender wurde wieder *Steffen*. Um die Verhandlungen einem größeren Publikum zugänglich zu machen, wurde angeregt, Besprechungen über die Drucklegung mit dem Verlag J.F. Bergmann in Wiesbaden aufzunehmen.

1891   Die 9. Versammlung wurde in Halle/Saale 1891 abgehalten. 8 neue Mitglieder waren eingetreten. Den Vorsitz führte *Steffen*, Schriftführer war *Pfeiffer* (Wiesbaden).
Der Sekretär machte Mitteilung über das Resultat der Verhandlungen mit verschiedenen Verlegern, betreffend einen buchhändlerischen Vertrieb der „Verhandlungen der Gesellschaft für Kinderheilkunde". Der Verlag J.F.

Bergmann (Wiesbaden) hatte sich bereit erklärt, 500 Exemplare herzustellen. Die Gesellschaft mußte einen Beitrag von 100,-- Mark dazu leisten.

1893   1893 fand die 10. Versammlung der Gesellschaft in Nürnberg, wieder unter dem Vorsitz von *Steffen* statt, wobei 4 wissenschaftliche Sitzungen durchgeführt wurden (s. S. 80).

1894   Die 11. Sitzung der Gesellschaft fand 1894 in Wien unter Vorsitz von *Widerhofer* (Wien) statt. *Steffen* konnte diesmal nicht teilnehmen. *Widerhofer* sprach Grußworte zur Eröffnung. Er erinnerte daran, daß in Wien vor 38 Jahren die Versammlung der Naturforscher und Ärzte das Jahrbuch für Kinderheilkunde ins Leben gerufen hatte. Außerdem betonte er, daß es ein Verdienst der Gesellschaft sei, daß nun allerorts Kinderspitäler und Polikliniken entstünden und daß die Bedeutung des klinischen Unterrichts in der Pädiatrie bei den Studenten einen immer festeren Boden gewinne.
Auf der geschäftlichen Sitzung teilte *v. Ranke* (München) mit, daß die Gesellschaft in diesem Jahr 19 neue Mitglieder gewonnen hatte. Der Mitgliederbestand betrug 114. — Im Mitgliederverzeichnis sind Kollegen aus vielen Ländern zu finden, u.a. so berühmte Namen wie die Professoren *Bokay* (Budapest), *Epstein* (Prag), *Escherich* (Graz), *Hennig* (Leipzig), *Heubner* (Berlin), *Hirschsprung* (Kopenhagen), *Jacobi* (New York), *Jakubowski* (Krakau), *Kassowitz* (Wien), *Monti* (Wien); dazu Kinderärzte aus Graz, Meran, Wien, Basel, Luzern, Zürich, Pest, Petersburg und New York.
Als Verhandlungsthema für das nächste Jahr wurde vorgeschlagen: Die praktischen Erfolge der Blutserum-Therapie (Fischl — Prag).

1895   Auf der 12. Versammlung 1895 in Lübeck, übernahm wieder *Steffen* den Vorsitz. — Auf der geschäftlichen Sitzung wurde Herrn *Steffen* im Auftrage der Gesellschaft von Herrn *Heubner* zu seinem 70. Geburtstag am 6. Dezember 1895 gratuliert und ein Album mit Photographien von Mitgliedern der Gesellschaft überreicht.
11 neue Mitglieder waren eingetreten. Es wurde angeregt, daß in Zukunft in dem Verzeichnis der Mitglieder auch die genauen Adressen angegeben werden sollten. Ferner wurde beschlossen, daß die Kosten für Abbildungen, welche den Verhandlungen beigegeben werden, von nun an von den Autoren gedeckt werden müssen. Tabellen von nicht zu großem Umfang können ausnahmsweise auf Kosten der Gesellschaft aufgenommen werden.
Für die nächste Versammlung wurden folgende Themen vorgeschlagen: „Spasmus glottidis und Cerebrale Kinderlähmungen".

1896   Die 13. Versammlung wurde 1896 in Frankfurt/Main unter Vorsitz von *Steffen* abgehalten.
Die geschäftliche Sitzung fand am 24. September statt. Die Mitgliederzahl betrug 125. Der Jahresbeitrag betrug weiterhin 10.- Mark. Wegen des fortlaufenden Defizits wurde beschlossen, in den Zeitschriften für Kinderheilkunde zum Beitritt in die Gesellschaft aufzufordern. Der Vorstand wurde unverän-

dert belassen: Vorsitzender *A. Steffen*, Stellvertreter *Heubner; Soltmann* und *Pfeiffer*; Kassen- und Schriftführer *v. Ranke* und *Biedert*. Der Vorsitzende forderte zum Besuch des Internationalen medizinischen Kongresses im folgenden Jahr vom 7.–14. August in Moskau auf. Außerdem bat er um Übernahme von Referaten über Themata, welche von dem internationalen Komitee für Kinderheilkunde aufgestellt worden waren.

1897   1897, bei der 14. Versammlung tagte die Gesellschaft in Braunschweig. Den Vorsitz führte Herr *Steffen* senior. Die Mitgliederzahl betrug 125. Herr *Biedert* stellte folgenden Antrag: „Die Gesellschaft für Kinderheilkunde ernennt eine Kommission, mit dem Auftrage, die Mittel zu berappen, um möglichst bald die Gründung einer Anstalt für Erforschung der besten Art der künstlichen Säuglingsernährung zu erreichen." Als Mitglieder dieser Kommission mit dem Rechte der Kooperation wurden gewählt die Herren: *Soltmann* (Leipzig), *Biedert* (Hagenau), *Heubner* (Berlin), *Escherich* (Graz). — Herr *Konradt* (Essen) schlug als Thema für die Verhandlungen im nächsten Jahr vor: „Die hygienisch-diätetische Behandlung skrofulöser Kinder."

1898   1898 fand in Düsseldorf die 15. Versammlung der Gesellschaft für Kinderheilkunde im Rahmen der 70. Versammlung der Gesellschaft Deutscher Naturforscher und Ärzte statt. Der Vorsitzende, *Steffen*, bedankte sich mit herzlichen Worten für die vielfachen Ehrungen, welche ihm von der Gesellschaft und zahlreichen Fachgenossen zu seinem 50-jährigen Doktorjubiläum zuteil geworden waren. — Die Mitgliederzahl betrug 130. Ein Mitglied wurde wegen dauernder Nichtbezahlung der Beiträge gestrichen.
Die Kommission, die den Auftrag hatte, die Mittel beizubringen, um möglichst bald die Gründung einer Anstalt zur Erforschung der besten Art der künstlichen Säuglingsernährung zu erreichen, konnte noch über keine wesentlichen Resultate berichten. — *Heubner* brachte folgenden Antrag zur Besprechung: Es sollten Erwägungen angestellt werden darüber, ob in der neu herauszugebenden Pharmakopoe eine Tabelle für Maximaldosen im Kindesalter aufzustellen sei. Zu diesem Zwecke wurde eine Kommission mit dem Rechte der Kooperation gewählt, bestehend aus den Herren *Rehn* (Frankfurt), *Heubner, Soltmann,* welche im nächsten Jahr darüber Bericht erstatten sollten.
Aus dem oben Gesagten geht hervor, daß die Gesellschaft für Kinderheilkunde nicht nur bemüht war, wissenschaftliche Forschung, und die Verbreitung der neuesten Erkenntnisse auf dem Gebiete der Kinderheilkunde zu fördern, sondern auch zu praktisch wichtigen Fragen einen Beitrag zu leisten. So wurden im Laufe der Entwicklung der Gesellschaft immer wieder Kommissionen gebildet, deren Ziel es war, solche Probleme zu erörtern.

1899   Auf der 16. Versammlung der Gesellschaft in München, 1899, war wiederum Herr *Steffen* Vorsitzender. — Die Mitgliederzahl betrug 140. — 18 neue Mitglieder wurden aufgenommen.

Mit dem Verleger der „Verhandlungen"[1], Bergmann – Wiesbaden, wurde
über den Druck folgendes vereinbart: Der Verleger ist bereit, den Druck „der
Verhandlungen" ganz zu übernehmen und der Gesellschaft für jedes Mitglied
1 Exemplar der Verhandlungen zum Preis von 7,50 Mark zu liefern. Voraussetzung war, daß die bisherige Bogenzahl von 15–18 nicht wesentlich über-
schritten wurde. Jeder Vortragende erhält 50 Sonderabzüge seines Vortrages
gratis.

Als Themen für das nächste Jahr wurden vorgeschlagen: „Über die Beziehungen der Skrofulose zur Tuberkulose und über deren Prophylaxe". – Außerdem: „Die Therapie der akuten Exantheme". – Es wurde beschlossen, daß für
die Zukunft nur 1 Referatthema zu bestimmen sei, mit 2 Referenten. Jedem
Referenten sollen 45 Minuten zugestanden werden. Die Referate sollen je-
desmal für die 1. Vormittagssitzung angesetzt werden.

1900 Die 17. Sitzung der Gesellschaft fand 1900 in Aachen statt. Herr *Steffen* war
Vorsitzender. – Neu eingetreten waren 14 Mitglieder; die Mitgliederzahl betrug 172. – Der Vorsitzende teilte mit, daß sich unter der Führung von Dr.
Konradt eine Vereinigung Niederrheinisch-Westfälischer Kinderärzte gebildet
hatte, die in enger Fühlung mit der Gesellschaft für Kinderheilkunde zu bleiben, die Absicht hat. Zu dem internationalen Kongreß in Paris wurden zwei
Mitglieder, *Heubner* und *Escherich* gesandt.
Herr *Steffen* trat 75-jährig auf eigenen Wunsch aus dem Vorstand aus und
lehnte eine Wiederwahl unwiderruflich ab. *Steffen* wurde einstimmig zum
Ehrenvorsitzenden ernannt. – Es wurde beantragt, für die nächste Tagung
eine Geschäftsordnung der Gesellschaft zu entwerfen. Die Herren *Biedert*
und *Schlossmann* wurden mit der Ausarbeitung betraut.

1901 Die 18. Versammlung fand 1901 in Hamburg unter Vorsitz von *Heubner*
statt. Es wurde ein Neuzugang von 33 Mitgliedern registriert. Somit war die
Mitgliederzahl auf 200 gestiegen. – § 3 der alten Satzung wurde im Sinne
einer Erweiterung des Vorstandes geändert, so daß er lautete:

„Der Vorstand wird aus den Mitgliedern der Gesellschaft durch einfache Majorität der in der geschäftlichen Sitzung anwesenden Stimmen gewählt. Er
besteht aus 11 Mitgliedern: dem Vorsitzenden, der jährlich in geheimer Wahl
durch Stimmzettel neu gewählt wird; einem Schrift- und Kassenführer, der
auf bestimmte Zeit gewählt wird und neun weiteren Mitgliedern. Von letzteren scheiden jährlich 3 (das erste und zweite durch das Los) aus und können für das nächste Jahr nicht wieder gewählt werden. Die Neuwahl des Er-
satzes findet in der jährlichen geschäftlichen Sitzung statt. Der Vorsitzende
kann wieder gewählt werden. Der Vorsitzende des Vorstandes hat in den
Sitzungen desselben, sowie in der geschäftlichen Sitzung der Gesellschaft
während seiner Amtsdauer nur beratende Stimme; nur bei Stimmengleichheit
der Abstimmenden ist seine Stimme entscheidend."

1902 Auf der 19. Versammlung der Gesellschaft in Karlsbad 1902 wurde eine
Geschäftsordnung für die Gesellschaft für Kinderheilkunde beschlossen und
veröffentlicht.

---

1 „Verhandlungen der Gesellschaft für Kinderheilkunde".

Die Geschäftsordnung lautete folgendermaßen:

§ 1. In der konstituierenden Sitzung der Abteilung für Kinderheilkunde jeder Versammlung Deutscher Naturforscher und Ärzte beschließt die Gesellschaft über die Art der Erledigung der wissenschaftlichen Arbeiten während der jährlichen Tagung. Die Stunde des Beginns dieser ersten Sitzung muß durch das erste Tageblatt bekanntgegeben werden.

§ 2. Der Vorsitzende der Gesellschaft für Kinderheilkunde und der Einführende der Abteilung legen einen Arbeitsplan vor, der über Tage und Stunden der Sitzungen, sowie die Verteilung der angemeldeten Vorträge auf die einzelnen Sitzungen und die Reihenfolge der Vorträge selbst Aufschluß gibt. Die Gesellschaft faßt darüber Beschluß, an den die Vorsitzenden der einzelnen Sitzungen gebunden sind.

§ 3. Es ist die Pflicht des jeweiligen Vorsitzenden, für die Erledigung der für jede Sitzung anberaumten Vorschläge tunlichst zu sorgen. Nicht in der betreffenden Sitzung erledigte Vorträge können in einer der nächsten Sitzungen erst nach Erledigung der in der konstituierenden Sitzung festgestellten Tagesordnung an die Reihe kommen.

§ 4. Die Dauer der einzelnen Vorträge darf 20 Minuten niemals überschreiten. Ein Abgehen von dieser Bestimmung ist auch durch Appellation an die Versammlung nicht gestattet.

§ 5. Die Vorträge dürfen nicht abgelesen werden, eine Ausnahme ist nur für die nach § 7 abzuhaltenden Referate statthaft. Ausführliche Krankengeschichten, statistische Aufstellungen, größeres Zahlenmaterial, Versuchsprotokolle und dgl. dürfen in der Sitzung nicht vorgetragen werden, sondern sind auf andere Weise zur Kenntnis der Versammlung zu bringen. Bereits publizierte Aufsätze dürfen nicht vorgetragen werden.

§ 6. Die Vorschläge der Themata für die zusammenfassenden Referate werden in der Geschäftssitzung der Gesellschaft für Kinderheilkunde gemacht und die Auswahl dem Vorstande überlassen.

§ 7. Für die Referate wird eine Redezeit von höchstens 40 Minuten festgesetzt. Die Schlußsätze der Referate sind mit einer kurzen Begründung seitens des Referenten 4 Wochen vor Beginn der Naturforscherversammlung an den Vorstand der Gesellschaft einzusenden, werden von diesem in Druck gegeben und den Mitgliedern zugesandt; sie kommen auch in der Abteilung für Kinderheilkunde zur Verteilung.

§ 8. In der Diskussion werden jedem Redner niemals mehr als 5 Minuten Redezeit gewährt. Ein Abgehen von dieser Bestimmung ist auch durch Appellation an die Versammlung nicht gestattet. Außer dem Vortragenden darf niemand mehr als zweimal in die Diskussion über den selben Gegenstand eingreifen.

§ 9. Die Manuskripte der Vorträge sind bereits während der Tagung dem Schriftführer der Gesellschaft für Kinderheilkunde zu übergeben, ihre Drucklegung ist unverzüglich nach Schluß der Tagung in Angriff zu nehmen.

§ 10. Änderungen dieser Geschäftsordnung sind in jeder Geschäftssitzung der Gesellschaft für Kinderheilkunde statthaft, bedürfen jedoch zur Annahme einer Majorität von 3/4 der erschienenen Mitglieder.

Somit war eine *Geschäftsordnung*, die den Ablauf der wissenschaftlichen Sitzungen genau festlegte, geschaffen. Insbesondere war Wert auf eine knappe Redezeit gelegt worden, in der sich der Vortragende auf das Wesentliche beschränken mußte. Diese Maßnahme war durch die von Sitzung zu Sitzung sich mehrende Zahl von Vorträgen dringend notwendig geworden.

1903 Wiederum unter dem Vorsitz von *Heubner* wurde die 20. Sitzung der Gesellschaft für Kinderheilkunde in Kassel 1903 abgehalten. — In der geschäftlichen Sitzung waren 30 Mitglieder anwesend.

v. Ranke beantragte, eine Sammelforschung über die *Barlow*'sche Erkrankung anzustellen, sowie eine Kommission mit dieser Sammelforschung zu beauftragen. Dieser Antrag wurde angenommen. In die Kommission wurden die Herren *Heubner, v. Starck, Schlossmann, Spiegelberg, v. Ranke* und *Czerny* gewählt. — *Heubner* stellte einen Antrag, daß in die Statuten ein Passus aufgenommen werden sollte, nach welchem die Gesellschaft *Ehrenmitglieder* ernennen kann. Dieser Antrag fand hinreichende Unterstützung. Er sollte auf die Tagesordnung der nächsten Sitzung gesetzt werden. Der Antrag hatte folgende Fassung:

§ 2, Absatz 2. ,,Auf Antrag eines Mitgliedes der Gesellschaft an den Vorstand können Ärzte und Doktoren der Medizin des In- und Auslandes zu Ehrenmitgliedern oder korrespondierenden Mitgliedern ernannt werden. Der Vorstand berät über den betreffenden Antrag in einer mit Angabe des Zweckes berufenen Sitzung. Falls die Beratung zustimmend ausfällt, wird der Antrag auf die Tagesordnung der nächsten Geschäftssitzung der Gesellschaft gesetzt. Die Wahl erfolgt in geheimer Abstimmung durch absolute Mehrheit der anwesenden Mitglieder.''

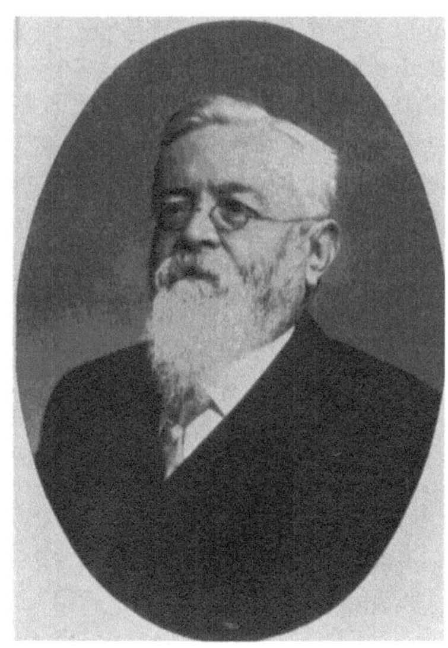

Abb. 3. Otto Heubner, Berlin
(1843–1926)

_1904_   Auf der 21. Sitzung in Breslau 1904 wurden keine neuen Beschlüsse gefaßt.
3 Mitglieder wurden wegen Nichtbezahlung des Beitrages von der Mitglieder-
liste gestrichen.
Der Vorstand für 1904 und 1905 bestand aus folgenden Herren: Vorsitzender
Heubner; ständiger Schriftführer _Pfeiffer_; ferner _v. Ranke, Schlossmann,
Ganghofner, Czerny, Bokay, Feer, Escherich, Camerer_ jun., _Rey_.

_1905_   1905 fand die 22. Sitzung der Gesellschaft in Meran statt. Neu in den Vorstand wurden gewählt die Herren _v. Pfaundler, Rauchfuss_ und _Selter_.
Zu Ehrenmitgliedern wurden ernannt: _Henoch_ (Dresden), _A. Jacobi_ (New
York), _Emmet Holt_ (New York), _Rauchfuss_ (Petersburg). Zu korrespondierenden Mitgliedern wurden ernannt: _Grancher_ (Paris), _Hutinel_ (Paris), _Con-
cetti_ (Rom), _Mya_ (Florenz).
Einem Antrag von _Stoeltzner_, keinen Vortrag zuzulassen, welcher eine Re-
klame enthalte, wurde zugestimmt. – Als Referatthema für das nächste Jahr
wurde gewählt: „Einfluß der Blutsverwandtschaft für die Kinder".

_1906_   Auf der 23. Sitzung 1906 in Stuttgart gab Herr _Heubner_ den Vorsitz an
Herrn _Escherich_ (Wien) ab.
Als Referatthema für 1907 wurde bestimmt: „Die Beratungsstellen und
Milchküchen im Dienste der Säuglings-Fürsorge". Zu Referenten wurden
bestimmt die Herren _Trumpp_ (München) und _Salge_ (Dresden).
Zum Ehrenmitglied wurde Herr _Camerer_ senior (Stuttgart) ernannt. Der Vor-
stand setzte sich 1906 zusammmen aus den Herren _Neumann_ (Berlin), _Stoss_
(Bern), _Salge_ (Dresden). Erster Vorsitzender war _Escherich_ und ständiger
Schriftführer _Selter_ (Solingen).

_1907_   1907 war die 24. Sitzung der Gesellschaft in Dresden, zahlreiche neue Mitglieder traten ein, insgesamt 63. Aus einem sehr genauen Kassenbericht der
Jahre 1906 und 1907 sieht man, mit welch bescheidenen Mitteln die Gesellschaft damals auskommen mußte. Den wesentlichen Teil der Ausgaben nahm
der Druck der „Verhandlungen" ein. Zur Illustrierung sei der Kassenbericht
im Detail wiedergegeben.

Auf der Einnahmeseite standen 2.621,77 Mark aus Kassenübernahme und
Mitgliederbeiträgen. Die Ausgaben setzten sich zusammen aus:

1. Verhandlungen	2.061,67 Mark
2. Papierwaren und Drucksachen	53,45 Mark
3. Schreibgebühren, Porto etc.	92,15 Mark
4. Festessen (Stuttgart)	156,95 Mark
5. Sonstiges	15,05 Mark

Bestand am 21. Juli 241,50 Mark.

Es bestanden Schulden von 600,-- Mark an die Druckerei J.F. Bergmann. Für
das Jahr 1907/1908 wurden auf der Ausgabenseite 2.950,-- Mark veran-
schlagt; die Einnahmeseite stand mit 3.382,50 Mark zu Buche, so daß ein

Gewinn von 432,50 Mark zu erhoffen war. Das Defizit der Gesellschaft war somit endgültig getilgt. Der Jahresbeitrag wurde weiterhin auf 10,– Mark festgesetzt.

1907
1907 bestand der Vorstand aus den Herren *Czerny* (Breslau), *Schlossmann* (Düsseldorf), *Feer* (Heidelberg); Vorsitzender *Escherich* und Schriftführer *Selter*.
Es wurde beschlossen, die nächstjährige Versammlung, die 25. der Gesellschaft, durch eine Festsitzung·auszugestalten, zu der ein Programm entworfen wurde.
Auf der 1. Sitzung am 16. 9. 1907 gab *v. Ranke* einen „kurzen Rückblick auf die Entwicklung der Abteilung für Kinderheilkunde, von ihrer Gründung in Dresden 1868 bis zum Ins-Lebentreten der Gesellschaft für Kinderheilkunde im Jahre 1883." Er schilderte aufs genaueste die Entwicklung der Abteilung für Kinderheilkunde, ging auf die Schwierigkeiten der Gründung dieser Abteilung ein, sowie auf die Notwendigkeit, daß so eine Abteilung bestehen müsse. Außerdem schilderte er den Ablauf der einzelnen Versammlungen (s. S. 97).

1908
1908 fand in Köln die *25. Versammlung* der Gesellschaft für Kinderheilkunde statt. Zur Feier des 25-jährigen Bestehens der Gesellschaft wurde die 4. Sitzung als *Festsitzung* abgehalten. Vorsitzender war *Escherich*.
Bezeichnend für die Gesellschaft war, daß erst die 4. Sitzung, nachdem man sich in den 3 vorangehenden Sitzungen intensiv mit wissenschaftlichen Fragen befaßt hatte, der Feier zum 25-jährigen Bestehen der Gesellschaft gewidmet worden war. Hierbei wurden 3 Vorträge zur historischen Entwicklung gehalten: 1. *Escherich*: „Entwicklung und Leistung der Kinderheilkunde in den

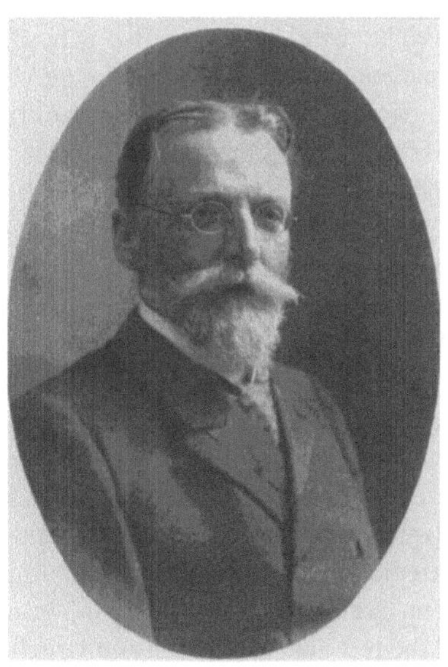

Abb. 4. Theodor Escherich, Wien
(1857–1911)

letzten 25 Jahren". – 2. *Soltmann*: „Die Geschichte der Gesellschaft für Kinderheilkunde in Beziehung zur Entwicklung der Kinderheilkunde in den letzten 25 Jahren". – 3. *Schlossmann*: „Die Geschichte der Gesellschaft für Kinderheilkunde in Beziehung zur Entwicklung der Kinderheilkunde in den letzten 25 Jahren".

Escherich ging in seinem Vortrag auf die Entwicklung der Kinderheilkunde in den letzten 25 Jahren ein und erinnerte daran, wie schlecht noch Anfang der 80er Jahre die Kinderheilkunde in Deutschland gestellt war. Es gab damals nur eine einzige Kinderklinik, die von *Henoch* geleitete Kinderabteilung der Charité in Berlin. Der Unterricht in der Kinderheilkunde wurde zum Teil noch von den Vorständen der Medizinischen Polikliniken im Nebenamt erteilt. Das Verdienst, die Kinderheilkunde vorangebracht zu haben, sei besonders den energischen, in der Praxis stehenden, in privaten Kinderspitälern oder Polikliniken tätigen Männern zuzuschreiben. Besonders rühmt er das Verdienst von *Heubner*, der, obwohl Professor der internen Medizin, die Rechte der Kinderheilkunde auf selbständige Forschung und Unterricht im Deutschen Reiche zur Geltung gebracht und ihr die Pforten der Fakultät eröffnet hatte. Desgleichen Karl *Gerhardt*, der ebenfalls als Ordinarius für Innere Medizin sich mit der Herausgabe des großen Handbuches für Kinderkrankheiten ein unvergängliches Verdienst erworben habe. *Escherich* appellierte an die Universitäts-Verwaltungen und Staatskanzleien, der Kinderheilkunde eine in Bezug auf Unterricht, Lehrmittel und Ausstattung selbständige und den anderen medizinischen Fächern gleichberechtigte Stellung einzuräumen. Er forderte die Einbeziehung des Neugeborenen in die Pädiatrie, und wünschte ein rascheres Tempo bei der Errichtung selbständiger Kinderkliniken; die Einführung der Kinderheilkunde als obligaten Prüfungsgegenstand, sowie die gesetzliche Einrichtung des Titels Kinderarzt auf diejenigen, welche wirklich eine entsprechende Ausbildung aufweisen konnten. Er bezeichnete dies als Aufgaben der Gesellschaft für Kinderheilkunde, die die einzige umfassende Repräsentantin der Deutschen Kinderheilkunde war. Als hervorragende Leistungen der letzten 25 Jahre erinnerte *Escherich* an die bakteriologischen Ideen und Methoden Robert *Koch*'s, an das von *Behring* entdeckte Diphtherieserum, an die Gedankengänge von Paul *Ehrlich* über Disposition und individuelle Widerstandsfähigkeit, und hob die großzügige Organisation der Säuglingsfürsorge in Deutschland hervor. Dabei sprach er *Schlossmann*, als dem Vorkämpfer, hierfür seinen besonderen Dank aus. – Durch die Gründung des Kaiserin-Auguste-Viktoria-Hauses in Berlin, „dieser ersten Hochschule für das Studium und die Pflege des Säuglings", habe sich die Kaiserin ein unvergängliches Denkmal gesetzt.

Weiterhin sagte *Escherich*: „Ich erinnere an die verdienstvollen Arbeiten auf dem Gebiete der Perkussion und der graphischen Darstellung von Herz- und Atembewegungen, an die Einführung der Thermometrie und der Magensonde, der Lumbalpunktion bis herab zur Röntgendiagnostik jüngsten Datums. Die Arbeiten auf klinisch-physiologischem Gebiet betreffen meist das Säuglingsalter. Wir dürfen hier die Verdienste eines Mannes nicht unerwähnt lassen, der, obgleich der Kinderheilkunde nicht angehörend, durch seine hervorragende Tätigkeit auf dem Gebiete des kindlichen Stoffwechsels, zumeist als Mitarbeiter *Heubner*'s, sowie durch die geistvolle Betrachtung der Wachstumsvorgänge, sich um die wissenschaftliche Kinderheilkunde große Verdienste erworben hat. Ich meine Geheimrat *Rubner*, den Begründer der energetischen Stoffwechselgleichung.'' -- Als Leistungen der Kinderheilkunde hob *Escherich* weiter hervor den Schutz und die Pflege der Nabelwunde und der Schleimhäute der Säuglinge als der gefährlichsten Eingangspforte für die Bakterien und somit die Herabsetzung der Sepsishäufigkeit. Auch die Verhütung der Kontaktinfektionen schreibt *Escherich* den Kinderärzten zu; so z.B. mit ihrer Forderung nach besonderen Isolierpavillons für Scharlach, Masern, Diphtherie; sowie dem Prinzip der Boxen und ihrer Entwicklung zu Isolierzellen; ferner die Vorschrift der peinlichsten Reinlichkeit des Körpers, der Kleidung, der Nahrung, des Zutritts von Licht, Luft und Sonne zu Kinderzimmern, dazu die Ausbildung hygienisch vorgebildeter Kinderpflegerinnen. – Breiten Raum widmete er der Ernährungslehre des Säuglings sowie den Arbeiten über den Stoffwechsel im Kindesalter.

Soltmann gab einen Überblick über die Entwicklung der einzelnen Krankheiten; besonders hob er hierbei hervor die Tuberkulose, die Lues, die Rachitis, die akuten Infektionskrankheiten wie die Diphtherie, ferner Blutkrankheiten, Erkrankungen des Respirationstraktes, des Urogenitaltraktes und des Nervensystems. Einen eigenen Abschnitt widmete er der Säuglingsheilkunde.

Schlossmann ging in seinem Vortrag auch auf die Lehre von den Krankheiten der Säuglinge ein und wies darauf hin, welch großes Verdienst sich die einzelnen Pädiater auf diesem Gebiet erworben hatten. Zum Schluß seines Vortrages erhob *Schlossmann* folgende Forderungen: „Das wichtigste in der Frage des Säuglingsschutzes ist die genügende Ausbildung des Ärztestandes in der Kinderheilkunde. Pädiatrisches Wissen ist A und O, ohne das jede Säuglingsfürsorge wertloses Stückwerk bleiben muß. Kein Arzt darf in Deutschland approbiert werden, ohne daß er von einem Lehrer, der die hierzu nötigen Kenntnisse selbst besitzt, am Krankenbett des Säuglings klinisch unterrichtet worden ist. Kein Arzt darf zur Praxis zugelassen werden, ohne daß er durch gründliche Prüfung nach dieser Richtung hin, seine Fähigkeiten dargelegt hat." – „Dieses Programm sollte für die Zukunft wenigstens ein Geschlecht pädiatrisch ausgebildeter praktischer Ärzte versprechen."

Sollten uns hierbei nicht bedrückende Gedanken kommen, da es in unserer so „fortschrittlichen" und „reformfreudigen" Zeit, 70 Jahre später, infolge der theoretischen Auswahlfragen beim Staatsexamen möglich ist ohne Kenntnisse in Kinderheilkunde oder mit „ungenügend" in Kinderheilkunde die medizinische Approbation zu bekommen?

<table>
<tr><td>*1909*</td><td>1909 wurde die Versammlung in Salzburg abgehalten. Vorsitzender war Herr *Feer* (Heidelberg). Nach Kassenbericht und Bericht über den Mitgliederbestand (281 an Zahl), wurde mitgeteilt, daß Dankesschreiben zu Ernennungen von Ehrenmitgliedern eingegangen seien von den Professoren: Robert *Koch*; Paul *Ehrlich*; Otto *Heubner*; und Emil von *Behring*.</td></tr>
</table>

An den Reichskanzler wurde eine Petition gerichtet wegen der Fürsorge für die illegitimen Kinder.

Für den in Paris geplanten 1. Internationalen Kongreß für Pädiatrie wurden als Vertreter die Herren *Heubner* und *Czerny* bestimmt.

Herr *Feer* lehnte eine Wiederwahl zum Vorsitzenden ab, da ein häufiger Wechsel des Vorsitzenden den Interessen der Gesellschaft besser entspreche und von vielen Seiten der Wunsch nach einem jährlichen Wechsel geäußert worden sei.

Der Vorstand für 1909 bis 1911 bestand aus den Herren *Seitz* (München), *Pauli* (Lübeck) und *Soltmann* (Leipzig). Schriftführer war *Brüning* (Rostock). – Die Herren *Rietschel* und *L. Meyer* wurden beauftragt, eine fünfgliedrige Kommission zu bilden, welche den Versuch machen sollte, eine einheitliche Nomenklatur für die Ernährungs- bzw. Magen-Darm-Störungen der Säuglinge zu schaffen. –

E. Feer hielt einen Vortrag über die Kinderheilkunde im Universitätsunterricht Deutschlands. Die am Schluß des Vortrages aufgestellten Postulate lauteten:

„1. Es ist dringend notwendig, daß jede Universität eine Kinderklinik mit moderner Säuglingsabteilung und eine Kinderpoliklinik (Ambulanz) besitzt. Diese Institute sollen unter der Leitung eines etatmäßigen besonderen Professors stehen, der Pädiater vom Fach ist und diese Funktionen im Hauptamt versieht. So lange es an einzelnen Universitäten nicht möglich sein sollte, eine eigene Kinderklinik zu errichten, ist bis dahin mindestens eine besondere Säuglingsabteilung (wenigstens 20 Betten) erforderlich, die der Medizinischen Klinik oder der Frauenklinik angegliedert sein könnte, jedoch dem Professor der Pädiatrie zu unterstellen ist.

2. Die Kinderklinik, bzw. Poliklinik, an der sich der Studierende nach der Prüfungsordnung vom 28. Mai 1901 § 25, während eines Halbjahres als Praktikant beteiligen muß, darf nicht weniger als 4 Stunden pro Woche umfassen, wenn es dem Dozenten gelingen soll, auch nur das Allernotwendigste vorzuführen und zu lehren.

3. Die Wichtigkeit der Kinderheilkunde in der Praxis macht eine Prüfung über dieses Fach im Staatsexamen erforderlich, die durch den etatmäßigen Fachprofessor erfolgen soll."

1910 Unter Vorsitz von *Soltmann* wurde die 27. Sitzung der Gesellschaft 1910 in Königsberg abgehalten. Der Vorsitzende widmete den Verstorbenen einen Nachruf, darunter so berühmten Ehrenmitgliedern wie: *Camerer* sen., *Henoch*, Robert *Koch*, *Meinert* (Dresden), *Monti*, und August *Steffen*.

Da *Steffen* sich besonders große Verdienste um die Gesellschaft für Kinderheilkunde erworben hatte, sei der Nachruf auf *Steffen* im Auszug gebracht, *Soltmann* sagte: „Kaum war das Jahr zur Rüste gegangen, da traf uns die erschütternde Kunde vom Hinscheiden unseres unvergeßlichen Ehrenmitgliedes und Ehrenvorsitzenden *August Steffen*, der am 7. Januar 1910 in seiner Vaterstadt im 85. Lebensjahr (geb. am 6. 12. 1825) entschlief. Schüler und Assistent von *Pfeiffer*, lebte er als Arzt seit 1850 in Stettin und leitete das

Kinderkrankenhaus daselbst vom Jahre 1853 bis 1894. Er war der Begründer der pädiatrischen Sektion auf der Naturforscherversammlung im Jahre 1868, der Gründer des Jahrbuchs für Kinderheilkunde, das durch ihn zum Zentralorgan unserer Fachdisziplin erhoben wurde; er war der Gründer der Gesellschaft für Kinderheilkunde im Jahre 1883; deren erster Vorsitzender er 17 Jahre hintereinander blieb, der berufene Führer derselben, von Niemand um die Ehre beneidet. Uneigennützig, selbstlos, frei von allen persönlichen Motiven in allen seinen Entschließungen ... Er war kein akademischer Lehrer -- aber voll und ganz ein praktischer wissenschaftlicher Arzt, dessen zahlreiche Arbeiten stets das Gepräge der Gründlichkeit, scharfen Genauigkeit der Beobachtung und des peniblen Fleißes trugen, in einfacher würdiger Sprache und Ausdrucksweise. Ich erinnere an die 3 Bände seiner „Klinik für Kinderkrankheiten (Lunge, Pleura-Herz)", an die „Krankheiten des Gehirns" in *Gerhardt*'s großem Handbuch für Kinderkrankheiten, an die „Pathologisch-Anatomischen Beiträge", die „Malignen Geschwülste". In *Steffen* verliert unsere Gesellschaft für Kinderheilkunde ihren verdienstvollsten Vertreter, der unermüdlich mit rastlosem Eifer und feuriger Begeisterung stets die Ziele unserer Gesellschaft vertrat ..."
Die Mitgliederzahl betrug 1910: 295. – Der Vorsitzende teilte mit, daß die Absicht, eine einheitliche Nomenklatur für die Ernährungsstörungen der Säuglinge zu schaffen, als vorläufig aussichtslos aufgegeben worden sei. – Er erstattete einen ausführlichen Bericht über die von ihm ausgearbeitete Petition an den Reichskanzler und die einzelnen Bundesstaaten, zur Verbesserung der Stellung der Kinderheilkunde als Unterrichtsfach an den Deutschen Universitäten. Unter anderem hieß es hierin:

„Hinsichtlich der Mängel des Unterrichts in der Kinderheilkunde, erlaubt sich die Gesellschaft für Kinderheilkunde auf folgendes hinzuweisen:

1. Von den 20 Deutschen Volluniversitäten besitzen gegenwärtig nur 12 eine Kinderklinik. Als ernst zu nehmenden Ersatz für eine solche können die an manchen Universitäten bestehenden, meist kleinen Kinderabteilungen anderer Kliniken nicht gelten. Ein vollwertiger Ersatz für die Kinderklinik ist in den an manchen Universitäten eingerichteten Kinderpolikliniken ebenfalls nicht zu erblicken, schon wegen der Unmöglichkeit, die Kenntnis der Infektionskrankheiten ausreichend zu vermitteln. Und gerade der wichtigste Zweig der Kinderheilkunde, die Ernährung und Behandlung des gesunden und kranken Säuglings läßt sich bei der ambulanten Behandlung in der Poliklinik nicht annähernd genügend, weder diagnostisch, noch therapeutisch, noch auch im Ablauf der Krankheitserscheinungen verfolgen. Aus diesem Grund ist es eine zwingende Notwendigkeit ... daß an jeder Universität eine eigene staatliche Kinderklinik mit Poliklinik vorhanden sei ...
2. Ein weiterer schwerwiegender Mangel ist der Umstand, daß an neun Deutschen Universitäten das Lehrfach der Kinderheilkunde nicht durch einen Pädiater vom Fach besetzt ist, sondern von einem Inneren Kliniker im Nebenamt versehen wird. Es ist als dringendes Bedürfnis anzusehen, daß jede Universität einen etatmäßigen Professor für Kinderheilkunde besitzt, der Pädiater vom Fach und in Angelegenheiten seines Faches zu hören ist.
3. Als eine nicht genügende Ausbildung in der Kinderheilkunde ist es zu bezeichnen, wenn die von der Prüfungsordnung von 1901 verlangte Teilnahme

der Studierenden an der Kinderklinik bzw. Poliklinik an vielen deutschen
Universitäten 2-stündig und während eines einzigen Semesters stattfindet. Der
Besuch der Kinderklinik und des Unterrichts in der Kinderheilkunde ist auf
2 Semester zu bemessen.
4. Einer der empfindlichsten Mängel für den pädiatrischen Unterricht an den
deutschen Universitäten ist der, daß die obligatorische Prüfung in diesem Fach
im Staatsexamen nicht vorgesehen ist ... Um der Kinderheilkunde schon bei
den Studierenden den erforderlichen Nachdruck zu verleihen, müßte sie als
selbständiges Prüfungsfach in den Prüfungsplan des Staatsexamens eingesetzt
werden."

Diese Petition war unterzeichnet von den Professoren: *Brüning* (Rostock),
Falkenheim (Königsberg), *Finkelstein* (Berlin), *v. Pirquet* (Breslau), *Heubner*
(Berlin), *Moro* (München), *Pauli* (Lübeck), *Seitz* (München), und *Soltmann*
(Leipzig).

1911   Die 28. Versammlung fand 1911 in Karlsruhe statt unter dem Vorsitz von
Falkenheim. Er eröffnete die Sitzung mit einem Nachruf auf das hochge-
achtet verstorbene Ehrenmitglied, Herrn *Escherich* und würdigte seine großen
Verdienste um die Gesellschaft und die Kinderheilkunde insgesamt. Ein von
Heubner und *Czerny* unterzeichneter Nachruf wurde im Jahrbuch für Kinderheilkunde veröffentlicht, „Mit tiefer Betrübnis haben wir die traurige Pflicht
zu erfüllen, unseren Mitarbeitern und unserem Leserkreis die Kunde von dem
Hinscheiden des Mitredakteurs unseres Jahrbuches, Hofrat Professor Dr.
Theodor Escherichs zu übermitteln. *Escherichs* Tod ist ein schwerer Verlust
für unser Fach und auch für unser Jahrbuch. In glücklichster Weise verknüpfte
er in seiner Person die österreichische Pädiatrie, deren anerkannter Führer
er war, mit der Deutschen. .. Seine gewinnende Persönlichkeit, sein vor-
nehmes Wesen, sein unermüdlicher Eifer für sein Fach, dem er mit liebender
Begeisterung zugetan war, sichern ihm in unseren Herzen eine bleibende
Statt."
Weiterhin berichtete der Vorsitzende über die Versendung der auf der vorjährigen Tagung beschlossenen Petition an die Reichsregierung und die Fakultäten und gab die eingelaufenen Antworten bekannt. Die Vorarbeiten zu dem
im Jahr 1912 in Paris abzuhaltenden internationalen Kongreß für Pädiatrie
wurden besprochen, dessen Arrangement für Deutschland er dem gewählten
Komitee zu überlassen vorschlägt. — *Prausnitz* empfiehlt, durch Aufstellung
eines Fragebogens eine individualisierende Forschung über Säuglingssterblichkeit durchzuführen. Dazu wird eine Kommission gewählt, die aus den
Herren *Prausnitz, Rietschel* und *Feer* besteht.
Die Mitgliederzahl betrug 1911: 303. — Das Gesamtbarvermögen der Gesellschaft war 930,-- Mark 32 Pfennige! Der Mitgliedsbeitrag wurde wieder auf
10,-- Mark festgesetzt.

1912   Die 29. Versammlung wurde 1912 in Münster abgehalten. Vorsitzender war
Schlossmann. — Während der Versammlung wurde ein Ehrenpräsident, sowie mehrere Ehren- und korrespondierende Mitglieder gewählt.

Zum Ehrenpräsident wurde einstimmig Herr *Heubner*, zu Ehrenmitgliedern
die Herren *Baginsky* (Berlin), *Kassowitz* (Wien), *Rehn* (Frankfurt), *Medin*
(Stockholm), *Hirschsprung* (Kopenhagen), und *Hotinell* (Paris) ernannt;
zu korrespondierenden Mitgliedern die Herren *Marfan* und *Comby* (Paris).
– Die Mitgliederzahl betrug 312, das Gesamtvermögen 1.265,40 Mark.

1913   Die 30. Sitzung der Gesellschaft fand in Wien statt. 27 Mitglieder waren anwesend. Vorsitzender war Herr *Finkelstein*. Herr *v. Pirquet* begrüßte die Versammlung, die in der neuen Wiener Kinderklinik stattfand und führte unter
anderem aus: „Das ganze prächtige Gebäude, das Sie hier sehen, ist von Herrn
Escherich bis in alle Einzelheiten ausgedacht worden und hat sich im praktischen Betriebe vorzüglich bewährt. Ich werde mir erlauben, Sie nach Schluß
der 1. Sitzung in dem Haus herumzuführen, und mache Sie besonders auf die
Teile aufmerksam, in denen wir Neues, Originelles bringen; den Dachgarten
für die Tuberkulösen, die Isolierstation und die Heilpädagogische Abteilung ...
Die Heilpädagogische Abteilung ist auf Anregung von Dr. *Lazar* entstanden.
Sie ist ein Mittelding zwischen Kinderklinik, psychiatrischer und pädagogi-
scher Beobachtungsstation. Sie bietet uns Gelegenheit, höchstwichtige Abar-
tungen der kindlichen Psyche eingehend zu studieren, und ist gleichzeitig
ein sehr wertvolles Bindeglied mit dem Schulsystem unserer Stadt."
Damit dürfte die 1. Heilpädagogische Abteilung im deutschen Sprachraum
geschaffen worden sein, die auch weiterhin in großer Tradition weitergeführt
wurde und wird.
Bei dieser Tagung wurde für die beste Arbeit aus dem Gebiet der Kinderheilkunde zu Ehren von *Heubner*'s 70. Geburtstag ein Preis gestiftet, der sogenannte „*Heubner-Preis*".

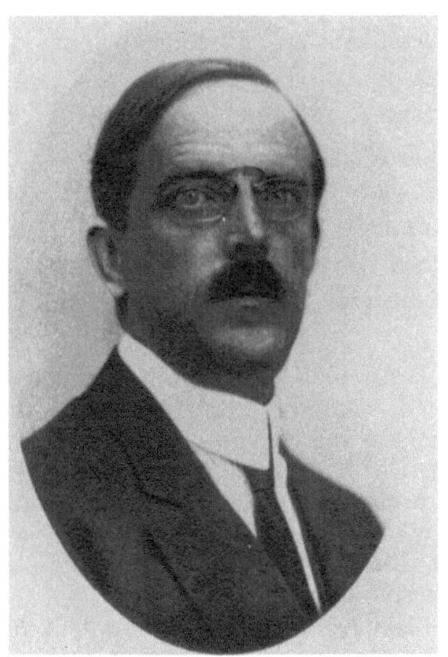

Abb. 5. Clemens v. Pirquet, Wien
(1874–1929)

Die Mitgliederzahl betrug 1913: 338. — Die nächste Tagung der Gesellschaft wurde für 1914 in Hannover geplant, zugleich mit der Versammlung Deutscher Naturforscher und Ärzte. Der Vorstand von 1912—14 bestand aus den Herren *Schlossmann, Thiemich* (Leipzig), *Lugenbühl* (Wiesbaden); für 1913—1915 aus den Herren *Ibrahim* (München), *Tobler* (Breslau), *Peiper* (Greifswald); für 1914—1916 *Zappert* (Wien), *Wieland* (Basel) und *Müller* (Berlin).

1914—
1916 Infolge des 1. Weltkrieges fanden aber von 1914—1916 keine Tagungen statt.

1917 Die 31. Versammlung der Gesellschaft für Kinderheilkunde fand als Kriegstagung im Kinderkrankenhaus zu Leipzig am 22. 9. 1917 statt. Vorsitzender war Prof. *Peiper*. Einleitend erwähnte er den Tod von fünf Ehrenmitgliedern: *v. Behring, Ehrlich, Rauchfuss, Hirschsprung* und *Jacobi*. Jedem dieser einzelnen Ehrenmitglieder widmete *Peiper* einen rühmenden Nachruf. —
Durch ihre Entdeckungen war die Kinderheilkunde überwältigend bereichert worden und schwerste Krankheiten behandelbar gemacht. *E. von Behring* hatte 1893 das Diphtherie-Heilserum entwickelt; *Paul Ehrlich* 1910 das Salvarsan entdeckt. Und *Rauchfuss* und *Hirschsprung* hatten klinische Krankheitsbilder durch ihre Diagnostik gefunden.
Daraufhin erstattete der Schrift- und Kassenführer, Herr *Brüning* (Rostock) seinen Bericht. — Auf Antrag von Herrn *Meier* (München) wurde folgende Beschließung an Reichskanzler, Kriegsminister und zuständige andere Ministerien gesandt:
„Schlecht geführte Krippen, Tag- und Nachtheime und ähnliche Anstalten werden Infektionsherde, die eine ständige Gefahr nicht nur für die Poliklinik dieser Anstalt, sondern auch für die ganze örtliche Bevölkerung bedeuten. Es ist vor allem dringend geboten, für Errichtung, Einrichtung und Betrieb dieser Anstalten behördliche Vorschriften zu erlassen, welche derartig schlecht geführte Anstaltsbetriebe zur Unmöglichkeit machen."
Außerdem wurde von der Versammlung eine Denkschrift gebilligt, welche sämtliche Lehrer der Kinderheilkunde unterzeichneten. Diese Denkschrift befaßt sich mit der Besserstellung der Kinderheilkunde als Lehr- und Unterrichtsfach. Als wichtigste Punkte waren aufgeführt:

„1. An allen deutschen Universitäten und Akademien für praktische Medizin sind baldigst vollwertige Kinderkliniken mit Infektionsabteilungen zu errichten und die vorhandenen zeitgemäß auszugestalten.
2. Die Kinderheilkunde ist zukünftig nicht mehr als ein Nebenfach zu betrachten und zu bewerten. Deshalb ist es notwendig, die Extraordinariate in Ordinariate umzuwandeln.
3. Die Ausbildung der Studierenden in der Kinderheilkunde ist auf 2 Semester zu bemessen.
4. Die Prüfung in der Kinderheilkunde ist auf alle Examinanden auszudehnen und nur durch den Vertreter dieses Faches vorzunehmen.
5. Die Kinderheilkunde hat einen besonderen Prüfungsabschnitt im Kreisarztexamen zu bilden.

6. Auch die Schulärzte müssen eine besondere Ausbildung in Kinderheilkunde
erhalten.
7. Fort- bzw. Ausbildungskurse in der Kinderheilkunde für praktische Ärzte
sind in möglichst vielen geeigneten Anstalten des ganzen Reiches, jährlich
wiederkehrend, einzurichten.
8. Sollte eine weitere Heranziehung der Hebammen für die Säuglings- und
Kleinkinderfürsorge beabsichtigt und damit eine Erweiterung ihrer Ausbildung notwendig werden, so hat beim Unterricht und bei der Prüfung der
Hebammenschülerinnen ein Pädiater mitzuwirken."

Folgender Zusatz wurde in die Denkschrift aufgenommen:
„Die Gesellschaft für Kinderheilkunde, welche Jahrzehnte hindurch die Entwicklung der Kinderheilkunde zu fördern und für das heranwachsende Geschlecht zu sorgen, für ihre Aufgabe gehalten hat, steht geschlossen hinter
den Lehrern der Kinderheilkunde an den Universitäten und Akademien für
praktische Medizin in deren Bestrebungen, die Ausbildung der Studenten
und Ärzte auf diesem Gebiete den Forderungen der Zeit entsprechend auszugestalten."
Der Stand des pädiatrischen Unterrichtes im Jahre 1917 war noch recht dürftig:

Von den 21 deutschen Universitäten, welche medizinische Fakultäten be-
saßen, hatten zwar 9 halbwegs vollständige Kinderkliniken, nämlich Berlin,
Erlangen, Frankfurt, Freiburg/Br., Heidelberg, Kiel, Leipzig, München und
Straßburg. Sie konnten ältere Kinder, Säuglinge und infektionskranke Kinder
jedes Alters (Frankfurt nur bis zu 5 Jahren) in einer für die Zwecke des Unterrichts ausreichenden Zahl aufnehmen. Mehrere dieser, als Vollanstalten
geplanten Kliniken, waren aber nach Bau und Einrichtung derartig rückstän-
dig, daß sie eine Gefahr für die Patienten bildeten und auf diese Weise auch
den Ansprüchen des Unterrichts nicht gerecht werden konnten. Vier Universitäten − Breslau, Göttingen, Greifswald und Königsberg − hatten unvoll-
ständige und zu kleine im ganzen nur 10 bis 20 Betten umfassende Infektionsabteilungen; und bei vier Vollhochschulen (Gießen, Halle, Jena, Rostock)
fehlten bei der Kinderklinik überhaupt Abteilungen für ansteckende Krankheiten. An zwei Universitäten − Marburg und Tübingen − wurde der Unterricht in der Kinderheilkunde ohne eigene Klinik und Poliklinik im Nebenamte
vom medizinischen Polikliniker bzw. einem Privat-Dozenten ohne Lehrauftrag
erteilt. Von den sämtlichen 15 mit Lehrauftrag versehenen und im Hauptamt
tätigen Lehrern der Kinderheilkunde waren nur 4 Ordinarien: In Berlin,
München, Straßburg und Jena. Alle übrigen waren Extraordinarien oder
Honorarprofessoren, also nicht Mitglieder der Fakultät im engeren Sinne und
ohne Einfluß auf den gesamten Unterrichtsbetrieb. 5 Universitäten (Bonn,
Erlangen, Kiel, Marburg und Tübingen) hatten überhaupt keinen Pädiater
im Hauptamte, sondern der Unterricht wurde nur nebenamtlich von medizinischen Klinikern oder Poliklinikern oder einem Privat-Dozenten erledigt.
Eine große tabellarische Übersicht über den Stand des kinderärztlichen Unterrichts an den deutschen Universitäten folgte diesem Bericht.

1918−	In den Jahren 1918−1920, den schweren Jahren der Nachkriegszeit, fanden
1920	keine Sitzungen statt.

1921	Die 1. Nachkriegstagung, die 32. Versammlung der Gesellschaft war 1921
	in Jena. Herr *Peiper* war Vorsitzender. In seiner Eröffnungsrede mußte er

den Tod zahlreicher Kollegen beklagen. So widmete er unter anderem Nachrufe den Professoren *Ganghofner, Wyss, Schloss, Baginsky, Epstein, Thiemich* und Sanitätsrat *Rehn.*

Die Gesellschaft für Kinderheilkunde erließ eine Dankeskundgebung wegen der den Deutschen Kindern im Kriege gewährten Hilfe. Diese richtete sich an die Kinderhilfsmission der religiösen Gesellschaft der Freunde (Quäker) von Amerika, die seit Februar 1920 Speisungen für Kleinkinder, Schulkinder, Jugendliche bis zum 18. Geburtstag und werdende und stillende Mütter veranstalteten; weiterhin an die Hilfsaktionen in Schweden, Norwegen, Holland, der Schweiz und Finnland.

Die Gesellschaft beschloß, sich ab sofort: *„Deutsche Gesellschaft für Kinderheilkunde"* zu nennen. – Herr *v. Pfaundler* machte sodann die Mitglieder mit der geplanten Neuordnung des medizinischen Studiums, insbesondere mit den für die Pädiatrie in Betracht kommenden Vorschlägen, bekannt. Wiederum war die Gesellschaft mit dem der Kinderheilkunde zukommenden Anteil nicht zufrieden. Sie machte ihrerseits Vorschläge zur Verbesserung des Unterrichts.

1922 Die 33. Versammlung der nunmehr „Deutschen Gesellschaft für Kinderheilkunde" wurde 1922 in Leipzig unter dem Vorsitz von Prof. *v. Pfaundler* (München) abgehalten. Der Mitgliederstand betrug 485; der Jahresbeitrag für 1923 wurde auf 50,-- Mark festgesetzt. Die neuen Satzungs- und Geschäftsordnungsentwürfe waren jedem Mitglied zugesandt worden. Sie wurden mit erforderlicher Mehrheit angenommen. Die Drucklegung der „Verhandlungen" für 1922 wurde dem Verlag F.C.W. Vogel (Leipzig) übertragen. Der Schriftführer der Gesellschaft sollte sie als Band der Monatsschrift im Auftrag der Gesellschaft herausgeben. In eine Kommission zur Ausarbeitung von

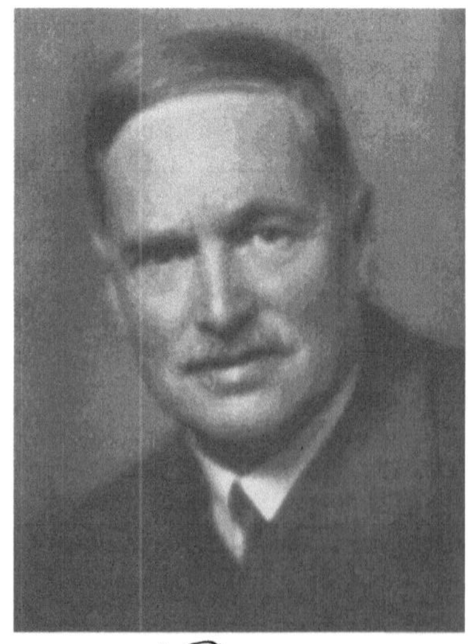

Abb. 6. Meinhard v. Pfaundler,
München (1872--1947)

Vorschlägen für die Herstellung eines gemeinsamen Referatenblattes wurden
unter Vorsitz von Herrn *Schlossmann* für die vier pädiatrischen Zeitschriften
die Herren *Czerny, Putzig, Keller* und *E. Müller* gewählt. Der Vorstand wurde
beauftragt, für die fachärztliche Ausbildung bis zur nächsten Tagung Richtlinien auszuarbeiten.

Die neue Satzung der Deutschen Gesellschaft für Kinderheilkunde lautete:

§ 1. *Name und Zweck der Gesellschaft*

Die „Deutsche Gesellschaft für Kinderheilkunde" hat den Zweck, die wissenschaftlichen und fachlichen Aufgaben der Kinderheilkunde zu fördern und
dem persönlichen Verkehr der Fachvertreter zu dienen. Dieser Zweck soll
namentlich durch die Veranstaltung von Tagungen erreicht werden.

§ 2. *Mitgliedschaft, Aufnahme, Ausscheidung*

Es gibt ordentliche, korrespondierende und Ehrenmitglieder. Außerdem kann
die Stelle eines Ehrenvorsitzenden besetzt werden. Zur ordentlichen Mitgliedschaft kann sich jeder Arzt (Ärztin) beim Vorstand melden. Die sich Melden-
den müssen durch mindestens zwei Mitglieder der Gesellschaft empfohlen
sein. Der Vorstand entscheidet über die Aufnahme mit zwei Drittel Mehrheit der Mitglieder bei schriftlicher oder geheimer Abstimmung. Bei Ablehnung ist eine Berufung an die Mitgliederversammlung möglich, die mit zwei
Drittel Mehrheit in geheimer Abstimmung entscheidet. Zu korrespondierenden und Ehrenmitgliedern können Vertreter der Medizin des In- und Auslandes vorgeschlagen werden, die sich in hervorragendem Maße um die Kinderheilkunde oder die Deutsche Gesellschaft für Kinderheilkunde verdient
gemacht haben. Ein solcher Vorschlag geht an den Vorstand, wird von diesem
beraten und zustimmenden Falles den Mitgliedern unterbreitet. Beide Male
entscheidet zwei Drittel Mehrheit der Mitglieder in geheimer Abstimmung.
In gleicher Weise erfolgt die Wahl des Ehrenvorsitzenden. Teilnehmer (Gäste)
können zum Besuche der Tagungen der Gesellschaft von Mitgliedern eingeführt werden. Eine Beteiligung durch Vorträge und Aussprache bedarf besonderer Genehmigung des Vorsitzenden der Gesellschaft.
Die Mitgliedschaft erlischt, wenn ein Mitglied seinen Austritt erklärt, der
bürgerlichen Ehrenrechte verlustig wird oder trotz wiederholter Mahnung
durch mehr als ein Jahr mit der Beitragsleistung im Rückstand bleibt. Im
letzteren Falle bedarf es zur Wiederaufnahme nur der Nachzahlung. Ausschluß aus der Gesellschaft kann nur auf schriftlich begründeten Antrag
eines ordentlichen Mitgliedes durch 3/4 Mehrheit der Mitglieder des Vorstandes beschlossen werden.

§ 3. *Pflichten und Rechte der Mitglieder*

Sämtliche Mitglieder haben das Recht, an den Veranstaltungen der Gesellschaft teilzunehmen; sie sind in der Mitgliederversammlung wahlberechtigt
und wählbar und erhalten die Drucksachen der Gesellschaft nach Maßgabe
der Geschäftsordnung.
Ordentliche Mitglieder bezahlen den jeweils durch einfache Mehrheit in der
Mitgliederversammlung festgesetzten Jahresbeitrag. In besonderen Fällen
kann der Mitgliedsbeitrag auf Antrag an den Vorstand auf die Hälfte er-
mäßigt werden. Die Beiträge sind alljährlich bis längstens zum 1. Februar
auf das Postscheckkonto 4275 der Deutschen Gesellschaft für Kinderheilkunde in Hamburg 11 einzuzahlen. Bis dahin nicht eingegangene Beträge
werden auf Kosten der Säumigen durch Postauftrag eingezogen.

§ 4. *Organe der Gesellschaft*

Die Organe sind der *Vorstand*, das *Büro* und die *Generalversammlung*.

A. Der Vorstand besteht aus einem Vorsitzenden, einem stellvertretenden Vorsitzenden, einem Schrift- und Kassenführer und 9 Beisitzern. Die Vorstandsmitglieder werden durch die Mitgliederversammlung gewählt, und zwar der 1. Vorsitzende auf die Dauer des nächsten Kalenderjahres, das gleichzeitig das Geschäftsjahr ist, durch einfache Mehrheit der Abstimmenden in besonderem Wahlgang mit Stimmzetteln. Der Schrift- und Kassenführer wird in gleicher Weise, aber auf unbestimmte Dauer gewählt. Mit der Stellvertretung des Vorsitzenden wird der Vorsitzende des vorigen Jahres betraut. Die übrigen Vorstandsmitglieder werden durch Stimmzettel auf die Dauer von 3 Jahren gewählt; sie sind nicht unmittelbar wieder wählbar. Bei erstmaliger Zusammensetzung des Vorstandes sind 9 Beisitzer zu wählen, von denen durch das Los je 3 in den beiden nächsten Jahren ausscheiden. Findet in einem Jahr keine Tagung statt, so verlängert sich die Amtsdauer aller Vorstandsmitglieder um ein Jahr. Der Vorstand leitet die gesamten Angelegenheiten der Gesellschaft, soweit dieselben nicht ausdrücklich den Organen der Gesellschaft zugewiesen sind. Er tritt anläßlich der Jahrestagung zusammen und ist beschlußfähig bei Anwesenheit von mindestens 5 Mitgliedern (darunter einem Vorsitzenden und dem Schriftführer). Kann der Vorstand außerhalb der Tagung nicht zusammentreten, so erfolgt Abstimmung schriftlich durch Umlauf. Bei der Abstimmung entscheidet einfache Stimmenmehrheit, bei Stimmengleichheit die Stimme des Vorsitzenden.

B. Das Büro wird aus dem Vorsitzenden (im Verhinderungsfalle seinem Stellvertreter) und dem Schrift- und Kassenführer gebildet. Es führt die laufenden Geschäfte der Gesellschaft und ist deren gesetzlicher Vertreter nach außen in allen gerichtlichen und außergerichtlichen Angelegenheiten. Es verwaltet die Mittel der Gesellschaft unter Aufsicht der übrigen Organe. Die Mitglieder des Büros sind zum Empfang von an die Gesellschaft gerichteten Postsendungen berechtigt.

C. Die Mitgliederversammlung tritt gleichfalls anläßlich der Tagung der Gesellschaft zusammen. Sie hat a) den Geschäftsbericht des Vorstandes für die Zeit der letzten Versammlung und die Verwaltungsrechnungen entgegen zu nehmen. Letztere wird durch zwei Mitglieder geprüft; aufgrund dieser Prüfung steht der Mitgliederversammlung die Entlastung zu;

b) über Abänderungen der Satzungen, Auflösung der Gesellschaft und Verwendung ihres Vermögens zu bestimmen. Dahin lautende Anträge müssen von mindestens 15 Mitgliedern der Gesellschaft unterstützt und mindestens 6 Wochen vor der Tagung im Büro mitgeteilt werden. Zur Annahme ist 3/4 Mehrheit der Anwesenden erforderlich;

c) die Neuwahlen zum Vorstand vorzunehmen;

d) Zeit und Ort der nächsten Tagung zu bestimmen, insbesondere zu entscheiden, ob diese im Anschluß an die Versammlung Deutscher Naturforscher und Ärzte stattfinden soll oder nicht;

e) den Jahresbeitrag der ordentlichen Mitglieder zu bestimmen. Die Mitgliederversammlung faßt ihre Beschlüsse sofern nichts anderes verfügt ist in einfacher Stimmenmehrheit der Abstimmenden.

f) Der Ortsausschuß. Nach Festsetzung des Ortes der nächsten Tagung tritt der Vorsitzende mit einem dort wohnenden Mitglied ins Benehmen, der als Einführender den Ortsausschuß zusammenruft und diesen leitet. Im Einvernehmen mit dem Vorsitzenden bereitet der Ortsausschuß die Veranstaltung der Tagungen in äußerer Hinsicht vor (Wohnungsvermittlung, Sitzungsraum, Festabend usw.). Wenn die Tagung der Gesellschaft im Anschluß an die Versammlung Deutscher Naturforscher und Ärzte stattfindet, ist der Einführende der Abteilung Obmann des Ortsausschusses der

Deutschen Gesellschaft für Kinderheilkunde. Seinen Verkehr mit der Gesellschaft Deutscher Naturforscher und Ärzte regelt eine besondere Dienstanweisung.

Ebenso wurde eine *neue Geschäftsordnung* für die Deutsche Gesellschaft für Kinderheilkunde erlassen.

§ 1. Die Darbietungen bei den wissenschaftlichen Versammlungen sind Berichte, Einladungsvorträge, Vorträge, Vorweisungen (Demonstrationen) und Aussprachen. Die Anzahl der zu erstattenden Berichte, ihre Themata und die Berichterstatter bestimmt der Vorstand der Gesellschaft bei oder nach jeder Tagung. Dasselbe gilt für die Einladungsvorträge. Diese sollen der Gesellschaft Gelegenheit geben, die Ansicht bestimmter, zum Vortrag einzuladender Fachvertreter über gewisse Tagesfragen zu hören. Berichterstatter und eingeladene Vortragende brauchen nicht Mitglieder der Gesellschaft zu sein. Andere Vorträge und Vorweisungen können von Mitgliedern und mit besonderer Genehmigung des Vorsitzenden auch von Nichtmitgliedern angemeldet werden.

§ 2. Die Tagesordnung der Jahresversammlung wird vom Vorsitzenden im Einvernehmen mit dem Schriftführer und Einführenden soweit als tunlich vor Beginn der Tagung festgesetzt und bekannt gegeben. (Zeitpunkt der Sitzungen, Einteilungen der Berichte und Vorträge auf die einzelnen wissenschaftlichen Sitzungen, deren Reihenfolge usw.; für die Reihenfolge der Vorträge ist nebst ihrem Inhalt der Ort, der Zeitpunkt der Anmeldung maßgebend). Für jede Sitzung wird ein Sitzungsleiter vorgeschlagen.

§ 3. Die Höchstredezeit beträgt bei Berichten und Einleitungsvorträgen 40 Minuten, bei anderen Vorträgen und bei Vorweisungen 15 Minuten, bei der Aussprache 5 Minuten. Außer dem Vortragenden wird in der Aussprache das Wort einem Redner nur einmal erteilt. Die einzelnen Sitzungsleiter sind verpflichtet, auf die Einhaltung der Höchstredezeit genau zu achten; ihre Verlängerung ist auch durch Anruf der Versammlung nicht gestattet. Bei Zeitbedrängnis stellt der für die Erledigung der Tagesordnung verantwortliche Sitzungsleiter an die Versammlung die Anfrage, ob die Aussprache bzw. die Liste der dazu vorgemerkten geschlossen werden soll oder nicht. Einfache Mehrheit entscheidet. Nicht erledigte Vorträge können in einer der nächsten Sitzungen erst nach Abschluß der für diese festgesetzten Tagesordnung an die Reihe kommen.

§ 4. Vorträge müssen in deutscher Sprache und frei gehalten werden. Unzulässig ist die Vorbringung ausführlicher Krankengeschichten und Versuchsaufzeichnungen, langatmiger statistischer Aufstellungen usw., ferner der Vortrag bereits anderweitig veröffentlichter oder auf unwissenschaftlicher Methodik und Gedankenführung beruhender, sowie auf andere als wissenschaftliche Zwecke zielende Aufsätze. Vorträge solcher Art können vom Sitzungsleiter mit einer Berufung an die Versammlung unterbrochen oder aber mit gleicher Weise hinterher als unzulässig erklärt und damit von der Drucklegung ausgeschlossen werden.

§ 5. Von den Berichten und Vorträgen sowohl, als auch von den Aussprachebemerkungen muß dem Schriftführer noch während der Tagung eine gut leserliche Niederschrift übergeben werden, sofern der Vortragende auf die Veröffentlichung seiner Darbietungen Anspruch macht. Erhebt er diesen Anspruch nicht oder soll der Vortrag anderweitig veröffentlicht werden, so ist dem Schriftführer ein kurzer Auszug zu liefern.

§ 6. Wenn irgend möglich, sollen die Verhandlungen der Gesellschaft in getreuer Wiedergabe des bei jeder Tagung vorgebrachten Materials durch Druck veröffentlicht werden. Über die Art und Weise dieser Veröffentlichung entscheidet der Vorstand nach Verhandlung mit den in Betracht kommenden Verlegern oder Druckereien, und der Auswahl des für die Gesellschaft vorteilhaftesten Angebotes. Verträge über die Drucklegung sollen auf höchstens 5 Jahre abgeschlossen werden.

1923   1923 fand die 34. Versammlung in Göttingen statt. Vorsitzender war Herr *Czerny*. Folgende Beschlüsse wurden unter anderem gefaßt: Der Vorstand sollte sich beim Verlag F.C.W. Vogel (Leipzig) erkundigen, ob Druck der Verhandlungen als Monatsheft möglich sei. Die Vorträge sollten hierzu von den Vortragenden selbst möglichst gekürzt werden. -- Für 1924 wurde Herr *Goeppert* zum Vorsitzenden gewählt. – Der Kassenbericht wurde abgegeben. Einnahmen von 21.746,81 Mark standen Ausgaben von 18.989,42 Mark gegenüber, so daß sich ein Kassenbestand von 2.757,39 Mark ergab. Für 1923 wurde ein außerordentlicher Beitrag in Höhe von 3 Millionen Reichsmark (!) erhoben[1]; für 1924 ein solcher in Höhe von „8 Fernbriefen" in Geld bewilligt, um einen stabilen Anhaltswert zu haben.

Der Vorstand setzte sich für 1924 wie folgt zusammen: Vorsitzender *Goeppert* (Göttingen), Schrift- und Kassenführer *Brüning* (Rostock); ferner die Herren *Bessau* (Leipzig), *Birk* (Tübingen), *Dünzelmann* (Leipzig), *Fischl* (Prag), *Kleinschmidt* (Hamburg), *Meyer* (Berlin), *Noeggerath* (Freiburg), *v. Reuss* (Wien), *Rietschel* (Würzburg).

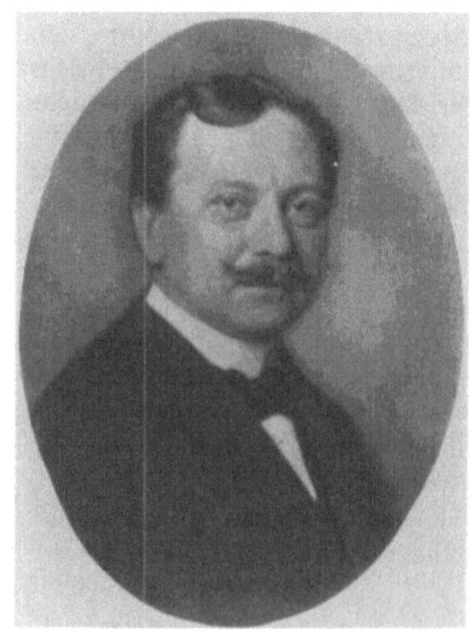

Abb. 7. Adalbert Czerny, Berlin (1863–1941)

---

1 Inflationszeit!

1924 Die 35. Versammlung der „Deutschen Gesellschaft für Kinderheilkunde
fand 1924 unter Vorsitz von Herrn *Goeppert* (Göttingen) in Innsbruck
statt.
Unter den Verstorbenen war Prof. *Salge* (Bonn) zu beklagen.
Der Mitgliederbestand war 1924: 571. Die Drucklegung der Verhandlungen
wurde, wie geplant, dem Verlag F.C.W. Vogel (Leipzig) als Monatsheft übertragen. – Herr *v. Pirquet* (Wien) wurde zum Vorsitzenden für das Jahr 1925
gewählt. – Folgende Beschlüsse bezüglich der Facharztfrage wurden gefaßt:

a) ohne die freie Möglichkeit, Krankenbesuche zu machen, ist die segensvolle
Einrichtung des Kinderarztes nicht möglich.
b) namentlich in Rücksicht darauf, daß alle Kinderkrankenhäuser und Universitäts-Kliniken als obere Grenze das vollendete 14. Lebensjahr gelten lassen, wird auch für die Tätigkeit des praktischen Kinderarztes an dem voll-
endeten 14. Jahr als obere Altersgrenze festgehalten.
c) der Vorstand der Deutschen Gesellschaft für Kinderheilkunde wendet sich
an den Vorstand des Deutschen Ärzteverbands mit dem Vorschlag, einen von
ihnen genannten Sachverständigen in den Angelegenheiten bei Facharztfragen
zuzuziehen.

Herr *Noeggerath* stellte folgenden Antrag: „Betreffend die Ausbildung von
Medizinalärzten und Hebammen: Eine Kommission soll die Beteiligung der
Pädiater an der Abfassung des neuen Hebammenlehrbuches erreichen und
feststellen, wie diese Angelegenheit in den verschiedenen deutschen Ländern
und Österreich geregelt ist”. Zu Mitgliedern dieser Kommission wurden die
Herren *Noeggerath* und v. *Reuss* ernannt.

1925 1925 fand die 36. ordentliche Versammlung der Deutschen Gesellschaft für
Kinderheilkunde in Karlsbad unter Vorsitz von Herrn v. *Pirquet* (Wien)
statt. Der Mitgliederstand betrug 640. – Zu Ehrenmitgliedern wurden gewählt: Johann v. *Bokay* (Budapest), Adalbert *Czerny* (Berlin), Heinrich
Finkelstein (Berlin), Axel *Johannessen* (Oslo).

1926 1926 wurde die 37. Versammlung der Deutschen Gesellschaft für Kinderheilkunde in Düsseldorf abgehalten. Vorsitzender war Herr *Brüning* (Rostock).

Die Mitgliederzahl betrug in diesem Jahr 708. Die Drucklegung der „Verhandlungen” besorgte, wie im vergangenen Jahr, der Verlag F.C.W. Vogel (Leipzig). Jedes Mitglied erhielt ein Exemplar. – Im laufenden Geschäftsjahr war
Prof. Erich *Müller* (Berlin) vom Vorstand zum Vertreter des Gutachterausschusses für das öffentliche Krankenhauswesen ernannt worden. Die Gesellschaft legte ihm die Erreichung folgenden Zieles ans Herz:
„Alle Kinder in Krankenhäusern müssen auf Kinderstationen vereinigt werden, die denen in Kinderkliniken ebenbürtig gleichartig eingerichtet sein
müssen.” – Zum Vorsitzenden für das Jahr 1927 wurde Herr *Schlossmann*
(Düsseldorf) gewählt, zu Ehrenmitgliedern die Herren *D'Espine* (Genf) und
Feer (Zürich).

Zum ersten Mal wurde auf dieser Tagung eine *wirtschaftliche Sitzung* abgehalten. Über diese Sitzung gab der Schriftführer, Herr *Goebel*, folgenden Bericht:

„1. Die *Gründung einer wirtschaftlichen Abteilung* der Deutschen Gesellschaft für Kinderheilkunde wird nach einem Referat von Herrn *Hoffa* beschlossen. Es wird eine 6er Kommission als Ausschuß für wirtschaftliche Angelegenheiten gewählt, dem die Aufgabe zufällt, sich in Bedarfsfällen mit der zu schaffenden Geschäftsstelle für Fachorganisationen beim Leipziger Verbande in Verbindung zu setzen, um dort der Meinung der in der Gesellschaft vereinigten deutschen Kinderärzte Ausdruck zu geben. In den Ausschuß wurden gewählt die Herren *Dünzelmann* (Leipzig), *Hoffa* (Barmen), *Rommel* (München), *Stamm* (Hamburg), *Heckart* (Breslau) und ein noch namhaft zu machender Berliner Kinderarzt.

2. Es wird folgende Entschließung gefaßt: Kinder in Krankenhäusern sind einem Facharzt für Kinderheilkunde zu unterstellen und diese Facharztstelle muß jeweils der des Inneren Arztes, des Chirurgen oder Frauenarztes gleichgestellt werden. Ferner wird gefordert, daß die Leiter von Fürsorgeeinrichtungen für das Kindesalter sowohl in Anstalts- als auch in der offenen Fürsorge bei Neugründungen und Neubesetzungen eine Fachausbildung in Kinderheilkunde besitzen.“

Somit war eine *wirtschaftliche Abteilung* im Jahr 1926 gegründet worden.

<table>
<tr><td>*1927*</td><td>1927 fand die 38. ordentliche Versammlung der Deutschen Gesellschaft für Kinderheilkunde in Budapest statt. Vorsitzender war Herr *Schlossmann* (Düsseldorf). Es wurde eine „Festliche Eröffnungssitzung" in der Königlich-Ungarischen Akademie der Wissenschaften in Budapest am 11. 9. 1927 abgehalten. Dabei hielt Johann v. *Bokay* zur Erinnerung an Otto *Heubner*, den hochverehrten Ehrenpräsidenten der „Deutschen Gesellschaft für Kinderheilkunde", eine Gedächtnisrede. Er schilderte, wie *Heubner*, von der Inneren Medizin kommend, eigentlich „Autodidakt" als Kinderarzt war, sich aber rasch und intensiv in die Kinderheilkunde einarbeitete, um hier einen ersten Rang einzunehmen. Schon bei der Sitzung in Eisenach war er dabei. Dank seiner hervorragenden Persönlichkeit erhielt er den pädiatrischen Lehrstuhl in Leipzig. Seine Erfolge in der Säuglingspathologie und bei der Diphtherie wurden bekannt. Er wurde Nachfolger von *Henoch* in Berlin und gab zu dieser Zeit 1903, sein 2-bändiges Lehrbuch heraus, wozu er selbst schrieb: „So sei also bekannt, wie ich bisher gelehrt habe und wie ich in den neuen schönen Räumen ... zu lehren gedenke." Und ein Biograph schilderte ihn: „Er sah den Kranken und die krankhaften Veränderungen nicht nur mit dem analysierenden Verstand, sondern mit dem wachen Auge des Künstlers, dem keine Veränderung der Form, der Farbe, des Ausdrucks, der Bewegung entgeht und der das Geschaute wiederzugeben vermag mit jener Lebenswahrheit und Plastik, von denen noch heute die klinischen Bilder in *Heubner*'s Werken zeugen."</td></tr>
</table>

Es wurde beschlossen, im Jahre 1929 einmalig 1.000,-- Mark aus Mitteln der Deutschen Gesellschaft für Kinderheilkunde anstelle des ehemaligen *Heubner-*

Preises auszuzahlen an den Verfasser der besten Arbeit auf dem Gebiet der Kinderheilkunde. Das Kollegium der Preisrichter setzte sich zusammen aus dem Vorsitzenden und den Herren *Finkelstein, Noeggerath, Rietschel* und *Stoeltzner.* – Der Mitgliederstand betrug 781. Zum Vorsitzenden für das nächste Jahr wurde Herr *Moro* (Heidelberg) bestimmt. Außerdem wurde eine Kommission gebildet, bestehend aus dem neuen Vorsitzenden, dem Schriftführer und den Herren *Freudenberg* und *Langstein.* Sie erhielt den Auftrag, schon jetzt für die nächstjährige Tagung Maßnahmen wirksam zu machen, um die Überladung des Programms mit Vorträgen zu verhindern.
Schon damals bestanden dieselben Probleme wie heute!

1928   1928 wurde unter dem Vorsitz von Herrn *Moro* (Heidelberg) die 39. ordentliche Versammlung der Deutschen Gesellschaft für Kinderheilkunde in Hamburg abgehalten. Der Mitgliederstand betrug 820. Zur Facharztfrage wurde eine Stellungnahme zu den Beschlüssen des Danziger Ärztetages 1928 abgegeben:

„Die Deutsche Gesellschaft für Kinderheilkunde nimmt bei ihrer diesjährigen Tagung in Hamburg Stellung zu den Beschlüssen des Danziger Ärztetages.
Die Berechtigung der Kinderheilkunde als fachärztliches Arbeitsgebiet wurde bereits vor 3 Jahren in Bremen durch Ärztevereinsbeschluß anerkannt. Seit einem Menschenalter ist die wissenschaftliche Kinderheilkunde in ihren diagnostischen, prophylaktischen und therapeutischen Methoden so vervollkommnet, daß es in Verbindung mit der durch die Kinderärzte ins Leben gerufenen und inzwischen weiter ausgestalteten Fürsorge gelungen ist, die Morbidität und Mortalität der deutschen Kinder auf ein Drittel herab zu mindern. Dieser Gesundheitsdienst am deutschen Kinde berechtigt die Vertreter für Kinderheilkunde, zu verlangen, daß ihnen ihr Arbeitsgebiet vom Ärztevereinsbund nicht beschnitten, sondern gesichert wird und die Kinderärzte in ihrer praktischen Tätigkeit durch die ärztliche Organisation unterstützt und gefördert werden. Als Begrenzung der kinderärztlichen Tätigkeit muß das in den Bremer Richtlinien festgelegte Pubertätsalter beibehalten werden. Die Deutsche Gesellschaft für Kinderheilkunde wird darauf hinwirken, daß ihre Mitglieder sich an diese Bestimmungen halten. Andererseits wird die Deutsche Gesellschaft für Kinderheilkunde in Konfliktfällen, die zwischen praktischen Ärzten und Kinderärzten entstehen sollten, diesen nach Prüfung der Angelegenheit, sowie sie die Berechtigung des Standpunktes der betreffenden Kinderärzte anerkennt, ihre volle moralische Unterstützung zu gewähren.
Die Deutsche Gesellschaft für Kinderheilkunde stellt mit Befremden fest, daß ihrem Ersuchen nicht stattgegeben wurde, die Frage der Ausbildung der Kinderärzte erst nach Anhörung der Hochschullehrer zu regeln. Mit der in Danzig beschlossenen 4-jährigen Ausbildung der Kinderärzte ist die Deutsche Gesellschaft für Kinderheilkunde einverstanden, wobei eine einjährige Ausbildung in der inneren Medizin zweckdienlich erscheint und für die Ausbildungszeit angerechnet werden kann. Zur vollständigen kinderärztlichen Ausbildung gehört nach Ansicht der Gesellschaft unbedingt auch die Tätigkeit auf einer Kinderabteilung für Infektionskrankheiten. Im übrigen behält sich die Deutsche Gesellschaft für Kinderheilkunde vor, über die Ausbildung der Kinderärzte gutachtlich noch besondere Vorschläge zu machen.
Es besteht in weiten Kreisen der Kinderärzte eine begreifliche und begründete Mißstimmung gegen die Beschlüsse des Ärztetages, die sich schon jetzt in

kleinlichen Maßnahmen der örtlichen Organisationen bemerkbar machen und
die den Kinderärzten ihre durch Approbation und fachärztliche Ausbildung
zustehende Praxis empfindlich beschneiden, ja zu vernichten drohen. Das
kann und muß verhindert werden im Hinblick auf das Ansehen des gesamten
deutschen Ärztestandes."

Zum Vorsitzenden für das nächste Jahr wurde Herr *Noeggerath* (Freiburg),
zum Ehrenmitglied Herr *Abt* (New York) gewählt.

1929 1929 wurde unter dem Vorsitz von Herrn *Noeggerath* die 40. ordentliche
Tagung in Wiesbaden veranstaltet.
Folgende Satzungsänderung wurde angenommen:

1. Die wirtschaftliche Abteilung besteht aus 5 ordentlichen Mitgliedern und
einem Vorsitzenden. Sie werden in den Mitgliederversammlungen durch
Stimmzettel und einfache Stimmenmehrheit auf die Dauer von 3 Jahren gewählt.
2. Die wirtschaftliche Abteilung hat die wirtschaftlichen Belange und Standesfragen der Deutschen Kinderärzte zu verfolgen und vorzuberaten. Dies
geschieht unter der Leitung ihres Vorsitzenden durch von ihm veranlaßte
Zusammenkünfte oder schriftliche Umläufe.
3. Die Ergebnisse der Tätigkeit der wirtschaftlichen Abteilung hat der Abtei-
lungsvorsitzende zur etwaigen weiteren Veranlassung dem Vorsitzenden der
Gesellschaft mitzuteilen, der auch diese Abteilung in jeder Beziehung nach
außen hin vertritt. Seine endgültigen Entschließungen faßt er in eiligen Fällen
selbständig, sonst gemeinsam mit dem Vorstand. –
4. Im Bedarfsfalle beruft der Vorsitzende der Gesellschaft durch Vermittlung
des Abteilungsvorsitzenden eine kurz vor oder gemeinsam mit dem Gesamtvorstand abzuhaltende Sitzung der wirtschaftlichen Abteilung unter Angabe
der Tagesordnung ein.

J. *Ibrahim* (Jena) wurde zum Vorsitzenden für das Jahr 1930 gewählt. – Es
wurde eine Kommission eingesetzt, bestehend aus den Herren *Eckstein*,
Finkelstein und *Noeggerath*, mit dem Auftrag „Richtlinien für den Bau und
Betrieb eines Kinderkrankenhauses" auszuarbeiten. Diese Richtlinien sollten
in der Zeitschrift für das gesamte Krankenhauswesen veröffentlicht werden.
Außerdem wurde beschlossen, einen Ausschuß aufzustellen, der ebenfalls
„Richtlinien für die Ausbildung des Schularztes" herausgeben sollte. Dieser
Ausschuß bestand aus den Herren *Engel, Doernberger* und *Drigalski*.
Auf Bitte des Vorsitzenden erklärte sich Herr *Schlossmann* (Düsseldorf) be-
reit, eine Geschichte der Deutschen Gesellschaft für Kinderheilkunde zu ver-
fassen.
Dieser Vorschlag ist leider nie verwirklicht worden.

1930 1930 fand die 41. ordentliche Versammlung in Wiesbaden statt. Vorsitzender
war Herr *Ibrahim* (Jena). Der Mitgliederbestand betrug 803.
Zur Errichtung eines *Denkmals für Clemens v. Pirquet* in Wien wurden
1.000,-- RM dem Denkmalkomitee zur Verfügung gestellt.
Bezüglich der Neuregelung des Verhältnisses der Deutschen Gesellschaft für
Kinderheilkunde zu der „Gesellschaft Deutscher Naturforscher und Ärzte"

wurde folgendes einstimmig beschlossen: „Die Deutsche Gesellschaft für Kinderheilkunde soll anläßlich der Satzungsänderungen der Gesellschaft Deutscher Naturforscher und Ärzte darauf dringen, daß die Sektionen abgeschafft und statt ihrer zusammenfassende Sitzungen und Vorträge eingerichtet werden, in gemeinsamer Zusammenarbeit der beiden Vorstände." Von da ab tagte die Deutsche Gesellschaft für Kinderheilkunde nicht mehr mit der Gesellschaft Deutscher Naturforscher und Ärzte gemeinsam.

Die vom Vorstand auf der Geschäftssitzung 1929 beantragten *Satzungsänderungen* wurden mit einigen Abänderungen angenommen.

Folgende Paragraphen wurden geändert:

§ 4. Organe der Gesellschaft.
Die leitenden Organe der Gesellschaft sind der Gesamtvorstand, der aus Vorstand und Ausschuß besteht und die Mitgliederversammlung.
A.1. Der Gesamtvorstand besteht aus den Mitgliedern des Vorstandes und des Ausschusses. Er leitet die gesamten Angelegenheiten der Gesellschaft, soweit sie nicht ausdrücklich anderen Organen zugewiesen sind.
2. Durch den Vorsitzenden wird er anläßlich der Jahrestagung und der Bekanntgabe der Tagesordnung zusammengerufen: Bei Anwesenheit von mindestens 7 Mitgliedern, darunter einem Vorsitzenden, dem Schriftführer und einem sonstigen ordentlichen Mitglied des Vorstandes ist er beschlußfähig.

3. Zu seinen Sitzungen können die wirtschaftlichen oder eine andere Abteilung oder ihre Vorsitzenden oder sonstige Sachverständige als nichtstimmfähige Beisitzer zugezogen werden.
4. Darüber, ob weitere Beratungen durch Zusammenkünfte oder durch Rundschreiben stattfinden sollen, entscheidet der Vorsitzende in eiligen Fällen selbständig, in der Regel aber im Benehmen mit den Vorstandsmitgliedern.

B.1. Der Vorstand besteht aus 5 ordentlichen Mitgliedern, nämlich dem 1. Vorsitzenden, dem stellvertretenden Vorsitzenden, zwei weiteren Mitgliedern und dem Schrift- und Kassenführer.
2. Der Vorstand führt die laufenden Geschäfte der Gesellschaft und ist ihr gesetzlicher Vertreter nach außen und in allen gerichtlichen und außergerichtlichen Angelegenheiten. Er verwaltet die Mittel der Gesellschaft unter Aufsicht ihrer übrigen Organe. Seine Mitglieder sind zum Empfang an die Gesellschaft gerichteter Postsendungen berechtigt. Er berät und beschließt über die Aufnahme neuer Mitglieder in die Gesellschaft.
3. Die Amtsdauer jedes der vier ordentlichen Vorstandsmitglieder beträgt 3 Jahre; jedes Jahr scheidet eines aus und zwar der jeweilige bisherige stellvertretende Vorsitzende.
4. Die hierdurch freiwerdende Stelle wird — unter jedesmaligem Hinweis darauf, daß der nunmehr neu zu wählende im 3. Jahre seiner Amtszeit Vorsitzender der Gesellschaft wird — durch absolute Mehrheit der Abstimmenden in der Mitgliederversammlung mittels Stimmzettel im besonderen, geheimen Wahlgang gewählt.
5. Scheidet ein Mitglied des Vorstandes vor Beendigung seiner Amtszeit aus, so ist für ihren Rest in der nächsten Mitgliederversammlung ein Ersatzmann in der gleichen Weise zu wählen.
C. 1. Vorsitzender der Deutschen Gesellschaft für Kinderheilkunde ist das jeweils amtsälteste Mitglied des Vorstandes. Er leitet die Geschäfte des — jeweils mit dem 1. Januar beginnenden — Geschäftsjahres der Gesellschaft, die er nach außen hin vertritt, und zwar steht er namentlich dem Gesamtvorstand und seinen Teilen vor und leitet die Vorbereitungen zu den Tagungen und diese selbst.

2. Stellvertretender Vorsitzender ist der Vorsitzende des Vorjahres. Er scheidet nach seinem Amtsjahr aus und kann im folgenden Jahr kein Amt innerhalb des Vorstandes übernehmen.

D. Schrift- und Kassenführer ist im wesentlichen in gleicher Weise wie die sonstigen Vorstandsmitglieder, aber auf die Dauer von 5 Jahren zu wählen. Er ist als Schriftführer oder als sonstiges Vorstandsmitglied wieder wählbar. Scheidet der Schriftführer vorzeitig aus, so vertritt ihn während des laufenden Geschäftsjahres das vom Vorstand selbst als geeignet angesehene Vorstandsmitglied.

E.1. Der Ausschuß besteht aus 9 ordentlichen Mitgliedern, zu denen der jeweilige Einführende, der Obmann der wirtschaftlichen Abteilung oder sonstiger Abteilungen als beratender Beisitzer zugezogen werden kann.

2. Jedes Jahr werden zum Ersatz der 3 Amtsältesten – nach ihrer 3-jährigen Amtszeit Ausscheidenden – Ausschußmitglieder in der Mitgliederversammlung drei Nachfolger durch Stimmzettel nach absoluter Mehrheit auf die Dauer von 3 Jahren gewählt. Sie sind nach Ablauf ihrer Amtszeit im nächsten Jahr in den Ausschuß nicht wieder wählbar. Für diese Wahl hat der Ausschuß das Vorschlagsrecht; weitere Vorschläge, die von 15 Mitgliedern unterstützt sein müssen, sind bis spätestens zum 2. Tage der Versammlung dem Vorsitzenden schriftlich einzureichen.

3. Der Ausschuß ist der Beirat des Vorstandes in allen wichtigen Angelegenheiten. Er prüft die Rechnung des Kassenführers nach Ernennung zweier Revisoren und unterstützt den Vorstand in der Vorbereitung der Tagesordnungen, der Verhandlungen und der Mitgliederversammlungen.

4. Der Ausschuß hält gemeinsam mit dem Vorstand eine Sitzung am Vortage der wissenschaftlichen Tagungen ab. Hierzu wird er unter Einreichung einer Tagesordnung vom Vorsitzenden einberufen.

5. Ob darüber hinaus noch weitere Sitzungen stattfinden oder Rundschreiben nötig sind bzw. genügen, darüber entscheidet im allgemeinen der Vorsitzende gemeinsam mit dem Vorstand.

6. Auf schriftliche Eingabe von mindestens 5 Mitgliedern des Gesamtvorstandes ist der Vorsitzende gehalten, eine außerordentliche Sitzung dieser Gemeinschaft in gehöriger Form einzuberufen.

F.1. Die wirtschaftliche Abteilung besteht aus 5 ordentlichen Mitgliedern und einem Obmann. Sie werden in der Mitgliederversammlung durch Stimmzettel und einfache Stimmenmehrheit auf die Dauer von 3 Jahren gewählt.

2. Die Gewählten haben dem Obmann der Abteilung Ersatzmänner namhaft zu machen.

3. Einmalige Wiederwahl der Mitglieder und des Obmanns ist statthaft.

4. Die wirtschaftliche Abteilung hat die wirtschaftlichen Belange und Standesfragen der deutschen Kinderärzte zu verfolgen und vorzuberaten. Dies geschieht unter der Leitung ihres Obmannes durch von ihm veranlaßte Zusammenkünfte oder schriftliche Umläufe.

5. Die Ergebnisse ihrer Tätigkeit hat der Obmann zur etwaigen weiteren Veranlassung dem Vorsitzenden der Gesellschaft mitzuteilen, der auch diese Abteilung in jeder Beziehung nach außen hin vertritt. Seine endgültigen Entschließungen faßt er in eiligen Fällen selbständig, sonst gemeinsam mit dem Vorstand.

6. Im Bedarfsfalle beruft der Vorsitzende der Gesellschaft durch Vermittlung des Abteilungsobmannes eine kurz vor oder gemeinsam mit dem Gesamtvorstand abzuhaltende Sitzung der wirtschaftlichen Abteilung unter Angabe der Tagesordnung ein.

7. Der Obmann der wirtschaftlichen Abteilung erstattet alljährlich in der Geschäftssitzung einen Bericht. Ein kurzer Auszug des Berichtes wird in den Verhandlungen im Protokoll der Geschäftssitzung mitgedruckt.

G.1. Zur Bearbeitung von Sonderaufgaben können weitere Abteilungen oder Arbeitsgemeinschaften in ähnlicher Weise, wie die wirtschaftliche Abteilung gebildet werden.

H. Findet in einem Jahr keine Tagung statt, so verlängert sich die Amtsdauer aller Gewählten um ein Jahr.

I. Bei Abstimmungen jeglicher Art entscheidet, falls nicht anders ausdrücklich bestimmt, einfache Stimmenmehrheit; bei gleicher Stimmenzahl die des Vorsitzenden. Außer in den eigens angegebenen Fällen besteht geheime und schriftliche Abstimmung nur auf Antrag von mehr als der Hälfte der Anwesenden.

Die Geschäftsordnung enthält folgende Änderung:

§ 1. Die Darbietung bei den wissenschaftlichen Versammlungen sind Berichte, Einladungsvorträge, Vorträge, Vorweisungen, Demonstrationen und Aussprachen. Diese Darbietungen sollen in erster Linie wissenschaftliche, daneben auch praktische Fragen und nach Möglichkeit solche der Sozialwissenschaft behandeln.

§ 7. Der Schrift- und Kassenführer ist verpflichtet, dafür Sorge zu tragen, daß die Tagespresse laufend über den Gang der Verhandlungen der Deutschen Gesellschaft für Kinderheilkunde unterrichtet wird.

Da das Kapital der Otto *Heubner*-Stiftung durch die Inflation verloren gegangen war, beschloß die Deutsche Gesellschaft für Kinderheilkunde, im Januar 1932 und abermals im Jahr des 90. Geburtstages von *Heubner*, einen Otto-*Heubner*-Preis in Höhe von 1000.-- RM an den Verfasser der besten Arbeit auf dem Gebiete der Kinderheilkunde zu verleihen.

In der Schularztfrage wurde beschlossen, eine Protestkundgebung gegen den Beschluß des ständigen Gutachterausschusses des deutschen Ärztevereins im Ärztevereinsblatt abzufassen. Es wurde dagegen protestiert, daß Kinderärzte nicht als Fürsorge- und Schulärzte tätig sein sollten und nur dann Stellen als Schulfürsorge- oder Impfärzte bekommen sollten, wenn praktische Ärzte dafür nicht zur Verfügung stünden.

Vom Obmann des wirtschaftlichen Ausschusses wurde ein Bericht über die Tätigkeit der wirtschaftlichen Abteilung abgegeben, besonders wurde auf die Schwierigkeiten eingegangen, die die Kinderärzte bei der Niederlassung in Orten hätten, wo noch keine Kinderärzte seien. Auch wurde auf die unterbewertete Bezahlung der Kinderärzte bei der Beratung und Untersuchung von Kindern hingewiesen, die sich doch wesentlich unterscheidet von der Beratung und Untersuchung Erwachsener bzw. von der rein routinemäßigen kassenärztlichen Tätigkeit. Eine höhere Einstufung der kinderärztlichen Untersuchung und Beratung wurde dringend gefordert.

1931 1931 fand die 42. ordentliche Versammlung der Deutschen Gesellschaft für Kinderheilkunde unter dem Vorsitz von Herrn *Stoeltzner* (Königsberg) in Dresden statt.

Unter den Verstorbenen wurden besonders erwähnt die Prof. *D'Espine* (Genf) und *Leiner* (Wien).

Herr *Dünzelmann* (Leipzig) berichtete über die Bemühungen in der Schularztfrage und bei der Zulassung zu den Knappschaften. Zum ersten Mal wurde

auf Antrag von *Dünzelmann* ein Kinderarzt als Stellvertreter in den Reichsausschuß für Ärzte und Krankenkassen gewählt. Außerdem wurde eine Resolution über die Zulassung des Kinderarztes zu den Krankenkassen an den
Deutschen Ärzteverein in Potsdam gerichtet.
Die Springer'sche Bibliographie für Kinderheilkunde, die in Gefahr war,
wegen Unrentabilität zu erliegen, wurde auf Beschluß des Vorstandes mit
einer Beihilfe von 1.500.- RM unterstützt. — Zu Ehrenmitgliedern wurden
die Herren *Gerstenberger* (Cleveland), *Hess* (New York), *Jundell* (Stockholm),
und *Windaus* (Göttingen) ernannt. — Herr *Stolte* wurde als Vorsitzender
für 1933 und Herr *Rietschel* als Vorsitzender für 1934 gewählt.

1932 1932 wurde, unter Vorsitz von Herrn *Freund*, in Wien die 43. ordentliche
Versammlung der Deutschen Gesellschaft für Kinderheilkunde abgehalten.

Unter den Verstorbenen wurden besonders gewürdigt wegen ihrer großen
Verdienste um die Kinderheilkunde die Professoren *Rubner* (Berlin), *Schloß-
mann* (Düsseldorf) und *Lazar* (Wien).
Die Mitgliederzahl betrug 799; 50 Mitglieder waren ausgetreten. Es wurde
beschlossen, daß die Deutsche Gesellschaft für Kinderheilkunde einem, von
der Gesellschaft Deutscher Naturforscher und Ärzte ins Leben gerufenen
„Zweckverband der Deutschen Naturwissenschaftlichen und Medizinischen
Kongresse" beitritt.

Dieser Zweckverband verfolgte das Ziel, eine Verbindung zwischen den einzelnen deutschen naturwissenschaftlichen und medizinischen Gesellschaften herzustellen, durch die eine Zusammenarbeit ermöglicht und Unstimmig-
keiten in zeitlicher und sachlicher Beziehung vermieden werden könnten.

Auf Anregung von Herrn *Stolte* wurde beschlossen: „Die Deutsche Gesellschaft für Kinderheilkunde möge angesichts der bevorstehenden Reform des
medizinischen Ausbildungswesens ihren Einfluß dahin geltend machen, die
Stellung des Faches Kinderheilkunde im medizinischen Unterricht zu stärken,
die Punktbewertung im Staatsexamen der der medizinischen Hauptfächer
anzugleichen und einer drohenden Verschlechterung der pädiatrischen Ausbildung während des praktischen Jahres entgegenzuwirken." — Anschließend
wurde der Bericht über die Tätigkeit der wirtschaftlichen Abteilung abgegeben: Es handelte sich um Kassenarzt- und Facharztfragen, dazu um das Problem Kinderarzt — praktischer Arzt.

1933 1933 wurde keine Tagung abgehalten.

1934 Die 44. ordentliche Versammlung fand 1934 in Braunschweig statt. Es war
eine Jubiläumstagung zum 50-jährigen Bestehen der Deutschen Gesellschaft
für Kinderheilkunde. Die Festansprache hielt der Vorsitzende Herr *Stolte*
(Breslau). Er ging in seinem Vortrag besonders auf die Weiterentwicklung und

auf die neuen Forschungen auf dem Gebiet der Kinderheilkunde ein: Er erwähnte die Infektionsverhütung in Kinderhospitälern, die systematische Forschung auf dem Gebiete der Physiologie der Neugeborenen, sowie der normalen und künstlichen Ernährung, die neuen Erkenntnisse über die normale Magen-Darmfunktion. Außerdem wies er auf die Diphtherie- und Tuberkulose-Bekämpfung, sowie die Hirschsprung'sche Krankheit, dann auf das für die Diagnose des Pleuraergusses so wichtige Rauchfuß'sche Dreieck, die idiopathische Herzhypertrophie (*Oberndorfer*), die chronische Verdauungsinsuffizienz, die als *Heubner-Herter*'sche Krankheit bekannt wurde, hin. Er hob die neuen Erfindungen, wie die Röntgendiagnostik und die Elektrokardiographie hervor. Die Säuglingssterblichkeit war im Deutschen Reich, von 18% um die Jahrhundertwende, auf 8% zurückgegangen.
Die Mitgliederzahl der Gesellschaft betrug 1934: 703.

1935   1935 wurde keine Tagung abgehalten.

1936   1936 fand die 45. ordentliche Versammlung in Würzburg unter Vorsitz von Herrn *Rietschel* statt. Er wies besonders auf den „genius loci" hin, da in Würzburg als Direktor der Medizinischen Klinik Prof. Carl *Gerhardt* gewirkt hatte. *Gerhardt* hatte das 1. Handbuch der Kinderkrankheiten herausgegeben. Weiterhin war *Escherich*, aus Ansbach stammend, in seiner Jugend in Würzburg Assistent und Oberarzt bei *Gerhardt* gewesen. Schüler *Escherich*'s waren wiederum v. *Pfaundler* und v. *Pirquet*, sowie *Hamburger* und *Moro*. — Unter den Verstorbenen erwähnte der Vorsitzende besonders die Professoren A. *Keller* (Berlin) und *Stark* (Kiel).
Ein günstiges Ergebnis hatten die Verhandlungen mit der kassenärztlichen Vereinigung gezeigt; danach wurde dem Kinderarzt der Hausbesuch ermöglicht.
Der Kassenbestand der Gesellschaft betrug am 31. 12. 1935: 15.976,-- RM. Der Jahresbeitrag wurde auf 5,-- RM[1] festgesetzt. Der Deutschen Sektion bei der internationalen Gesellschaft für Kinderheilkunde wurde für den im Dezember stattfindenden internationalen Kongreß in Rom ein Beitrag von 3.000,-- RM zur Verfügung gestellt.
Als Vorsitzender für 1939 wurde Herr *Bessau* (Berlin) gewählt. Der Gesamtvorstand war wie folgt zusammengesetzt: Ehrenvorsitzender Herr *Czerny* (Berlin), 1. Vorsitzender *Hamburger* (Wien), 2. *Rietschel* (Würzburg), 3. *Goebel* (Halle), 4. *Birk* (Tübingen), 5. *Bessau* (Berlin).
Im Ausschuß waren vertreten die Professoren *Wallgren* (Göteborg), *Rott* (Berlin), *Bossert* (Essen), *Opitz* (Berlin), *De Rudder* (Frankfurt), *Catel* (Leipzig), *Brehme* (Braunschweig), *Fanconi* (Zürich), *Knauer* (Bonn).

1937   1937 fand keine Tagung der Gesellschaft statt.

---

1 Reichsmark.

1938   Die 46. Versammlung war unter Vorsitz von Herrn *Hamburger* (Wien) 1938
in Wiesbaden. Die Tagung fand gemeinsam mit der Deutschen Gesellschaft
für Innere Medizin statt. Gleichzeitig tagte auch die „Deutsche Vereinigung
zur Bekämpfung der Krankheiten des Säuglings- und Kleinkindesalters". Am
3. Tag fand eine Gemeinschaftstagung mit den Internisten statt.
Der Vorsitzende wies in seiner Rede unter anderem besonders auf die Erfolge
bei der Bekämpfung der Tuberkulose, der Lues connata und der Rachitis hin.

1939   Da der 2. Weltkrieg ausgebrochen war, fand 1939 keine Tagung statt.

1940   Jedoch wurde 1940 eine ordentliche Tagung, die 47., wieder abgehalten und
zwar in der Wiener Univ.-Kinderklinik unter Vorsitz von Herrn *Birk* (Tü-
bingen). – Gleichzeitig tagte die „Deutsche Gesellschaft für Säuglings- und
Kleinkinderschutz", der „Reichsausschuß zur Tuberkulose-Bekämpfung",
die „Gesellschaft für Psychotherapie".
Unter den Verstorbenen gedachte der Vorsitzende besonders der Professoren
Peiper (Greiswald), *Langer* (Prag) und *Köppe* (Gießen). Von 1940 liegt kein
Geschäftsbericht vor. – Der Mitgliederbestand betrug 592.
Von 1941–1947 wurden wegen des 2. Weltkrieges und der schlimmen Nach-
kriegswirren keine Sitzungen abgehalten.

1948   Erst 1948 wurden mit der *ersten Nachkriegstagung* der Deutschen Gesellschaft für Kinderheilkunde die Sitzungen wieder aufgenommen. Diese erste
fand in Göttingen unter Vorsitz von Prof. *Kleinschmidt* (Göttingen) statt.

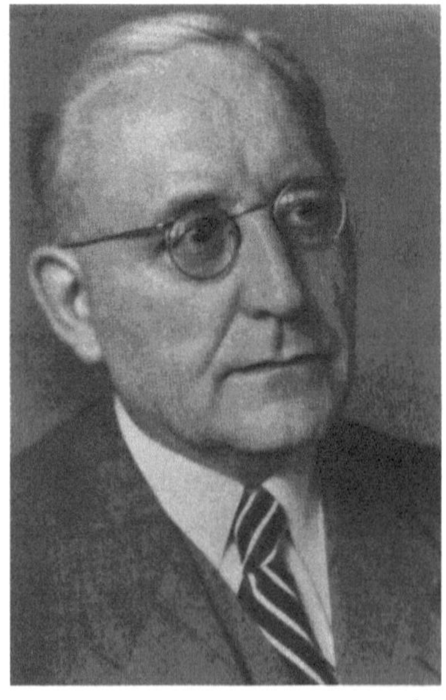

Abb. 8. Hans Kleinschmidt, Göttingen
(1885–1977)

Der Vorsitzende hielt eine von tiefem Ernst und hoher Verantwortung getragene Rede. Er gedachte der vielen verstorbenen oder gefallenen Mitglieder: unter anderem der Professoren *Czerny*, v. *Pfaundler*, *Bessau*, *Finkelstein*, *Siegert*, *Wieland*, *Duzar*, *Seitz*, v. *Mettenheim*, *Bischof* und *Beumer* und noch 50 weiterer Kollegen. Von Vielen war das Schicksal noch ungewiß. – Die Versammlung forderte er auf, den ungezählten Toten einen letzten Gruß zu entbieten:

„Der Toten zu gedenken nicht nur als an die, die man verloren hat, sondern als an die, die weiter mit uns leben und wirken wollen, das gibt dem Menschendasein eine Weihe und Weite, die anders eigentlich nicht erreicht werden kann."

Er schilderte dann den damaligen Zustand der Kinderheilkunde und der Kinderärzte und stellte unmißverständlich den kategorischen Imperativ auf:

„Und so bleibt es dabei, der Arzt muß jederzeit und in jedem Falle zur Verfügung stehen!" – Als das zentrale Problem der Tagung bezeichnete er die Frage: „Wie können wir Kinderärzte die ungeheure Not steuern, die uns umgibt?" Es war klar, fast überall mußte neu begonnen werden. Doch zeigte diese Tagung den unbedingten Willen hierzu. Sie gab der großen Zahl von erschienenen Kinderärzten wieder Mut zum Neubeginn und zugleich den Auftrag überall und unbedingt für die Kinder einzutreten.

Die Deutsche Gesellschaft für Kinderheilkunde setzte sich sofort wieder dafür ein, daß nur wirklich ausgebildete Kinderärzte die Krankenhausbehandlung von Kindern übernehmen sollten. – Außerdem wurde beschlossen, bei der „Verwaltung für Ernährung, Landwirtschaft und Forsten des Vereinigten Wirtschaftsgebietes" in Frankfurt/Main dahin zu wirken, die Herabsetzung der Zulagen für Frauenmilch-Spenderinnen wieder aufzuheben. Es sollten bewilligt werden für je 500 g Frauenmilch: 40 g Butter, 1/2 Liter Vollmilch, 100 g Zucker und 500 g Fleisch.
Hieraus wird erkennbar, wie groß die Not war, die auch Säuglinge und Kinder miterfaßt hatte.
Bei dieser Sitzung waren 128 neue Mitglieder verzeichnet worden. So betrug der Mitgliederstand 1948 rund 600. – Zu Ehrenmitgliedern wurden ernannt die Herren Erich *Müller* (Berlin), *Rietschel* (Würzburg), *Helmholz* (Minesota/ USA), *Wallgren* (Stockholm).
1948 betrug der Kassenbestand 844,-- DM[1]. Als Vorsitzender für 1949 wurde Herr *Goebel* (Düsseldorf) gewählt, zum Schriftführer Herr *Jochims* (Lübeck).
Seit 1948 liegen die Ansprachen der Vorsitzenden im Wortlaut vor und zwar in der jeweils nächstjährigen Monatsschrift für Kinderheilkunde, im sogenannten „Kongreßheft". – Hier können nur Auszüge aus diesen zum Teil

---

1 Deutsche Mark nach der Währungsreform.

programmatischen Reden angeführt werden. Dort sind auch alle gehaltenen Referate und Vorträge veröffentlicht.

<table><tr><td>1949</td><td>1949 fand die 49. ordentliche Tagung der Gesellschaft unter dem Vorsitz von Prof. Goebel in Düsseldorf statt. Dank der Industriehilfe konnten für jüngere Kollegen Reisebeihilfen gegeben werden; vor allem auch an Teilnehmer aus der Ostzone, die darum gebeten hatten. Mit großer Freude erfüllte uns deren Besuch.</td></tr></table>

Besonders dankte der Vorsitzende denjenigen Kollegen, die die Bitte erfüllt haben, nach den Jahren der Verfolgung wieder in die Gesellschaft einzutreten. Dies waren unter anderem die Herren *Schiff* (New York), *György* (Philadelphia) und *Leichtentritt* (Cincinnati). — Es wurde der Verstorbenen gedacht, unter anderem der Herren *Trumpp* (München) und *Loos* (Innsbruck). — Der Vorsitzende führte aus: „Unsere Gesellschaft dient nicht nur der Wissenschaft und Forschung, sondern auch Standesbelangen und wirtschaftlichen Fragen. Vor einem Jahr wurde in Göttingen die „wirtschaftliche Abteilung", die 1933 beseitigt worden war, aufs Neue eingerichtet ... Die Facharztausbildung ist auf der Ärztetagung in Hannover zu unserer Zufriedenheit geregelt worden. Mit den Internisten ist eine Vereinbarung zustande gekommen, daß Kinderabteilungen von Fachärzten für Kinder geleitet werden müssen."
Die Anmeldungen zu den Vorträgen waren so zahlreich, daß ein 4. Kongreßtag angefügt wurde.
An die Anwesenden wird der dringende Appell gerichtet, Mitglieder der Gesellschaft zu werden. Es waren seit dem letzten Jahr nur 21 Beitritte erfolgt.

Da die Stadt Düsseldorf schwer unter den Bombenzerstörungen gelitten hatte, konnten größtenteils nur Notquartiere zur Verfügung gestellt werden.
Herr v. *Reuss* (Wien) wurde zum Ehrenmitglied, Herr *Romminger* (Kiel) zum nächstjährigen Vorsitzenden gewählt.
Die wirtschaftliche Abteilung setzte sich in ihrem Vorstand zusammen aus den Herren *Brehme* (Braunschweig), *Hofstadt* (München) und *Selter* (Frankfurt).
Der Mitgliederbestand betrug 621.
Die Drucklegung der Verhandlungsberichte sollte wieder erfolgen. Die „Monatsschrift für Kinderheilkunde" wurde nach Besprechung mit dem Springer-Verlag (Heidelberg) zu ihrem Organ bestimmt. —
Die Abmachungen über die Krankenhausbehandlung der Kinder hatten folgenden Wortlaut:

1. Wenn in einem Krankenhaus mehr als 35 Kinder untergebracht sind, ganz gleich auf welcher Abteilung, so ist ein Kinderarzt anzustellen. Von ihm werden die Patienten bis zum 14. Lebensjahr betreut.
2. Bei geringerer Kinderbettenzahl ist der Pädiater als Konsiliarius zuzuziehen.

3. Infektionskranke Kinder sollen tunlichst vom Kinderarzt betreut werden. Bei kleineren Infektionsabteilungen sind besondere Vereinbarungen zwischen Internisten und Pädiater notwendig.
Ferner wurden vom Vorsitzenden 6 Entschließungen an die jeweilig zuständigen Stellen im Sozial- und Kultusministerium gesandt.

Zusammengefaßt wurde in diesen 6 Punkten gefordert:
1. Jede Interne- und Infektions-Kinderstation in Krankenhäusern muß von einem Facharzt für Kinderheilkunde geleitet werden.
2. Die Mütterberatungsstunden durch Fachärzte für Kinderheilkunde abgehalten werden, ebenso sollten die Schulärzte Fachärzte für Kinderheilkunde sein.
3. Das Kultusministerium wurde gebeten, den Schulbesuch für Kinder so zu regeln, daß gesundheitliche Nachteile und Überanstrengungen vermieden werden.
4. Die Zahl der Krankenhausbetten für Kinder in den Krankenhäusern war zu niedrig; daher wurde eine Kommission für Krankenhausbau gebildet, die aus den Herren *Kleinschmidt* (Göttingen), *Ullrich* (Bonn), *Wentzler* (Hann.-Münden) und *Dannenbaum* (Braunschweig) bestand.
5. und 6. Die Deutsche Gesellschaft für Kinderheilkunde stellte fest, daß die Pflegesätze in den Krankenhäusern für Kinder erheblich zu niedrig waren und unter denen der Erwachsenen liegen. Sie müßten daher angehoben werden.

1950 1950 fand die 50. Tagung in Lübeck unter Vorsitz von Prof. *Rominger* (Kiel) statt. In seiner Ansprache gab er einen umfassenden Rückblick über die Entwicklung der Gesellschaft seit der Zeit ihres Bestehens in 67 Jahren. So tauchten natürlich die Namen der berühmten Pädiater immer wieder auf. Ihre Leistungen wurden entsprechend gewürdigt; eine Tatsache, die gerade für die jüngeren Kinderärzte von Wichtigkeit war. (s. S. 6 u. f) *Rominger* betonte, daß gerade die Kinderheilkunde die oft geforderte und viel im Munde geführte Ganzheitsbetrachtung immer als selbstverständlich geübt hat. Als wichtigste Aufgabe bezeichnete er es „das Wertvollste zu übermitteln: die kritische, systematische Arbeitsmethode in der Forschung und die sorgfältig beobachtende und naturwissenschaftlich fundierte Denk- und Handlungsweise in der Klinik, so wie wir sie von unseren Altmeistern erlernt haben".

Er erwähnte ferner die weite Ausbreitung der Pädiatrie, die auch die Sozialpädiatrie und die Kinderpsychiatrie mit einschließen muß. — Unter den im vergangenen Jahr Verstorbenen hob er besonders die Professoren *Eckstein* (Hamburg), *Lichtenstein* (Stockholm) und *Goebel* (Düsseldorf), den vorjährigen Vorsitzenden, mit einer Würdigung hervor.
Anläßlich seines 70. Geburtstages wurde Herr *Birk* (Tübingen) zum Ehrenmitglied ernannt. Zum Vorsitzenden für 1951 wurde Herr *Opitz* (Heidelberg) gewählt. Die Mitgliederzahl war erheblich gestiegen, sie betrug 1950: 888.
Die Verhandlungen über die Facharztordnung sind im Auftrag des Vorsitzenden durch Herrn *Brock* (Hamburg) weitergeführt worden. Herr *Brock* hatte die Gesellschaft auf dem 53. Ärztetag in Bonn vertreten. — Zu dem wissenschaftlichen Ausschuß für die Schaffung einer einwandfreien Kindermilch sollten ab sofort vier kinderärztliche Vertreter gehören; es waren dies die Herren *Adam* (Erlangen), *Rominger* (Kiel), *Opitz* (Heidelberg) und *Reimold* (Mannheim). — Herr *Rominger* hatte auf dem Internationalen Pädiater-Konreß in Zürich angeregt, ein internationales Zentralblatt für Kinderheilkunde zu schaffen.

In der Sitzung der wirtschaftlichen Abteilung wurden folgende Probleme besprochen: Honorierung der kinderärztlichen Leistungen, Kinderarzt und neue Gebührenordnung, Wegegebühren, Regelbetrag, Versuch einer planwirtschaftlichen Verteilung der Kinderärzte, z.B. Beratung bei der Niederlassung.

1951 1951 wurde die 51. Tagung unter Vorsitz von Prof. *Opitz* in Heidelberg abgehalten.

Der Vorsitzende wies darauf hin, daß Heidelberg die älteste deutsche Universität sei, daß *Kraus* 1881 hier erstmals die *Werlhof*'sche Krankheit als Folge der Thrombopenie geklärt habe, und daß die Pädiatrie mit Stolz auf *Moro* und *Feer*, die hier gelehrt hatten, zurückblicke. – Er bedauerte, daß auch in diesem Jahr die Pädiater der Ostzone „Nur in kleiner Zahl" teilnehmen konnten. – Verstorben waren im vergangenen Jahr Herr *Moro*, der 25 Jahre als Arzt, Forscher und Lehrer gewirkt hatte; sowie Frau Dr. Marie-Elise *Kayser*, die Gründerin der 1. Frauenmilchsammelstelle; in 30-jähriger unermüdlicher Arbeit hat sie diese segensvolle Einrichtung auf- und ausgebaut, die überall Nachahmung und Anerkennung gefunden hat. – „Mit Bedauern muß man feststellen, daß unser Fach vielfach noch immer nicht die Anerkennung gefunden hat, die es beanspruchen kann. Wohl haben wir seit 30 Jahren ordentliche Lehrstühle für Pädiatrie, wohl gilt seit etwa 10 Jahren die Kinderheilkunde bei den Prüfungen als Hauptfach, und trotzdem müssen wir oft noch um unsere Geltung kämpfen. Das erfahren immer wieder die Kollegen, die sich niederlassen. Besonders in kleineren Städten macht die Kassenzulassung nicht selten sehr große Schwierigkeiten". – Zur pädiatrischen Ausbildung wird eine 4-jährige in Kinderheilkunde und eine 1-jährige in Innerer Medizin verlangt. Die Mitgliederzahl war auf 936 gestiegen.
Prof. *Stolte* (Rostock) wurde zum Ehrenmitglied ernannt.
Es wurde beschlossen, daß die Deutsche Gesellschaft für Kinderheilkunde der internationalen Pädiatergesellschaft beitreten sollte. Außerdem wurde über die Schaffung eines Zentralblattes für Kinderheilkunde beim Springer-Verlag (Heidelberg) berichtet.
Themen der Facharztordnung, sowie Probleme der Beurteilung von Fachabteilungen für die Ausbildung von Kinderärzten wurden besprochen, weiterhin wurde die Röntgentätigkeit und das Schwesternproblem erörtert.
Im Anschluß daran erfolgte der Bericht über die Sitzung der wirtschaftlichen Abteilung. Forderungen wie: Heraufsetzung der ärztlichen Grundleistungen, Schaffung besonderer kinderärztlicher Positionen, Gewährung eines Zuschlages auf alle Verrichtungen der Gebührenordnung, falls diese von Kinderärzten ausgeführt werden, wurden erhoben. – Es wurde der Beschluß gefaßt, einen Berufsverband der Deutschen Kinderärzte zur Wahrung der standes- und wirtschaftlichen Interessen zu gründen. Eine Herauslösung dieses Berufsverbandes aus der Deutschen Gesellschaft wurde mit großer Mehrheit abgelehnt. Die bisherige wirtschaftliche Abteilung sollte in diesem Berufsverband aufgehen.

1952 wurde unter Vorsitz von Prof. *Adam* (Erlangen) die 52. Tagung der Gesellschaft in Bayreuth abgehalten.

Wiederum beklagte der Vorsitzende, daß nur wenige Teilnehmer aus der Ostzone anwesend waren. Nicht allen, „die sich um die Ausreise bemüht hatten, war es vergönnt, zu erscheinen". Aber „allen Schwierigkeiten zum Trotz fühlen sich ost- und westdeutsche Kinderärzte in ihren menschlichen und wissenschaftlichen Zielen eng verbunden". — Verstorben waren unter anderem die Professoren *Stolte* (Rostock), *Noeggerath* (Freiburg), *Jamin* (Erlangen), Erich *Müller* (Berlin) und *Knauer* (Bonn).

Der Vorsitzende hob den Reichtum unserer Fachzeitschriften und die Reichhaltigkeit der Vorträge hervor, die unter anderem ein „beredtes Zeugnis sei für eine Erscheinung, die im Ausland vielfach als das „Deutsche Wunder" bezeichnet werde". — Es geht den Kinderärzten um „Gesundung und Gesunderhaltung unserer Jugend auf körperlichem, geistigem und seelischem Gebiet, unserer Jugend als der Grundsubstanz und des wertvollsten Kapitals des Staates". — „Das Schicksal der deutschen Kinderärzte ist eng mit dem ihrer wissenschaftlichen Schulen verbunden. Auch hier müssen wir die maßgebliche Öffentlichkeit immer erneut darauf hinweisen, daß die Förderung der Lebensnotwendigkeiten unserer Univ.-Kliniken und wissenschaftlich arbeitenden Krankenhäuser, als eines anteilmäßig tragenden Fundamentes unseres nationalen kulturellen Daseins in viel stärkerem Maße erfolgen muß" als bisher ... Das „Primat des Geistigen ist durch das Primat der Wirtschaft verdrängt worden ... Echte freie Kunst und echte freie Wissenschaft sind kein Luxus, sondern die wichtigsten produktiven Kräfte der Kultur".

Die Mitgliederzahl betrug jetzt 1.062.

Es wurde die Einrichtung „*Abteilung für Berufsfragen*" beschlossen. Sie trat an die Stelle der bisherigen wirtschaftlichen Abteilung. Sie erhielt im Rahmen der Gesellschaft eine weitgehend selbständige Organisation. — Auch die in den letzten Jahren gebildeten Kommissionen der Gesellschaft, die sich mit Fragen beschäftigten, die den speziellen Beruf des Kinderarztes angingen und über den engeren Aufgabenkreis der wissenschaftlichen Gesellschaft hinauswuchsen, sollten von der Abteilung für Berufsfragen erfaßt werden.

Folgende Satzungsänderungen traten in Kraft:

§ 4, Abs. F und G.
1. Die *Abteilung für Berufsfragen* hat die Belange des Kinderarztes, insbesondere soweit sie das Allgemeinwohl betreffen, zu verfolgen, vorzuberaten und im Einvernehmen mit dem Vorstand der Gesellschaft zur Entscheidung zu bringen.
2. Der Leiter der Abteilung und sein Stellvertreter, von denen einer ein freipraktizierender und zu allen Kassen zugelassener Kinderarzt sein soll, sowie der Geschäftsführer und sein Stellvertreter, von denen ebenfalls einer ein Kassenarzt sein soll, werden in der Mitgliederversammlung durch einfache Stimmenmehrheit für die Dauer von 3 Jahren gewählt.
3. Die Abteilung übt ihre Tätigkeit aufgrund einer Geschäftsordnung aus, die vom Vorstand der Gesellschaft genehmigt ist.

Dieser Entwurf wurde einstimmig von der Mitgliederversammlung angenommen. Die personelle Zusammensetzung der Abteilung für Berufsfragen bestand bei ihrer Gründung aus folgenden Mitgliedern: Leiter: Herr *Klinke* (Düsseldorf), Stellvertreter: Herr *Frick* (Mainz), Geschäftsführer: Herr *Selter* (Frankfurt), Stellvertreter: Herr *Loeschke* (Darmstadt).

Die neugegründete Abteilung für Berufsfragen hatte folgende Unterabteilungen:
A. Unterabteilung für Facharztausbildung.
B. Unterabteilung für Röntgentätigkeit der Kinderärzte.
C. Unterabteilung für Abgrenzung der Fachgebiete.
D. Unterabteilung für ärztliche Gebührenordnung.
E. Unterabteilung für pflegerische Zusammenarbeit.
F. Unterabteilung für private Krankenversicherung.
G. Unterabteilung für Honorarverteilungsmaßstäbe.
H. Unterabteilung für Stellung des Kinderarztes in der Fürsorge und im Krankenhaus.

In der Mitgliederversammlung wurde ferner die kinderärztliche Versorgung in Allgemeinen Krankenhäusern besprochen. – Weiterhin wurden Auswahlkriterien der zur Kinderfacharztausbildung berechtigten Abteilungen gegeben. Eine Kinderabteilung sollte mindestens 90 Betten haben. Es müssen sowohl Säuglinge als auch Kinder bis zu 14 Jahren aufgenommen werden. Sämtliche Einrichtungen sollten mit den Möglichkeiten der modernen Diagnostik ausgestattet sein, außerdem muß eine Infektionsabteilung im Hause sein. – Die Röntgenkommission schlug Regeln für die Zulassung der Kinderärzte zur Röntgendiagnostik vor und forderte eine mindestens 2 Jahre dauernde Ausbildung in der Röntgenologie, neben der pädiatrischen Ausbildung. – Zum Ehrenmitglied der Gesellschaft wurde Herr *Schick* (New York) ernannt.

1953   Die 53. ordentliche Tagung fand unter Vorsitz von Prof. *De Rudder* (Frankfurt) 1953 in Bad Kissingen statt.
In seiner Ansprache führte der Vorsitzende unter anderem aus:
„Die Kinderheilkunde betreut einen umschriebenen Altersabschnitt des Menschen; in diesem Abschnitt aber den *ganzen* Menschen. Leib und Seele – psychosomatisch arbeitete die Kinderheilkunde – seit je. Mit anderen Worten: die geistige Urform des Arztes, der dem Ganzen gegenübertritt, wird beibehalten, die Spezialisierung streicht davon nichts ab. Das scheint sehr wichtig. Diese Sonderform unseres Faches hat zur Folge, daß es keine allgemeinmedizinische Erkenntnis oder Entdeckung, keine Vorstellung oder Theorie gab und gibt, die nicht in der Kinderheilkunde ihre Auswirkung, Bewährung oder Mißbilligung fände oder fand. Fortschritte der Medizin, zielbewußt abgestimmt und angewandt auf den jugendlichen Organismus mit seinen – um eine Formulierung *Pfaundler*'s zu gebrauchen – *maximalen Anpassungsmöglichkeiten*, müssen ganz besonders erfolgreich sein... Dieser Erfolg ist durch exakte Ziffern belegbar: vor 70–80 Jahren erreichten von 1000 Lebendgeborenen etwa 625 das 15. Lebensjahr; heute sind es stattdessen 930."

„Expeditionsarbeit setzt Spezialisierung einerseits, die oben genannte Stellung unseres Faches zur Gesamtmedizin andererseits, stellt aber nun höchste Anforderungen bis zur Selbstgefährdung des Faches. Und doch müssen wir gerade in der Kinderheilkunde Spezialgebiete höchster Eigendifferenzierung in zunehmend stärkerem Maße verwenden, soll unser Fach nicht der inneren Auflösung, der Aufteilung auf Organfächer, erliegen. Der ganze kindliche Organismus muß stets einer Kinderheilkunde die Aufgaben liefern. Mit diesen Erfordernissen haben auch unsere Kongresse eine neue Seite erhalten, die der zusammenfassenden Orientierung.”

„Bei aller Spezialisierung aber muß uns der Sinn für das Allgemeine, für den Zusammenklang, für Synthese erhalten bleiben, Menschen zu denen der kranke Mensch kommen kann. In aller Spezialisierung dürfen wir nicht jene Lebensaufgabe vergessen, die ein Albert Schweitzer so schlicht und schön dahin formuliert hat: „In persönlichem Tun Mensch zu sein für Menschen, die eines Menschen bedürfen.”

Die Mitgliederzahl war inzwischen auf 1.188 angestiegen; davon waren 20 Ehrenmitglieder, 7 korrespondierende und 1.161 ordentliche Mitglieder. — Zu neuen Ehrenmitgliedern wurden ernannt die Professoren *Rott* (Baden-Baden), St. *Engel* (London), L.F. *Meyer* (Tel Aviv), *Schulz-Schmidtborn* (Saarbrücken).

Man beschloß, die Tagespresse über die Kongresse weitergehend zu unterrichten; dies solle Aufgabe des Schriftführers sein. Außerdem brauche man einen Pressereferenten, der die Presse und den Rundfunk über allgemeine Anliegen der Kinderheilkunde informiere. Herr *Adam* (Erlangen) wurde gebeten, dieses Amt zu übernehmen.

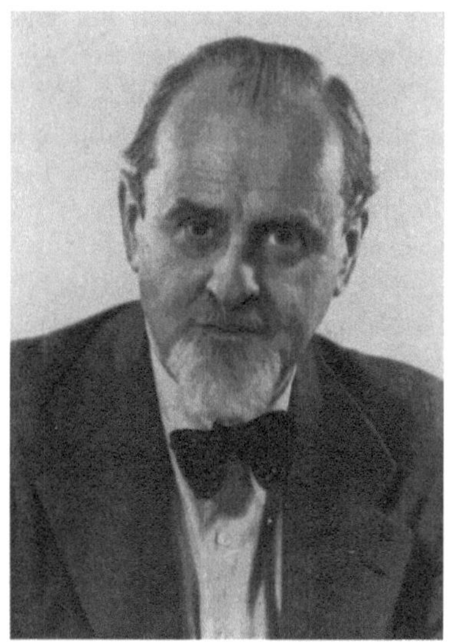

Abb. 9. Bernhard de Rudder, Frankfurt
(1894–1963)

Der Vorsitzende schlägt vor, den Otto-*Heubner*-Preis in Form einer Plakette und eines Geldpreises von 1.000,-- DM wieder einzuführen. Er solle alle drei Jahre für die beste Arbeit auf dem Gebiet der Kinderheilkunde verliehen werden.
Es folgte der Bericht der Abteilung für Berufsfragen. Die Abteilung gab auf Anregung ihrer Mitglieder versuchsweise ein Heft mit „Mitteilungen für Kinderärzte" heraus, das sich vor allem mit Berufsfragen befaßte. Dies war somit der Vorläufer der heutigen Zeitschrift „Der Kinderarzt".

1954   In Essen tagte die Deutsche Gesellschaft für Kinderheilkunde unter Vorsitz von Prof. *Bossert* im Jahre 1954 zum 54. Mal. In seiner Ansprache brachte der Vorsitzende unter anderem folgende Gedanken zum Ausdruck:
„Von den Hörern wird das Neueste aus Forschung und klinischer Arbeit erwartet; ihre Aufnahmefähigkeit ist naturgemäß ungleich. Der aufstrebenden wissenschaftlichen Jugend soll Gelegenheit gegeben werden, in unmittelbarer Rede vor einem breiten Forum zu sprechen und sich durch ihre Arbeiten bekannt zu machen... Unser Bemühen kann aber nur durch eine klare allgemein verständliche Diktion der Redner wirkungsvoll sein. Die Wissenschaft ist kein Glasperlenspiel für eine Auslese, sie gilt für alle, wobei nur die Rollen verschieden verteilt sind. ... Schlichte und einfache Formulierungen werden unterschätzt, sie klingen nicht gelehrt genug. In ihnen aber steckt die überlegene Beherrschung des Stoffes. Zwischen wissenschaftlichem Denken und ärztlichem Handeln droht eine Kluft, das darf nicht sein. Das richtige Maß zwischen seelischen und intellektuellen Kräften fehlt mancherorts.
Durch drohenden Verlust des Schauens und Überschauens, des Wahrnehmens überhaupt, als Folge der Überbewertung technischer Mittel muß mit der Zeit der ärztliche Stand etwas von seinem eigentlichen Charakter einbüßen, man könnte es drastisch mit einer Verkümmerung der Sinne ausdrücken. Oft wird dort nach den Sternen gegriffen, wo das Licht einer Kerze ausreicht, man wird geblendet und nicht erleuchtet. Wir sprechen von einem Spiel der Natur, das lebendige Sein läßt sich daher nicht vergewaltigen, nur weitgehend einordnen. Das sind in der Zeit liegende Gefahren."
Die Tagung wurde gemeinsam mit der Deutschen Vereinigung für Jugendpsychiatrie abgehalten.
Die Mitgliederzahl hatte sich auf 1.432 erhöht. Zu Ehrenmitgliedern wurden die Herren *Freudenberg* (Basel) und *Meyer-Delius* (Hamburg) gewählt; zu korrespondierenden Mitgliedern die japanischen Pädiater *Sano* und *Takuma*.

Der Otto-*Heubner*-Preis sollte zum ersten Mal 1955 wieder verliehen werden. — Das Wiedererscheinen des Zentralblattes für Kinderheilkunde wurde allgemein sehr begrüßt.
Eine Kommission zur Kontrolle unerwünschter Werbemethoden, besonders in der Nährmittelindustrie, sollte die Werbearten verfolgen und gegebenenfalls beanstanden.
Gegen die neue Bestallungsordnung wurden Bedenken vorgetragen. Man betonte, daß die praktische Ausbildung in der Kinderheilkunde in dieser Be-

stallungsordnung zu kurz gekommen sei. Dies betreffe sowohl die Pflicht-famulatur als auch das Hauptkolleg und die Medizinalassistentenzeit. Entsprechende Verbesserungsvorschläge wurden gemacht. – Die Berichte der Abteilung für Berufsfragen erfolgten gesondert in den „Mitteilungen für Kinderärzte".

Unter Beisein offizieller Vertreter der Deutschen Gesellschaft für Kinderheilkunde wurde in Düsseldorf die „Vereinigung zur Bekämpfung der Poliomyelitis" gegründet. Herr *Kleinschmidt* wurde als Vorsitzender gewählt.

Auf Anregung von Herrn *De Rudder* wurde ein warnender Hinweis zu den Versuchen mit radioaktiven Isotopen bei Kindern abgegeben.

Als nächster Kongreßort wurde Freiburg bestimmt, als Vorsitzender Herr *Keller*.

1955 So fand die 55. ordentliche Tagung 1955 in Freiburg statt. Prof. *Keller*, als Vorsitzender, konnte eine größere Anzahl Kollegen aus der Ostzone begrüßen. – Verstorben waren im vergangenen Jahr unter anderem die Professoren L.F. *Meyer* (Tel Aviv, früher Berlin), v. *Reuss* (Wien), *Birk* (Tübingen) und *Brüning* (Rostock). – Nach einigen historischen Bemerkungen erwähnte er: „noch heute hat unsere Gesellschaft zu einem nicht geringen Teil mit Widerständen zu kämpfen, die zum Beispiel längst in anderen Ländern beseitigt sind". Es sei dies umso unverständlicher, als gerade die Kinderheilkunde Deutschlands einmal in der Welt als führend angesehen werden konnte. Noch immer sei der Kinderarzt als Facharzt bei uns nicht so anerkannt, wie dies zu wünschen ist und verlangt werden muß ... Er hob die Leistungen der deutschen Pädiatrie in den vergangenen Jahrzehnten hervor. Man solle damit aufhören, Heilkunde und Naturwissenschaft nur als beziehungslose Gegensätze aufzufassen. Aufgabe und Wesen des denkenden und handelnden Arztes solle man gerade darin erblicken, beides in einem Bewußtsein und damit in einer Persönlichkeit harmonisch zu vereinen. „Das ist es, was den wahren Arzt, den man einst als isotheos bezeichnete, in seinem strebenden Bemühen kennzeichnen sollte, was ihn von dem Scharlatan auf der einen, von dem Alchimisten auf der anderen Seite trennt, was ihn ebenso befähigte, tätig zu lieben wie nüchtern zu analysieren."

Der Mitgliederbestand betrug 1.619, er hatte sich um mehr als 200 erhöht. – Zu Ehrenmitgliedern wurden ernannt die Herren *Kleinschmidt* (Honnef), *György* (Philadelphia) und *Thomas* (Duisburg). Korrespondierendes Mitglied wurde Herr *Bamatter* (Genf).

Der Otto-*Heubner*-Preis wurde erstmalig wieder verliehen. Er wurde einstimmig Herrn *De Rudder* zuerkannt für seine grundlegenden Forschungen über die Meteorobiologie.

Ein Nährmittelkomitee sollte am bevorstehenden Milch- und Lebensmittelgesetz beratend mitwirken.

1956 1956 war eine außerordentliche Sitzung von Vorstand und Ausschuß beim internationalen Pädiaterkongreß in Kopenhagen. Eine offizielle Tagung der Deutschen Gesellschaft wurde in diesem Jahr nicht abgehalten, da der

Internationale Kongreß in Europa tagte. Ein früherer Beschluß hatte diese Regelung so festgelegt. Bei der außerordentlichen Sitzung führte Herr *Klinke* (Düsseldorf) den Vorsitz. – Von der Firma Benckiser war ein Preis (*Moro*-Preis) gestiftet worden, bestehend aus einer Medaille und 1.000,-- DM; gedacht für die beste Arbeit junger Kollegen des wissenschaftlichen Nachwuchses. Die Verleihung sollte jährlich, das erste Mal 1957, erfolgen.

Zum Ausschuß „Fragen der Hochschulreform" entsandte die Gesellschaft einen Vertreter.

Besprochen wurde auch die kinderärztliche Betreuung der Neugeborenen auf geburtshilflichen Abteilungen. Es wurde betont, daß in der Bekämpfung des Neugeborenen-Todes Fortschritte erzielt werden müßten. Dies sei ohne den Kinderarzt nicht zu erreichen.

1957 1957 fand die 56. Tagung der Gesellschaft in Düsseldorf unter Vorsitz von Prof. *Klinke* statt.

Leider liegt der Text einer Ansprache des Vorsitzenden nicht vor. Die Herren *Bossert, Fanconi* und *Hess* wurden zu Ehrenmitgliedern gewählt. Die Mitgliederzahl betrug jetzt 1.918. – Der *Moro*-Preis wurde an Dr. *Erdmann* (Rostock) und Dr. *Rodeck* (Düsseldorf) verliehen.

Das Ernährungskomitee gab als Arbeitsgebiete an:

1. Ausarbeitung von Richtlinien über die D-Vitaminisierung.
2. Kontrolle der Werbemethoden in Zusammenarbeit mit dem Verband der diätetischen Lebensmittelindustrie.
3. Stellungnahme gegen jeden Hausierhandel mit Nahrungsmitteln.

Weitere Punkte der Beratung waren: Pflichtausbildung der Medizinalassistenten; Mindestanforderung dessen, was ein Medizinalassistent in der Kinderklinik lernen sollte; Mindestanforderungen für den Unterricht in Kinderheilkunde und zur Errichtung selbständiger Abteilungen an Krankenhäusern; ferner die Betreuung Neugeborener auf geburtshilflichen Abteilungen; wissenschaftlicher Ausschuß des Verbandes großstädtischer Milchversorgungsbetriebe; tägliche Turnstunde in der Schule; Stellungnahme gegen Routineröntgendurchleuchtungen; Krankheitenverzeichnis für den Gebrauch in der Kinderheilkunde; die Säuglingssterblichkeit in den verschiedenen Teilen der Bundesrepublik; Mitwirkung von Kinderärzten in der Säuglingsfürsorge und Mütterberatung.

Es wurde also ein vielfältiges, den praktischen Bedürfnissen der Kinderheilkunde entsprechendes Spektrum von Themen angesprochen.

1958 Die 57. Tagung fand 1958 in Graz unter Vorsitz von Prof. *Lorenz* statt. Der Vorsitzende begrüßte besonders die Kinderärzte „aus der Mitte Deutschlands". Er erinnerte daran, daß vor 75 Jahren, 1883, die Deutsche Gesellschaft für Kinderheilkunde gegründet worden war.

Verstorben waren unter anderem die Professoren *Ullrich* (Bonn) und *Graser* (Frankfurt). *Lorenz* hob hervor, daß in Graz Kinderkliniker wie v. *Jaksch-Wartenhorst*, *Escherich* und *Pfaundler* gewirkt hatten.

Immer wieder beschäftigt die Vorsitzenden das Problem der Gesamtkinder-
heilkunde und der modernen Spezialisierung.

Prof. *Lorenz* sagte hierzu: „Heute in der Zeit einer weiteren, oft geradezu
sprunghaften Entwicklung der Gesamtpädiatrie und ihrer zahlreichen Nach-
bardisziplinen will es mitunter so scheinen, als hätten Wissenschaft und
Praktische Kinderheilkunde sich einigermaßen auseinandergelebt, als würde
... dem Kinderarzt sein Fach hoffnungslos davonlaufen... Bei dieser Lage
sehe ich bloß einen Ausweg: Nur jener Arzt wird den Kontakt mit seinem
Mutterboden, der Pädiatrischen Wissenschaft, nicht verlieren, der sich natur-
wissenschaftliches Denken und Handeln zu seiner ärztlichen Lebensaufgabe
macht, der, sei er im Laboratorium oder am Krankenbett eines Kindes, unter
Abwägung aller diagnostischer und therapeutischer Möglichkeiten die sorg-
fältige, biologisch geschulte Beobachtung in den Vordergrund stellt. Hier
muß und kann die Deutsche Gesellschaft für Kinderheilkunde wertvolle
Aufbauarbeit leisten.” Die Referate und Vorträge wenden sich an den großen
Kreis der interessierten Kinderärzte der gesamten Deutschen Sprachgebiete,
dem sie jene Probleme näherbringen wollen, die gerade im Mittelpunkt des
medizinischen Interesses stehen.”

Der Mitgliederstand betrug 2.068 und hatte somit erstmals 2.000 über-
schritten.

Eine organisatorische Abgrenzung zwischen den wissenschaftlichen Aufgaben
der Gesellschaft und den Aufgaben der Abteilung für Berufsfragen wurde insofern eingerichtet, als beide Abteilungen ein eigenes Etatrecht erhielten. Eine
Satzungsänderung war von der Abteilung für Berufsfragen beantragt worden,
da die Satzung veraltet sei. Um eine vernünftige Änderung bewerkstelligen
zu können, wurde hierfür eine Kommission eingesetzt.

Zum Ehrenmitglied wurde Herr *Ylppö* (Helsinki) gewählt. – Den Otto-
Heubner-Preis erhielt Herr *Peiper* (Leipzig) für sein Werk über die „kindliche
Hirntätigkeit”.

Zur Debatte stand auch die Frage: Kongreß und Fortbildung. Einigkeit
wurde darüber erzielt, daß eine Verquickung des wissenschaftlichen Kongresses mit Fortbildungsveranstaltungen unzweckmäßig sei. Daher wurde
der Abteilung für Berufsfragen das Recht zugestanden, eigene Fortbildungsveranstaltungen abzuhalten mit Themen, die für den praktischen Kinderarzt
von besonderer Bedeutung sind. – Weitere Beratungspunkte waren: Ausbildung der Medizinalassistenten in der Pädiatrie; Einbeziehung des Pubertäts-
alters in den Arbeitsbereich des Kinderarztes; Reform des Medizinstudiums;
Geschäftsordnung der Abteilung für Berufsfragen; Benennung von Experten
zur Beratung des statistischen Bundesamtes zur Erstellung einer Deutschen
Nomenklatur der Krankheiten und eines internationalen und deutschen Ver-
zeichnisses der Krankheiten und Todesursachen; Verhandlungen über die
Zusatzbezeichnung „Kinder- und Jugendpsychiatrie”.

1959   Die 58. Tagung der Gesellschaft war 1959 in München. Den Vorsitz führte
Prof. *Wiskott* (München).

Er begrüßte besonders die Kollegen aus Mitteldeutschland. – Verstorben waren unter anderem die Professoren *Helmholz* (USA), *Glanzmann* (Bern), *Rott* (Berlin) und der Nobelpreisträger *Windaus*, dem die Kinderheilkunde durch die Entdeckung des Vitamin D so viel zu verdanken hat!

Worte der Erinnerung und besonderen Verbundenheit widmete der Vorsitzende seinem Vorgänger v. *Pfaundler*, der die Klinik von 1906–1939 geleitet hatte. Zur Situation an den Universitäten: „Eine Kinderklinik benötigt, entsprechend ihrer Eigenschaft als einer Disziplin, die alle Belange des gesunden und kranken Kindes umfaßt, unter ihren Mitarbeitern eine besonders große Zahl von qualifizierten Spezialisten, wenn sie als Ganzes auf der Höhe sein will. So braucht sie einen Sachkenner der physiologischen Chemie, Spezialisten für Blutkrankheiten, für die Analyse und Behandlung der Krampfkrankheiten, für Herzdiagnostik, Endokrinologie, Virologie und Serologie, für die Psychosomatik, für Neugeborene und Frühgeborene, für die Röntgenologie, und nicht zu vergessen die Lehre von der Gesunderhaltung des Kindes. Selbstverständlich wird jede Klinik ihre eigene Schwerpunktbildung haben. Vom Blickpunkt unseres Faches ist zu betonen, daß wir uns vor einer Aufspaltung in Unterspezialitäten wohl hüten sollten."

Dieser Tenor klingt seit Jahren durch alle Reden hindurch und zeigt damit an, wie schwer es ist, beiden Gesichtspunkten gerecht zu werden!

Die Mitgliederzahl betrug 2.214.

Offiziell gratulierte der Vorsitzende Herrn *De Rudder*, der mit der Paracelsusmedaille der Deutschen Ärzteschaft ausgezeichnet worden war. – Der *Moro*-Preis wurde Dr. *Hellbrügge* (München) zuerkannt.

1960 Die 59. ordentliche Versammlung fand 1960 in Kassel unter Vorsitz von Prof. *Joppich* (Göttingen) statt.

Mit Freude wurde festgestellt, daß unsere Kollegen aus Mitteldeutschland in besonders großer Zahl erschienen waren. Nach Begrüßung aller Gäste aus In- und Ausland wurde der Toten gedacht, unter denen der Vorsitzende besonders hervorhob die Professoren *Cörper* (Köln), *Seckel* (Chikago) und *Gottstein*, Sohn des berühmten Epidemiologen *Gottstein*. – Auch *Joppich* sprach die Gefahr der „Zersplitterung unseres Faches" an, bejahte aber die Notwendigkeit der Kinderpsychiatrie, da sich Kinderpsychologen, die keine Ärzte sind, als Psychotherapeuten niederlassen dürfen, woran sie niemand hindern kann, während Kinderärzten eine Bezeichnung als Kinderpsychiater nicht gestattet ist. Erstmals wurden bei dieser Tagung Parallelsitzungen abgehalten, die freilich die Gefahr des „Hin- und Herwogens der Zuhörer" heraufbeschwören. Der Vorsitzende berichtete: „Unsere Gesellschaft versammelt sich nicht zum ersten Mal in Kassel. Vor 57 Jahren, 1903, fand schon einmal hier die Jahresversammlung statt. Unter den zahlreichen Rednern finden wir berühmte Namen wie *Schlossmann, Selter, Salge, Feer, Czerny*. Der 29-jährige Dr. Clemens von *Pirquet* berichtete von seinen Untersuchungen über die verkürzte Inkubationszeit bei der Pockenwiederimpfung und Dr. Bela *Schick* über die Tuberkulinreaktion. Das waren die ersten Mitteilungen über die Allergie, allerdings noch ohne diesen Namen, der erst 3 Jahre später geprägt wurde. Die Teilnehmer der Tagung führten lebhafte Diskussionen, sodaß man spürt, mit welchem Eifer die damals bei uns selbst an den Universitäten wenig beachteten Kinderärzte an der Arbeit waren. Es gab ja damals in Deutschland nur ein einziges Ordinariat für Kinderheilkunde, in Berlin."

Ein Beschluß der Versammlung, während der Medizinal-Assistenten-Zeit müsse auch die Kinderheilkunde berücksichtigt werden, wurde an Bundes- und Landesärztekammern versandt. Im Nachsatz dazu heißt es allerdings „bisher hat er aber keine Beachtung gefunden".

Der *Moro*-Preis wurde an Dr. *Ehrengut* verliehen.

Bei den Vorstandswahlen schied Herr *Nitschke* (Tübingen) aus, da er in Tübingen zum Rektor gewählt worden war. Als Vorsitzender für 1961/62 rückte Herr *Bamberger* (Heidelberg) nach. 1962 sollte keine Tagung abgehalten werden, da der Internationale Pädiater-Kongreß in Lissabon, also in Europa, stattfand. – Als Vorsitzender für 1963 wurde dann Herr *Nitschke* und für 1964 Herr *Bennholdt-Thomsen* (Köln) gewählt.

Ein Urteil des Bundesarbeitsgerichtes hatte die Arbeitszeit für Assistenzärzte auf 60 Stunden pro Woche begrenzt (!).

Zum Schriftführer der Gesellschaft wurde Herr *Wolff* (Duisburg) gewählt, da Herr *Jochims* auf eigenen Wunsch ausschied; ihm wurde für seine langjährige aufopfernde Tätigkeit herzlich gedankt. Ordentliche Mitglieder waren 2.300. – Zu Ehrenmitgliedern wurden ernannt die Herren *Emmet Holt* jun. (USA), *Kundraditz* (Wien), *Leichtentritt* (Cincinnati), *Opitz* (Heidelberg) und *Peiper* (Leipzig).

1961   Im Jahre 1961 erfolgte die 60. Tagung der Gesellschaft unter Vorsitz von Prof. *Bamberger* in Heidelberg.

Aus seiner Einführungsrede entnehmen wir die außerordentlich betrübliche Tatsache, daß zahlreiche angemeldete Kollegen aus der Ostzone nicht mehr zu uns kommen konnten, weil inzwischen die Trennmauer errichtet worden war.

Nach Begrüßung aller in- und ausländischen Gäste wurde der Verstorbenen gedacht. Es waren unter anderem die Professoren *Nitschke* (Tübingen), der für 1963 den Vorsitz übernehmen sollte; *Hirsch-Kaufmann* (Worms) und *Villinger* (Marburg), der sich als Psychiater besonders der Psychiatrie des Kindes- und Jugendalters angenommen hatte.

Der Otto-*Heubner*-Preis wurde an Herrn *Keller* (Freiburg) verliehen für seine grundlegenden Studien über die Enteroviren. – Den *Moro*-Preis erhielt Dr. *Marget* (Freiburg).

„Es ist eine alte Erfahrung" erklärte der Vorsitzende, „in der ärztlichen Wissenschaft: die Lösung eines Problems birgt in sich bereits notwendigerweise neue, oft nicht weniger drängende und wichtige. Und manches, was vorher zweitrangig erschien, fordert nunmehr gebieterisch unsere Aufmerksamkeit und Bearbeitung... Jeder ärztliche Eingriff ändert notwendigerweise auch die biologische Situation des Organismus. So ist es kein Zweifel, daß die Störung des Gleichgewichtes zwischen Makro- und Mikroorganismus durch die Antibiotica die Entstehung von Mykosen fördert. Es ist aber auch sehr wahrscheinlich, daß die Zunahme der Viruskrankheiten in den letzten Jahrzehnten nicht allein auf erhöhter Aufmerksamkeit, gesteigertem Interesse oder besserer Diagnostik beruht".

Der Vorsitzende erwähnte folgende bedrückende Statistik: „In der Bundesrepublik Deutschland starben in den Jahren 1952–1955 von 100.000 Menschen im Kindes- und Jugendalter: 3,6 an Tuberkulose; 1,5 an Kinderlähmung; 4,9 an Pneumonie; dagegen 30,8 an den Folgen von Unfällen."

Hier kam also erstmals dieses Thema zur Sprache, das uns seither nie mehr verlassen hat und ungelöst geblieben ist. – Dabei meinte *Bamberger* damals: „Während Erkrankungen im Kindesalter heute mehr oder minder ein schicksalhaftes Geschehen darstellen, ist bei Unfällen zu bedenken, daß sie fast immer vermeidbar sind, weil sie durch Gedankenlosigkeit oder Fahrlässigkeit hervorgerufen werden."

Leider hat diese Hoffnung getrogen!

Berichte: Die Abteilung für Dokumentation hatte sich mit dem Entwurf eines einheitlichen Krankenblattes und mit einem Deutschen Krankheits- und Todesursachen-Verzeichnis befaßt. – Zur Frage einer Facharztprüfung wurde hervorgehoben, daß es notwendig sei, das Niveau der Facharztausbildung hochzuhalten und dem Stande der rasch fortschreitenden Wissenschaft und den Forderungen der Praxis anzupassen. Ein gangbarer Weg wird in der Einführung einer Facharztprüfung gesehen.

Er ist bisher leider nicht verwirklicht worden!

Folgende sechs Punkte forderte die Deutsche Gesellschaft für Kinderheilkunde vor Zuteilung der Facharztanerkennung:

A. Beschäftigung auf einer klinischen Kinderabteilung einschließlich Röntgen.
B. Beschäftigung auf einer Säuglingsabteilung.
C. Beschäftigung auf einer Abteilung für Neu- und Frühgeborene.
D. Beschäftigung auf einer Infektionsabteilung.
E. Beschäftigung mit den Verhaltensstörungen des Kindes.
F. Tätigkeit bei einem frei praktizierenden Kinderarzt.

Es folgten noch Berichte der Abteilung für Berufsfragen.

1962 Im Jahr 1962 fand wegen des Internationalen Pädiater-Kongresses in Lissabon keine Tagung der Deutschen Gesellschaft für Kinderheilkunde statt. Es wurde lediglich eine Geschäftssitzung unter Vorsitz von Herrn *Bamberger* (Heidelberg) abgehalten. Dabei wurde beschlossen, daß unsere Gesellschaft in Zukunft als *„eingetragener Verein"* geführt werden solle.

1963 Die 61. Tagung fand 1963 unter Vorsitz von Prof. *Bennholdt-Thomsen* in Köln statt. Bei der Begrüßung stellte der Vorsitzende fest: „Daß alle unsere Freunde aus Mitteldeutschland fehlen ist hart, aber wir hoffen weiter Jahr für Jahr"[1]. Unter den zahlreichen Verstorbenen hob er hervor die Professoren *Epstein* (Prag), *Hess* (Bremen), *De Rudder* (Frankfurt), *Scheer* (Frankfurt), *Stettner* (früher Erlangen) und *Wernstedt* (Stockholm).

Erstmals wurde der neugestiftete Adalbert-*Czerny*-Preis (s. Anhang) verliehen. Ihn erhielt Dr. *Burmeister* (Homburg).

Zum Problem Praxis und Hochschule führte der Vorsitzende aus: „Es wurde der Begriff der Askese der Zuständigkeit geprägt; damit sei alles prägnant formuliert, das heißt nicht gegeneinander, sondern „jeder in seiner Zuständigkeit". Auf diesem Weg drohen sonst auf der einen Seite Hybris und Ehrgeiz und auf der anderen Seite Überlastung und Resignation. Wenn wir uns in dieser Bedrängnis aber wieder des Mittelpunktes unseres Berufes erinnern, des Schwerpunktes der Kinderheilkunde, des kranken Kindes, dann hilft die tägliche Erfüllung der Pflicht des Tages. Keiner unter uns kann sich ihr entziehen, weder Hochschule noch Praxis."

Zu Ehrenmitgliedern wurden gewählt die Professoren *Lelong* (Paris) und *Ishibashi* (Tokio); zum korrespondierenden Mitglied Professor *Takai* (Osaka).

1964 Die 62. Tagung der Gesellschaft war 1964 in München unter dem Vorsitz von Prof. *Weber* (München).

Unter den Verstorbenen nannte der Vorsitzende die Professoren *Vogt* (Münster) und *Domagk* (Wuppertal). Dem berühmten Nobelpreisträger verdankt gerade die Kinderheilkunde so ungeheuer viel. — Verliehen wurde der Otto-*Heubner*-Preis an Herrn *Lenz* (Münster) für die Aufklärung der Thalidomid-Schäden, und der Adalbert-*Czerny*-Preis an die Kollegen *Wolf* und *Löhr* (Göttingen).

Bei den Vorschlägen des Wissenschaftsrates zur Neuorientierung der Medizin bemängelte der Vorsitzende, daß die Bedürfnisse der Pädiatrie dabei so gut wie gar nicht berücksichtigt worden seien.

Über die derzeitigen Probleme führte er aus: „Seit Wegfall der großen Mehrzahl schwerer Erkrankungen früherer Zeiten liegen die Aufgaben des Pädiaters heute mehr als je auf dem Gebiete der Betreuung gesunder Kinder im Sinne der Krankheitsverhütung. Damit verlagert sich die kinderärztliche Tätigkeit zunehmend aus dem Kinderkrankenhaus in die kinderärztliche Sprechstunde (Poliklinik). Dieser Entwicklung sollte auch in der Ausbildung der Studierenden Rechnung getragen werden, daß an den medizinischen Fakultäten neben den Kinderkliniken pädiatrische Polikliniken in Verbindung mit einem zweiten pädagogischen Lehrstuhl geschaffen werden, wie dies in München bereits seit über einem halben Jahrhundert der Fall ist."

Auch *Weber* betont wieder die Notwendigkeit, Unterspezialitäten zur weiteren Entwicklung zu bringen, ohne die Einheit des Faches zu sprengen. Er spricht von „Zentren für Kinderheilkunde", in denen neben dem Pädiater bisheriger Prägung eine ganze Reihe von Vertretern anderer, sowohl klinischer

---

1 Seit 1961 wurde es unseren Kollegen und Freunden aus Mitteldeutschland zu unserem großen Bedauern nicht mehr erlaubt, unsere Kongresse in der Bundesrepublik zu besuchen; nur die über 65-Jährigen durften reisen.

als auch theoretischer Fächer, jeder auf seinem Gebiet spezialisiert, auf das gesunde und kranke Kind, zusammenarbeiten".

Man sieht wie immer wieder nach brauchbaren Lösungen gesucht wird. Doch Wunsch und Erfüllung gingen meist erheblich auseinander.

Zum Schluß plädiert Herr *Weber* nochmals für den „Ausbau des poliklinischen Unterrichts, um eine praxisnahe Ausbildung zu gewährleisten."

Da sich mehrere Spezialgebiete zu eigenen Abteilungen verselbständigt hatten, zum Beispiel die Kinderchirurgie, die Röntgenologie des Kindesalters und die Kardiologie, haben diese die Gesellschaft gebeten, bei den Tagungen besonders berücksichtigt zu werden. Es sollte aber dem Vorsitzenden der Gesellschaft überlassen bleiben, ob er beim Kongreß solche Spezialgebiete in sein Programm aufnehmen will oder nicht.

Zu neuen Ehrenmitgliedern wurden ernannt: die Professoren *Lind* (Stockholm), *Siwe* (Lund), *Vahlquist* (Uppsala), *Schwarzenbeck-Lohbeck* (Santiago/ Chile), *Keller* (Freiburg) und *Würtz* (Stuttgart).

1965   1965 fand die 63. Tagung der Deutschen Gesellschaft für Kinderheilkunde in Nordeney unter dem Vorsitz von Prof. *Mai* (Münster) statt.

In seiner Ansprache gedachte der Vorsitzende der Toten des letzten Jahres, unter anderem der Professoren *Salmi* (Turku) und *Jochims* (Lübeck). *Jochims* war viele Jahre Schriftführer der Gesellschaft gewesen und hatte sich durch die viele nach außen hin unsichtbare Arbeit, die dies Amt erfordert, große Verdienste um unsere Gesellschaft erworben.

Der Vorsitzende geißelte die „hoffnungslose Entpersönlichung jedes Einzelnen. Sie entsteht durch die unentrinnbare Einordnung jedes Bürgers in den sogenannten Sozialstaat, der nur ganz äußerlich und nur in einigen Bereichen den Fortschritt bedeutet, dessen sich zivilisierte Staaten so gern rühmen; einer bedrängt den anderen, jagt und hetzt ihn bis zur Erschöpfung." –

Zur Krankheitsvorsorge bei den Kindern meinte der Vorsitzende: „Die Unsicherheit beginnt schon bei den verschiedenen Impfungen überhaupt... Ich halte es für dringend notwendig, daß die Gesellschaft für Kinderheilkunde hier klare Richtlinien entwirft. Ich kann mir nicht vorstellen, daß solche von der maßgeblichen Obrigkeit dann nicht beachtet würden." ...Sehr bedauerlich sei die „Vernichtung des Humanitätsgefühls". „Ich glaube, man wird bald leichter junge Menschen finden, die sich zur Reise in den Weltraum wochenlang in eine enge Kapsel spannen lassen, als solche, die auf unserer Erde in unauffälliger und unmaterieller Art einen Kranken pflegen, einem Hilflosen beistehen und einem Alten geduldig nahesein mögen." ... „An Ministertischen werden – Fortschritt der Menschheit! – Arbeitszeiten verkürzt. Manchmal hat man den Eindruck, dort kümmert sich niemand um die Folgen am Patienten" ... „Ernst ist auch jenes ungute Mißverhältnis zu bewerten, aus dem heraus der Zeitgenosse des perfektionierten Staates alles verlangt, aber keine eigene Verantwortung mehr anerkennen will." Mit der möglichen Heilbarkeit ist die Eile der sicheren Diagnostik und Schnelligkeit der Therapie dem Arzt als neue schwere Verantwortung auferlegt. Geht jetzt nicht

alles nach Wunsch, so tritt der aufgeklärte Mensch seinem Arzt mit dem aufgeschlagenen Gesetzbuch entgegen. In diesem Buch liegt bekanntlich der Zollstock bereit, um jenen Zentimeter nachzumessen, der über Schuld und Haftung des Verkehrsunglückes zu entscheiden hat."
Die 1964 neu beschlossene Satzung ist ab 1965 gültig geworden. Außerdem ist die Deutsche Gesellschaft für Kinderheilkunde ab 18. 8. 1965 beim Amtsgericht Duisburg im Vereinsregister eingetragen worden und damit *„eingetragener Verein."*
Folgende *Satzungsänderungen* wurden von der Versammlung angenommen:

§ 4, Abs. 2. Die Mitgliedschaft in der Deutschen Gesellschaft für Kinderheilkunde darf nicht zu Werbezwecken verwendet werden.

§ 6. Der Verein hat
a) ordentliche Mitglieder,
b) korrespondierende Mitglieder,
c) Ehrenmitglieder,
d) außerordentliche Mitglieder.

§ 7. Ordentliche Mitglieder können nur approbierte Ärzte werden. Ein außerordentliches Mitglied kann jede an der Kinderheilkunde interessierte Person werden. Für Gesellschaften, Behörden, Institute und Firmen ist ebenfalls eine außerordentliche Mitgliedschaft möglich.
Die Mitgliedschaft wird mit der Zusendung der Mitgliedskarte erworben. Die Ablehnung der Mitgliedschaft kann nur durch den Vorstand und Beirat erfolgen. Berufung gegen die Ablehnung ist binnen eines Monats nach Erhalt der Ablehnung dem Vorstand mitzuteilen. Der Vorstand und Beirat legen die Berufung der Mitgliederversammlung vor, die in geheimer Abstimmung entscheidet. Die Aufnahme außerordentlicher Mitglieder bedarf der Zustimmung des Vorstandes und Beirates mit 2/3 Mehrheit, sowohl des Vorstandes als auch des Beirats.

§ 11. Sämtliche Mitglieder haben das Recht, an den Veranstaltungen der Gesellschaft teilzunehmen und erhalten die Drucksachen der Gesellschaft entsprechend der Geschäftsordnung. Sie sind nach den Bestimmungen dieser Satzung in der Mitgliederversammlung stimm- und wahlberechtigt, sowie wählbar. Die ordentlichen Mitglieder haben einen Jahresbeitrag zu zahlen, dessen Höhe die Mitgliederversammlung festsetzt. Einen Jahresbeitrag für außerordentliche Mitglieder setzen Vorstand und Beirat nach gemeinsamer Abstimmung fest. Auf der Mitgliederversammlung werden alle Vorstandsmitglieder gewählt. Die Vorstandsmitglieder müssen Fachärzte für Kinderkrankheiten sein.

§ 16, Abs. 2. Sämtliche Mitglieder des Beirates müssen approbierte Ärzte sein.

§ 16, Abs. 3. Stimmberechtigt sind alle ordentlichen Mitglieder und Ehrenmitglieder; bei der Besprechung von Fragen, die ärztliche Belange mit Geheimhaltungspflicht betreffen, können Nicht-Ärzte von der Mitgliederversammlung ausgeschlossen werden solange solche Fragen beraten werden.

Neu wurde eine Kommission geschaffen, die sich mit der Anwendung von Radioisotopen und ionisierenden Strahlen in der Kinderheilkunde befassen sollte.

Zu Ehrenmitgliedern wurden gewählt: die Professoren *Schwartz* (Philadelphia) und *Schall* (Bremen).

<table>
<tr><td>1966</td><td>

Die 64. Tagung wurde 1966 in Berlin unter Vorsitz von Prof. *Loeschke* abgehalten.

Nach der Begrüßung wurde der Verstorbenen gedacht. Es waren unter anderem die Professoren *Leichtentritt* (Cincinnati), *Choremis* (Athen) und *Meyer-Delius* (Hamburg), ein Vorkämpfer auf dem Gebiet der Gesundheitsfürsorge des Kindesalters.

Der Vorsitzende gab seiner Freude Ausdruck, daß gleichzeitig 4 junge Gesellschaften, die sich aus der Kinderheilkunde herausentwickelt hatten, ihre Sitzungen mit abhielten: nämlich die Deutsche Gesellschaft für Kinderchirurgie; die Deutsche Vereinigung für Jugendpsychiatrie; die Deutsche Vereinigung für die Gesundheitsfürsorge des Kindesalters; und die Arbeitsgemeinschaft für pädiatrische Röntgenologie.

In den Ausstellungsräumen war eine Darstellung der „Geschichte der Berliner Pädiatrie", die großen Anklang fand.

Zur neuen vorgesehenen Approbationsordnung stellte der Vorsitzende mit Recht die Frage, ob es zweckmäßig sei, die Prüfung in Pädiatrie schon vor der Prüfung in der Inneren Medizin abhalten zu lassen. –

Leider hat sich später diese Befürchtung bestätigt und gezeigt, wie vom grünen Tisch aus solche Approbationsordnungen geschaffen werden. Der damals vielgerühmte Wissenschaftsrat hat hierbei kein Glanzstück geliefert.

Der Vorsitzende beklagte ferner zurecht die viel zu geringe Zahl an Unterrichtsstunden in Pädiatrie in Deutschland. Während an der John Hopkins Medical School in Baltimore 285 Stunden, an der Cornel-University in New York 291 Stunden in Pädiatrie verlangt wurden, sind in unserem Plan nur 104 Stunden vorgesehen. Von dem grotesken Mißverhältnis bei der Zahl der Dozenten sei ganz zu schweigen. – Über die Dokumentation wurde berichtet, daß ein deutscher klinischer Dokumentationsschlüssel erschienen sei, in dem die Pädiatrie vertreten sei. – Eine Entschließung zur Verwendung von radioaktiven Substanzen und Röntgenuntersuchungen im Kindesalter wurde von der Kommission für Isotopen-Anwendung bei Kindern verfaßt.

</td></tr>
</table>

gerufen... 1837 begründete *Mauthner* aus eigenen Mitteln das erste Kinderspital im deutschen Sprachgebiet. 1844 wurden von *Mauthner* bereits pädiatrische Vorlesungen gehalten. Im letzten Drittel des 19. Jahrhunderts gab es in Wien fünf Kinderspitäler und eine große Zahl bedeutender Forscher an ihnen. 1899 wurde in Wien die Pädiatrie zum obligaten Prüfungsfach erklärt, zwei Dezennien früher als im Deutschen Reich. Die Entwicklung gipfelte in den großen Persönlichkeiten *Escherich* und v. *Pirquet*. Aber auch hervorragende Gestalten der deutschen Pädiatrie stammten aus Österreich, wie zum Beispiel *Czerny* und v. *Pfaundler*. – Jetzt befinde sich die österreichische Pädiatrie allerdings in der gleichen Notsituation wie in der Bundesrepublik Deutschland, da die Ausbildung hier wie dort unterbewertet werde.
--- Als Empfehlung wurde herausgegeben: „Die Deutsche Gesellschaft für Kinderheilkunde fordert für die Ausbildung aller Medizinstudenten in der Kinderheilkunde eine Mindeststundenzahl von 200. Ferner hält sie für notwendig, daß dem Studenten im Internatsjahr die Möglichkeit einer 3-monatigen Ausbildung in der Kinderheilkunde gegeben werden soll."
Der Mitgliederstand betrug 2.990, davon 35 Ehrenmitglieder und 11 korrespondierende. Es wurde beschlossen, den *Czerny*-Preis von 1.000,-- DM auf 3.000,-- DM zu erhöhen.
Der Leiter der Abteilung für Berufsfragen, Herr *Frick*, berichtete, daß die Arbeiten an der neuen Gebührenordnung verabschiedet und dem Bundesgesundheitsministerium eingereicht worden seien.

1968   Unter Vorsitz von Prof. *Hungerland* (Bonn) fand die 66. Tagung der Gesellschaft in Bonn statt.
Nach Begrüßung der Gäste wurde der Verstorbenen gedacht, darunter der Professoren *Bossert* (Essen), *Engel* (London), Walter *Keller* (Freiburg), *Krainick* (Freiburg), *Siwe* (Lund) und *Würtz* (Stuttgart).
Der Vorsitzende stellte folgende Überlegungen an: „Natürlich müssen wir Phantasie haben, natürlich müssen wir träumen können, natürlich müssen wir Ideen entwickeln, aber das, was wir dann aussagen oder gar drucken lassen, das sollten wir sorgfältig durchdenken, um sicher zu sein, daß es richtig sein kann; ob es auch richtig ist, muß weiter geprüft werden." Herr *Hungerland* geht auf die Folgen von Behandlungen ein, die nicht zur Gesundung sondern oft zu den sogenannten Defektheilungen führen. „Es bedeutet, daß wir damit rechnen müssen, daß die Anzahl der Kinder, die einer besonderen laufenden Behandlung bedürfen, allmählich zunimmt; es bedeutet, daß die Zahl der in ihrer Entwicklung gestörten Kinder immer größer wird. Diesem Nachdenken können wir nicht ausweichen." ... „Vor einigen Wochen fand eine Bundestagsdebatte über „Die Situation der Kinder in der Bundesrepublik Deutschland" statt. Parlament und Regierung hatten eine lange Liste zusammengestellt, die die Mängel zusammenfaßte, die diskutiert und die wohl auch abgestellt werden sollten. Es fehlt an Krippen und Kindergärten, an Spielplätzen, Wohnungen für kinderreiche Familien, Fürsorge für kinderreiche Familien, für behinderte Kinder, an wirksamer Aufklärung der Eltern, an systematischem Schulsport und anderes mehr. Von nahezu 500

Abgeordneten des Deutschen Bundestages waren während dieser Debatte kaum 50 Abgeordnete anwesend!"

Zu Auswüchsen der Gesellschaft im Allgemeinen nahm der Vorsitzende wie folgt Stellung. „Mit einer gewissen Überraschung las ich vor wenigen Tagen, daß das Kind nicht ohne weiteres in die Ferien reisen kann. Die „Wissenschaft vom Urlaub" verlangt, daß der Kinderarzt die initiale Irritation der ersten 3–4 Tage, die die Kinder am Urlaubsort erfahren, mit modernen Psychopharmaka behandelt.... Weiter fuhr er fort: „Um alle diese Aufgaben zu bewältigen, werden neue Zentren entwickelt, weil man, so ist die Begründung „solche Zentren entwickeln muß" und diese Zentren haben, wie die Krankenhäuser, einen Bedarf an Patienten.... Wir können gar kein vernünftiges Gleichgewicht schaffen, solange jede Berufsgruppe oder jeder Beruf nur an sich allein denkt. Wenn ich mich auf die Medizin beschränke, so sehe und höre ich in allen Fächern Kollegen, die Zentren schaffen wollen, natürlich genügend groß und mit genügend Personal und genügend Patienten."

Diskussionspunkte der Mitgliederversammlung waren unter anderem: Vorschulen für Schwestern, Ausbildung zum Kinderchirurgen, Bettenschlüssel für Früh- und Neugeborene, Medizinalassistentenzeit, sowie die Einrichtung einer Milchküchenkommission.–

Zu Ehrenmitgliedern wurden ernannt die Professoren *Jonxis* (Groningen), *Rohmer* (Straßburg) und *De Toni* (Genua); zu korrespondierenden Mitgliedern *Holzel* (Manchester), *Lindquist* (Lund) und *Rehbein* (Bremen.

1969 Die 67. ordentliche Versammlung der Gesellschaft wurde 1969 unter Vorsitz von Prof. *Mayer* (Homburg/Saar) in Saarbrücken durchgeführt.

Bei der Begrüßung hob der Vorsitzende besonders „die Anwesenheit und Mitwirkung unserer französischen Kollegen hervor. Ich freue mich außerordentlich, daß ich von keinem einzigen französischen Kollegen eine Absage bekommen habe, als ich ihn bat, bei uns aus seinem Forschungsgebiet einen Vortrag in deutscher Sprache zu halten.... Das Bemühen um Verständnis stand im Vordergrund, als ich daran dachte, hier in Saarbrücken, an der Grenze zwischen zwei Völkern, die sich jahrhundertelang wie zwei bockige Brüder gegenüberstanden, die Deutschen und die Franzosen zusammenzubringen, um Gelegenheit zu geben, ihr Geistesgut auszutauschen. In diesem Sinne begrüße ich hier die Franzosen als unsere Nachbarn und Freunde!" Besonders sprach der Vorsitzende das Problem der Isotopen bei Kindern an, das wegen der zunehmenden Verwendung dieser Stoffe und der langen Lebensdauer der Kinder zur Beschlußfassung drängte.... Eine Lanze brach Herr *Mayer* ferner für die Sozialpädiatrie; „Wir haben zwar eine Deutsche Gesellschaft für Sozialpädiatrie, vor kurzem hieß sie noch „Vereinigung für die Gesundheitsfürsorge im Kindesalter". Im wesentlichen handelt es sich dabei um eine Einrichtung, die dem Kind bei der Einordnung in die Gesellschaft eine Hilfestellung gibt. Die Sozialpädiatrie umfaßt aber nicht nur dieses Arbeitsgebiet, im Mittelpunkt stehen präventive Maßnahmen." Es sei notwendig, die Sozialpädiatrie in Form von Lehrstühlen in die Pädiatrie einzuordnen, wie es in vielen Ländern, besonders in Frankreich, längst geschehen sei.

Gleichzeitig damit tagten die neugegründete Deutsche Gesellschaft für Sozialpädiatrie; die deutsche und französische Gesellschaft für Kinderchirurgie und die Arbeitsgemeinschaft für pädiatrische Röntgenologie. Tagesordnungspunkte der Mitgliederversammlung waren u.a.:

a) Vitaminisierung der Trinkmilch mit Vitamin D.

b) Polikliniken an Universitäts-Kinderkliniken.

c) Kinderkardiologie.

d) Facharztausbildung.

e) Kinderkrankenschwesternausbildung.

f) Arbeitskreis für Dokumentation.

g) Beziehungen der Deutschen Gesellschaft für Kinderheilkunde zu der Deutschen Gesellschaft für Sozialpädiatrie.

h) Pädiaterkongreß 1971.

i) Anerkennung der Frühgeborenen-Abteilung als Wach- bzw. Intensivpflegestation.

k) Stellungnahme der Deutschen Gesellschaft für Kinderheilkunde zur Frage der Frischzellentherapie der Kinder mit Mongolismus.

Bezüglich der Zukunftsaussichten des Kinderarztes wurden vier Forderungen aufgestellt:

1. Freier Zugang zur Sprechstunde des Kinderarztes ohne Überweisungszwang, bei Aufrechterhaltung der Möglichkeit des Konsils.

2. Maximale Besetzung der Stellen in der Sozialpädiatrie vom Kleinkind bis zum Jugendlichen.

3. Freier Zugang für den Kinderarzt zu den geburtshilflichen Abteilungen, auch zur Überwachung des gesunden Neugeborenen.

4. Eingliederung der Jugendmedizin in das Gebiet der Kinderheilkunde.

Zu Ehrenmitgliedern wurden ernannt die Professoren *Bamatter* (Genf), *Frick* (Mainz), *Lamy* (Paris), *Lorenz* (Graz), *Weber* (München), *Wiskott* (München); zu korrespondierenden Mitgliedern *Lindner* (Pullach), *Neumann* (Nancy), *Sacré* (Straßburg), *Schneegans* (Straßburg), *Steeger* (Santiago) und *Swoboda* (Wien).

1970 Im Jahre 1970 wurde die 68. ordentliche Tagung unter Vorsitz von Prof. *Linneweh* (Marburg) in Wiesbaden durchgeführt.

Nach der offiziellen Begrüßung fand die Totenehrung statt; unter anderem waren in diesem Jahr nicht mehr anwesend die Professoren *Loeschke* (Berlin), *Rietschel* (Würzburg), *Brock* (Hamburg) und *Thomas* (Duisburg).

Der Otto-*Heubner*-Preis, der alle drei Jahre verliehen wird, wurde Herrn *Kleinschmidt* zuerkannt.Damit wurde „das Lebenswerk eines Kinderarztes geehrt, der die Forschung auf nahezu allen Gebieten der Kinderheilkunde vorangetrieben und befruchtet hat". — Den Adalbert-*Czerny*-Preis erhielt Privatdozent *Weber* (Berlin) und den Pädologie-Preis der Firma Nestlé die Herren *Burmeister* und *Romahn* (Homburg/Saar).

In seiner Ansprache führte der Vorsitzende unter anderem aus: „Es vollziehen sich zur Zeit grundlegende Wandlungen, die auch unser Fach, die Pädia-

trie, beeinflussen. Sie werden durch die Bildungsreform verursacht, von der
Medizin-Studium und Facharztausbildung mitbetroffen werden. Die Reform-
ziele für die Universitäten stehen im Zeichen der Demokratisierung und werden auch die Klinikorganisationen zu neuen Formen führen. Die zugrunde-
liegende Idee ist, den Klinikdirektor und seine integrierende Funktion durch
ein Gremium aller in der Klinik tätigen Personengruppen zu ersetzen.... Die
englische medizinische Zeitschrift „Lancet", aus dem Lande mit großer demo-
kratischer Tradition, nennt die Art der Demokratisierung an den west-
deutschen Universitäten unangebracht und töricht.... Wer weniger ideologisch
als vielmehr pragmatisch denkt, ist der Meinung, daß unsere Hochschulen
einsam in der Welt einem risikovollen Experiment entgegengehen.... Es soll
nicht verschwiegen werden, daß die Laufbahn des Hochschullehrers, auch
des Klinikers, an Attraktivität verloren hat. – Eine der Motivierungen für die
Demokratisierung unserer Hochschulen ist das bisher oft genützte, jetzt aber
geschmähte Lehrer-Schüler-Verhältnis, welches von einem großen Vertrauen
des Lernenden zu einem Mißtrauen des Abhängigen geworden ist.... Wenn
ein Lernender nicht mehr mit Dankbarkeit von seinen akademischen Lehrern
sprechen darf, sondern von einem Wochenmagazin unlängst als „Kammer-
diener seiner Hochschullehrer" tituliert wurde, so sind hier Tendenzen erkennbar, die dem Werdegang eines Arztes wenig gerecht werden. Den Ärzten
wird es jedenfalls auch in Zukunft noch wohl anstehen, von ihren klinischen
Lehrern zu sprechen.... Die Hochschulreform soll den „Patienten Universität
heilen"....
Aus diesen Zitaten wird leider sehr deutlich, womit sich die Hochschulen
und deren Professoren herumschlagen müssen.
Eine wesentliche Neuerung war die Verselbständigung der Abteilung für
Berufsfragen. Es wurde beschlossen, einen eigenen *„Berufsverband der Kinderärzte Deutschlands e.V."* zu gründen. Der Antrag war folgendermaßen
gestellt worden:
„Der Vorstand der Deutschen Gesellschaft für Kinderheilkunde und die Abteilung für Berufsfragen in der Deutschen Gesellschaft für Kinderheilkunde
stellen den Antrag, die Mitgliederversammlung möge beschließen, daß die
Abteilung für Berufsfragen in der Rechtsform eines e.V. zum 31. 12. 1970
verselbständigt wird. Der Schatzmeister der Deutschen Gesellschaft für Kinderheilkunde und der Kassenwart der Abteilung für Berufsfragen werden
beauftragt, die Gütertrennung rechtlich und materiell durchzuführen."

In der Diskussion wurde dieser Antrag für gut geheißen und gleichzeitig darauf hingewiesen, daß auch in Zukunft die Zusammenarbeit gefördert werden solle.
Besprochen wurde weiterhin eine enge Zusammenarbeit zwischen Geburts-
helfern und Pädiatern; Presseinformationen; die Mitglieder aus Mitteldeutschland; und die Facharztausbildung in Kinderchirurgie. –
Zu Ehrenmitgliedern wurden gewählt die Herren *Isbert* (Berlin), *Keller*
(Frankfurt – Nestlé), *Mai* (Münster), *Willi* (Zürich) und *Zetterström*
(Stockholm); als korrespondierende Mitglieder *Auricchio* (Neapel), *Burgio*

(Pavia), *Gautier* (Lausanne), *Hitzig* (Zürich), *Peltonen* (Turku) und *Stalder* (Basel).

1971 Wegen des in Wien 1971 stattfindenden internationalen Pädiater-Kongresses fand keine Jahrestagung der Deutschen Gesellschaft für Kinderheilkunde statt. Der Vorsitzende berief eine Sitzung des Vorstandes 1971 nach Marburg ein. Folgendes wurde dort beschlossen: Der Sitz der Gesellschaft wurde von Duisburg nach Papenburg verlegt, da Herr *Wolff* nach langjähriger Tätigkeit als Schatzmeister um seine Ablösung gebeten hatte. Seine verdienstvolle Arbeit wurde gewürdigt. An seine Stelle wurde Dr. *Moll* (Papenburg) gewählt. — Als außerordentliche Mitglieder wurden aufgenommen: die „Gesellschaft zur Bekämpfung der Mucoviscidose" und der „Berufsverband zur Förderung des Kur- und Heilwesens". — Eine zusätzliche Kommission zur Beratung des Codex alimentarius der WHO und EWG wurde gewählt. Die Satzung sollte im Hinblick auf den Beirat und seine Funktionen neu bearbeitet werden; die Verlängerung der Facharztweiterbildungszeit für Kinderheilkunde von 4 auf 5 Jahre wurde wiederum gebilligt und Herr *Müller* (Bethel) beauftragt, diese Meinung bei der Ärztekammer zu vertreten.

1972 Die 69. Versammlung fand 1972 unter dem Vorsitz von Prof. *Müller* (Bethel) in Bad Pyrmont statt.

Nach der Begrüßung durch den Vorsitzenden erfolgte die Verleihung des Adalbert-*Czerny*-Preises an Herrn *Spranger* (Kiel). —

Ungewöhnlich viel Verstorbene waren in den letzten beiden Jahren zu beklagen, unter anderem die Professoren *Klinke* (Düsseldorf), *Opitz* (Heidelberg), *Schiff* (München), *Willi* (Zürich), *Bennholdt-Thomsen* (Köln), *Görgeni-Göttche* (Budapest), *Radl* (Wien) und *Vogt* (München).

In seiner Ansprache ging der Vorsitzende auf Folgendes ein: „Am Arzt wurde in letzter Zeit viel Kritik geübt, zum Teil mit Recht, möchte ich meinen.... Vergleiche der Qualität der deutschen Medizin mit der Medizin anderer Länder werden gezogen. Das Mißbehagen über den deutschen Arzt wird aus 3 Hauptquellen gespeist. 1. dadurch, daß ärztliches Handeln juristisch nach Gesetzesnormen so schwer faßbar ist. Einerseits erkennt man wohl, daß die Fortschritte in der Lebensbewahrung, vor allem in technischer Hinsicht, die Verantwortung des Arztes ins nahezu Untragbare gesteigert haben;... auch auf anderen Gebieten herrscht der Technokrat, der hochspezialisierte Wissenschaftler. 2. erkennt man zwar, daß Ärzte unter der Woche meist wesentlich mehr zu arbeiten haben als der sonstige Mitbürger. Mittwoch Nachmittag und am Wochenende „ist er nicht zu kriegen". 3. gilt der Arzt als Prototyp des Konservatismus. Das wird wohl richtig sein. Denn der Arzt behütet und erhält, er konserviert also Leben und Gesundheit. Und so sind wohl viele Ärzte überzeugt antirevolutionär eingestellt.... Ich meine, daß es heute richtiger wäre, wenn sich der Kinderarzt in der Praxis genauso wie der Kinderarzt in der Klinik ohne allzuviel Selbstbewußtsein zu einer Mannschaft zugehörig fühle, die gemeinsam den Problemen der Sozialpädiatrie, der Einzelbehandlung und der Fortbildung zu einem höheren Kenntnisniveau gegenübersteht, wobei freilich die Arbeitsteilung in einzelne Spezialgebiete immer dringender wird. Daher betrachte ich auch einen pädiatrischen Kongreß neben seiner Aufgabe, als Forum für die Diskussion wissenschaftlichen Fortschritts zu dienen, ausgesprochen als Fortbildungsmöglichkeit für jeden Kinderarzt."

Mit dem Bericht des Vorsitzenden wurde die Mitgliederversammlung eröffnet. Eine Petition des Vorstandes und der Mitgliederversammlung wurde an das Ministerium für Jugend, Familie und Gesundheit sowie an die anderen zuständigen Ministerien gerichtet; darin wurde gebeten, dafür Sorge zu tragen, daß eine dreijährige Ausbildung für Kinderkrankenschwestern, ausschließlich im Bereich der Kinderheilkunde, auch in Zukunft erhalten bleibe.

Dies Argument richtet sich gegen Bestrebungen, die, vom Ausland kommend, eine gemeinsame Ausbildung aller Krankenschwestern für 2 Jahre und dann nur noch 1 Jahr für Kinderkrankenpflege vorschreiben wollen.

Die Ernährungskommission schlug vor, daß im Rahmen des internationalen Codex alimentarius Standards für Nahrungsmittel nach ernährungsphysiologischen, technologischen, bakteriologischen und lebensmittelrechtlichen Gesichtspunkten berücksichtigt werden sollten.

Zu Ehrenmitgliedern wurden ernannt die Herren *Dannenbaum* (Braunschweig), *Oster* (Nürnberg) und *Wolff* (Duisburg); zum korrespondierenden Mitglied Herr *Berger* (Innsbruck). – Der Sitz der Gesellschaft war endgültig nach Papenburg verlegt worden.

Eine besonders schöne Note war seit 1961 den Kongressen gegeben, da das „Kinderärzte-Orchester" fast in jedem Jahr an einem Abend ein Konzert veranstaltete. Die Konzerte erfreuten sich größter Beliebtheit. Wir müssen auch an dieser Stelle den vielen Kollegen, die hierbei mitwirkten und immer noch mitwirken, unseren Dank aussprechen. Denn viele von ihnen haben außer den Vorträgen, die sie hielten, auch noch für den Konzertabend eifrig üben müssen. Das Orchester stand in den ersten Jahren unter der Leitung von Prof. *Stross*, später und jetzt noch hat Prof. *Melkus* (Wien) diese aufopfernde Funktion übernommen. Der Konzertabend gehört inzwischen einfach dazu. Eine selten schöne Bereicherung der Tagungen.

1973 Die 70. Tagung der Deutschen Gesellschaft für Kinderheilkunde wurde 1973 in Nürnberg unter Vorsitz von Prof. *Windorfer* (Erlangen) abgehalten.

Nach der offiziellen Begrüßung wurde der Verstorbenen gedacht: unter anderem der Professoren und Ehrenmitglieder *Weber* (München), *De Toni* (Genua), *Wallgren* (Stockholm); ferner *Steeger* (Santiago), *Degkwitz* (früher Hamburg), *Brugsch* (Berlin).

Der Vorsitzende führte zur Frage der Tradition aus: „Tradition wird heutzutage meist übergangen oder totgeschwiegen. Sie will, so scheint es, nicht in den Zeitgeist passen. Nur Neues, Veränderbares, das „fortschrittlich" genannt wird, gilt etwas. Dies ist eine ebenso unkluge wie unsinnige Einstellung. Denn wir sind das, was wir sind, nur infolge unserer Vergangenheit; und eine Zukunft haben wir nur dort, wo wir die Gegenwart meistern.... Echte Tradition

bedeutet Anerkennung und Dankbarkeit für die Leistung unserer Vorgänger und Verpflichtung zu eigener Leistung." ...u.a.O. „Die immer weiter fortschreitende Technisierung in der Medizin droht eine Laboratoriums- und Apparate-Medizin heraufzubeschwören, wobei die wirkliche ärztliche Kunst nicht mehr genügend geübt wird.... – Es ist in den letzten Jahren zu einem starken Geburtenrückgang gekommen, 1964 – 1.065.000 Neugeborene, 1972 nur noch 700.000! Mögen die Ursachen auch vielschichtig sein, maßgebende Faktoren sind Ovulationshemmer und Frauenarbeit. Es bleibt die unerfreuliche Tatsache, daß die normale Familie mit Kindern nicht mehr selbstverständlich ist für viele Ehen.... Unter dem Motto „Kinder mindern den Lebensstandard" werden Kinder unbequem und unerwünscht. – Daß das Bundesministerium für Jugend, Familie und Gesundheit in Zeitungen zu einem „Abbau der Kinderfeindlichkeit" aufrufen muß, ist ein trauriges Zeichen und zeigt, wie weit das normale Empfinden des Menschen gegenüber den Kindern degeneriert ist." --- Zur medizinischen Ausbildung: „Wenn dem Wunsch, die praktische Ausbildung am Krankenbett zu fördern zuzustimmen ist, so kann dies nicht gleichzeitig mit erheblicher Vermehrung der Medizin-Studenten einhergehen. Die uns anvertrauten Kinder sind in erster Linie Patienten und nicht Phantome, an denen unentwegt geübt werden kann.... Daß die Abschlußprüfung nur nach dem Auswahlsystem, rein theoretisch erfolgen soll, ist vollends unverständlich. Das Einpauken von Wissensstoff erzeugt noch lange keine guten Ärzte. – Die sogenannte Hierarchie an den Hochschulen wird allenthalben angegriffen. Wer glaubt, daß die Hierarchie schlecht sei, weil dabei Einer anordnet, der möge den bayerischen Begriff des „Anschaffens" verwenden für den, der Verantwortung tragen muß. Denn der „anschafft", muß mitschaffen. Er ist der „Vorarbeiter". Damit ist der künstlich geschaffene „Hierarchie-Spuk" rasch vorüber."
Der „*Heubner*-Preis" wurde vom Vorsitzenden an Prof. *Dost* (Gießen) überreicht, für seine bahnbrechende wissenschaftliche Leistung, die Erforschung und Schaffung der Pharmakokinetik, die von Deutschland ausgehend, weltweite Anerkennung fand. --- Den *Czerny*-Preis erhielt Herr *Wehinger* (Freiburg).
Auf der Mitgliederversammlung wurde eine neue Kommission für die Satzungsänderung gebildet. Es bestand der Vorschlag, die Tätigkeit des Vorsitzenden zu teilen in einen „Präsidenten" der Gesellschaft und einen „Kongreßvorsitzenden". Im nächsten Jahr sollte die Satzungsänderung erfolgen.

Zu Ehrenmitgliedern wurden ernannt die Professoren *Asperger* (Wien), *Bamberger* (München), *Belmonte* (Funchel/Madeira), *Brügger* (Wangen), *Dogramaci* (Ankara), *Viethen* (Berchtesgaden) und *Zischinsky* (Wien); zu korrespondierenden Mitgliedern *Girardet* (Lausanne), *Hagberg* (Göteborg), *Huber* (Salzburg), *Wolf* (Wien) und *Zweymüller* (Graz).
Zu folgenden Themen wurden Anträge gestellt:
Die Deutsche Gesellschaft für Kinderchirurgie bat um Unterstützung bei der Bildung eines eigenen Facharztes für Kinderchirurgie. Ein entsprechender Antrag wurde angenommen. Der Antrag des Vorsitzenden, die BCG-

Impfung bei Neugeborenen und vor der Schulentlassung stehenden negativen Kindern generell zu befürworten, wurde ebenfalls angenommen. – Es folgten Berichte über Kinderkardiologie und Früherkennungsuntersuchungen.
Der Vorsitzende wies auf den Internationalen Kongreß 1974 in Buenos Aires hin. – Die 71. Tagung der Gesellschaft ist für 1974 in Hamburg geplant.

Folgende Kommissionen der Gesellschaft bestanden 1973:

1. Kommission für Satzungsänderungen.
2. Kommission für Facharztfragen.
3. Kommission für Ernährungsfragen.
4. Milchküchenkommission.
5. Kommission für Dokumentation.
6. Dokumentation für Gegenstandskatalog.
7. Kommission für Krankenhausfragen.

1974 Die 71. Tagung wurde in Hamburg 1974 unter Vorsitz von Prof. *Schäfer* (Hamburg) abgehalten.
Bei der Ansprache wird der Verstorbenen gedacht, unter anderem der Professoren: *Lelong* (Paris), *Thoenes* (früher Rostock) und *Gleis* (Oberhausen).

Der Vorsitzende führte aus:
„Die gegenwärtige Situation ist gekennzeichnet durch das immer drängender werdende Dilemma einer unerläßlichen „Spezialisierung” in der Forschung und in vieler Hinsicht auch in der Krankenversorgung und der in vitalem Interesse für den Kranken wie für die Lehre liegenden ganz gewiß ebenso unerläßlichen „Gesamtschau, Integration” spezieller Kenntnisse und Technizismen in ein größeres Ganzes.... „Man entfernt sich immer mehr von der Einheitsidee des menschlichen Organismus, von den allgemeinen Gesetzen, welche die Lebensvorgänge des Individuums bestimmen, nach welchen deren Bestehen und Vergehen geregelt wird. Man hat, wie Mephisto zum Schüler sagt „die Teile in seiner Hand, fehlt leider nur das geistige Band”.... das erwähnte Dilemma hat über Jahrtausende hinweg erhabene Geister aus dem Bereich der Philosophie, der Kunst und der Heilkunst bewegt. Nirgendwo erlangt aber diese Problematik mehr Relevanz als in der dem Menschen unmittelbar dienenden Heilkunde, die in dem Menschen als freies Individuum ein unteilbares Ganzes als Glied der Gesellschaft einen Teil des Gesamten zu sehen hat, die an dem Organismus des Patienten wiederum die erkrankten Teile unter Umständen mit kompliziertestem Spezialwissen angehen und zugleich den Menschen, schon gar das der hilfreichen Zuwendung besonders bedürftige kranke Kind zusammen mit seinen Eltern als Ganzes behandeln muß. Die Heilkunde muß Beides zu vereinen trachten.”
Zu einem besonderen Gegenwartsproblem nimmt der Vorsitzende noch Stellung, nämlich zum Projekt der „Tagesmütter”. „Die ideale Bezugsperson des Kleinkindes ist und bleibt die Mutter, sie braucht in erster Linie unsere Hilfe, damit vermeidbarer Schaden des Kindes durch allzu frühe Trennung von der Mutter verhindert wird...”
Diese geplante Einrichtung, von der Regierung propagiert, wurde auf der Tagung sowohl von der Deutschen Gesellschaft für Kinderheilkunde, als auch

von der Deutschen Gesellschaft für Sozialpädiatrie und dem Berufsverband
der Kinderärzte Deutschlands abgelehnt.

Ferner mußte ein sogenannter „Gegenstandskatalog" für die Prüfung nach der
neuen Approbationsordnung erstellt werden.

Es lag auch eine Anfrage des Wissenschaftsrats vor, zur Größe und Struktur
von Universitäts-Kliniken. Nach Umfragen ergaben die meisten Antworten
der Universitäts-Kliniken, daß eine Bettenzahl bei 180 ± 30 notwendig und
zweckmäßig sei (frühere Empfehlung lautete 220 Betten).

Der Beschluß über die derzeit noch bestehende Notwendigkeit der allgemeinen BCG-Impfung aus dem Jahr 1973 wird bekräftigt. Mit Verwunderung und
Sorge wird festgestellt, daß in Hessen die planmäßige BCG-Impfung abgeschafft werden soll. Es wird empfohlen, Schritte beim zuständigen Landes-
ministerium dagegen zu unternehmen.

Kommissionsberichte erfolgen über Krankenhausfragen, insbesondere über
die Intensivstationen und -Einheiten. Eine technische Minimalausrüstung wird
dafür verlangt. –

Bezüglich der Kinderkrankenschwesternausbildung soll die „eigenständige"
Fachausbildung der Kinderkrankenschwestern beibehalten werden. Die Ausbildung soll nicht in Zentralschulen, sondern in den Kinderkrankenhäusern
wie bisher erfolgen.

Die Neufassung der Satzung mit Teilung des Vorsitzes in einen Präsidenten
und einen Kongreßvorsitzenden wurde genehmigt. Hierbei handelte es sich
um eine einschneidende Veränderung im Vorstand der Gesellschaft[1]. Ebenso
wurde der Satzung des Berufsverbandes der Kinderärzte Deutschlands zugestimmt (s. Kinderarzt, 5. Jg. (1974) Nr. 8 S. 708 u.f.).

1975   Die 72. Tagung der Gesellschaft fand 1975 in München unter Vorsitz von
Prof. *Betke* (München) statt.

Unter den zahlreichen Verstorbenen wurden die Ehrenmitglieder besonders
erwähnt: die Professoren *Emmet Holt* (New York), *Hottinger* (Basel),
Kundratitz (Wien), *Lamy* (Paris), *Takatsu* (Tokio) und *Zischinsky* (Wien).
– „Ihr Wesen und Wirken ist in unzähligen Bindungen mit uns Lebenden
verflochten. Wir selbst sind es, in denen sie weiterleben."

Der Adalbert-*Czerny*-Preis wird an   Dr. *Poschmann* (Hamburg) verliehen.

Eine besondere Note erhielt der Kongreß durch die Mitwirkung der Deutschen Gesellschaft für Allergie- und Immunitätsforschung, wobei der Vorsitzende daran erinnert, daß an der Wiege dieser Wissenschaft der Pädiater
Clemens v. *Pirquet* stand, der Schöpfer der Allergielehre.

Die zahlreichen Parallelveranstaltungen fordern die Frage heraus, ob es
denn jedes Jahr so viel Neues anzubieten gebe? Und die Antwort des Vorsitzenden: „Gewiß nicht, das muß man zugeben. Große Entdeckungen sind
recht selten. Aber um jede Entdeckung, um jede neue Einsicht, entstehen
zahlreiche Arbeiten, die bestätigen oder nicht bestätigen, die zusätzliche

---

1 Seither wird die Gesellschaft vom Präsidenten geführt und repräsentiert.
  Der Jahreskongreß wird vom Kongreßvorsitzenden veranstaltet.

Befunde bringen, widersprüchliche Beobachtungen feststellen, andersartige Interpretationen zulassen, Nutzanwendungen herausstellen. Das ist ein notwendiger wissenschaftlicher Prozeß. Ein Austausch solcher Erfahrungen hat aber noch eine andere Funktion: Er trägt entscheidend dazu bei, daß neue Erkenntnisse langsam bis in alle Winkel der praktischen Medizin eindringen. Wenn immer wieder in neuem Zusammenhang, in wechselnder Blickrichtung davon gesprochen wird, entwickelt sich das Neue zum selbstverständlichen Allgemeingut. Hier erfüllt ein Kongreß, der praktisch tätige Ärzte mit den forschend tätigen vereinigt, eine wichtige Aufgabe." Der Vorsitzende weist auch auf die Situation hin, daß es „doch oft groteske Untersuchungsprotokolle mit zahllosen Untersuchungen – Elektrolyte, Nierenfunktionen, EKG, EEG und Hirnszintigramm, mit Zuziehung von Konsiliarien und Entnahme von Biopsien – gebe und zum Schluß bleibt doch nur etwas übrig, was wir funktionelle Beschwerden nennen.... Diese Hochleistungsmedizin kostet Geld, jedes Jahr mehr Geld, weil sie fortschreitet. Diagnostische Geräte werden ständig weiter entwickelt; man kann damit besser diagnostizieren oder therapieren.... dazu die 40-Stunden-Woche im öffentlichen Betrieb. Das Ganze fördert dann die „Kostenexplosion im Gesundheitswesen". Man muß sich darüber im Klaren sein, daß der große Aufwand, die komplizierten Maschinen, die spezialisierten Ärzte und Pflegekräfte zwar allen eingewiesenen Patienten zugute kommen, daß sie aber wirklich notwendig nur bei sehr wenigen sind. Aber wer diese wenigen sind, das weiß man eben nicht vorher. Um nicht bei einem Patienten einen wichtigen Befund zu übersehen, sehen wir uns gezwungen, 100 oder mehr Patienten mit einem Aufwand zu versorgen, den sie an sich nicht nötig hätten."
In der Mitgliederversammlung wurde zum ersten Mal ein Präsident neben dem Kongreßvorsitzenden gewählt, einstimmig fällt die Wahl auf Herrn *Ewerbeck* (Köln). – Außerdem werden die Anwesenden vom Vorsitzenden unter anderem über folgende Punkte orientiert: Zum neuen Vorsitzenden des Berufsverbandes ist Herr *Wollinger* (Bingen) gewählt worden, als Nachfolger von Herrn *Fölsing* (Bremen).
Die Volkswagenwerk-Stiftung unterstützt das Projekt „Chronisch krankes Kind" und die Gesellschaft soll dabei beratend tätig sein. Auf Anfrage des Bundesministeriums für Jugend, Familie und Gesundheit, ob die Frischzellenbehandlung des Morbus Down als allgemein wissenschaftlich anerkannte Behandlungsmethode anzusehen sei, wird folgendes mitgeteilt: „Die gesammelten Gutachten einer Experten-Kommission ergaben die Auffassung, daß auch weiterhin die Frischzellenbehandlung bei diesem Leiden nicht als allgemeinwissenschaftlich anerkannte Behandlungsmethode anzusehen ist." – Die verschiedenen Kommissionen geben ihre Berichte ab.
Zu Ehrenmitgliedern wurden gewählt die Herren *Hässler* (Jena), *Hassenstein* (Freiburg), *Melkus* (Wien)[1], *Oberniedermayr* (Starnberg), *Oehme* (Braun-

---

1 Prof. *Melkus* ist der langjährige Dirigent des Kinderärzte-Orchesters. Mit der Wahl zum Ehrenmitglied wurde seine aufopfernde Tätigkeit für die Gesellschaft gewürdigt.

schweig) und *Werth* (Warendorf); zu korrespondierenden Mitgliedern die Herren *Bauzá* (Montevideo), *Fraundorfer* (Vöcklabruck), *Lorenzo* (Montevideo), *Ojeda Salcedo* (Lima) und *Winberg* (Huddinge).
Hinsichtlich der Pockenschutzimpfung, die als Pflichtimpfung abgeschafft wurde, werden von Herrn *Wollinger* (Bingen) und Herrn *Stickl* (München) mit Recht Zweifel an dem Begriff „freiwillige geschützte Impfung" erhoben.

Eine Gesellschaft für Neuropädiatrie hat sich konstituiert. – Der langjährige verdiente Schriftführer, Herr *Oehme* (Braunschweig) scheidet satzungsmäßig aus. – Als Schatzmeister wird Herr *Moll* (Papenburg) wiedergewählt. Für 1977 wird Herr *Künzer* (Freiburg) als Kongreßvorsitzender bestimmt.

1976   Die 73. ordentliche Tagung der Deutschen Gesellschaft für Kinderheilkunde wurde 1976 unter dem Vorsitz von Prof. *Ewerbeck* in Köln abgehalten.

Der Vorsitzende gedenkt der Toten, unter anderem werden aufgeführt die Professoren *György* (Morristown), *Husler* (München-Schwabing), *Lorenz* (Graz), *Kaloud* (Graz), *Wolf* (Wien) und Dr. *Selter* (Frankfurt). Letzterer war der langjährige geschäftsführende Arzt der Abteilung für Berufsfragen.
Der Otto-*Heubner*-Preis wurde an Herrn *Fanconi* (Zürich) verliehen, für seine vielseitigen und grundlegenden Arbeiten auf fast allen Gebieten der Kinderheilkunde; er hat dabei Erkenntnisse des Faches gefördert und neue Erkenntnisgebiete erschlossen; der Adalbert-*Czerny*-Preis an Dr. *Bidlingmaier* (München). – Mit der Deutschen Gesellschaft für Kinderheilkunde tagen gleichzeitig die Deutsche Gesellschaft für Sozialpädiatrie, die Deutsche Gesellschaft für Kinderchirurgie, die Deutsche Vereinigung für Kinder- und Jugendpsychiatrie, sowie die Kinderradiologen. Der Vorsitzende führte aus: „Ein wesentliches Problem für die Kinderärzte ist die Betreuung der behinderten Kinder, sowie die Beratung und Betreuung der 3,7 Millionen Einzelkinder mit berufstätigen Müttern und die wachsende Zahl „schulgeschädigter Kinder".... Der Vorsitzende beschäftigt sich sodann besonders mit dem Problem der Spezialisierung innerhalb des Faches Kinderheilkunde. Er entwickelt zwei Modelle, wobei das eine Mal alle Spezialisten für das Kind zusammenarbeiten; beim andern Modell jeder Spezialist versucht, die Patienten für sich zu gewinnen, naturgemäß zum Nachteil der Kinder. Hierzu dann folgende Richtlinien: „1. Fortschritte in der Medizin sind heute nur durch begabte und initiativreiche Spezialisten zu erwarten. Jedes Fach, auch die Kinderheilkunde, sinkt zur Bedeutungslosigkeit herab, wenn es auf den Einsatz dieser Spezialisten verzichtet. 2. Gerade diesen leistungsfähigen Kollegen ist es nicht zuzumuten, und es wird auch nicht von ihnen akzeptiert, daß sie am Ende ihrer erfolgreichen Spezialisierung nicht eine berufliche Selbständigkeit und wirtschaftliche Unabhängigkeit erreichen".... „Das setzt freilich voraus, daß die Vertreter der allgemeinen Pädiatrie über genügend Koordinierungsfähigkeit verfügen, um die Zentrifugalkraft der Spezialabteilungen zu kompensieren, und die Spezialisten die zu einer fruchtbaren Kooperation notwendige Selbstsicherheit besitzen."

Bei der Mitgliederversammlung wird die Teilgebietsbezeichnung „Kinderradiologie" besprochen.

Der Vorschlag des Wissenschaftsrates, die Bettenzahl an Universitäts-Kinderkliniken auf 120 zu beschränken, wird einheitlich abgelehnt. — Mit Bedauern wird festgestellt, daß von Seiten der Kinderheilkunde kein Mitglied im Wissenschaftsrat vorhanden sei. — Es wurde eine Arbeitsgemeinschaft für „Neonatologie und pädiatrische Intensivmedizin" gebildet.

Es folgten verschiedene Kommissionsberichte.

Zu Ehrenmitgliedern wurden gewählt die Herren *Dost* (Gießen), *Gehrt* (Wuppertal), *Köttgen* (Mainz); zu korrespondierenden Mitgliedern *Krepler* (Wien), *Neter* (New York), *Veghelyi* (Budapest) und *Wass-Höckert* (Helsinki).

Für 1979 wird Herr *Vivell* (Karlsruhe) zum Kongreßvorsitzenden bestimmt.

1977 Die 74. Tagung wurde unter Vorsitz von Prof. *Wiedemann* (Kiel) in Kiel durchgeführt.

Nach Begrüßung der zahlreichen Gäste — auch aus dem Ausland — und der Mitglieder, wurde der im vergangenen Jahr Verstorbenen gedacht. Dabei nannte der Vorsitzende, stellvertretend für Alle, die Ehrenmitglieder; die Professoren: Dr. Dr. h.c. *Kleinschmidt* (früher Göttingen); *Brügger* (Wangen); *Orel* (Wien); *Rohmer* (Straßburg); *Dannenbaum* (Braunschweig) und *Oster* (Nürnberg) und würdigte ihre Leistungen. „Sie mahnen uns zu wirken, solange es für uns noch Tag ist."

Zu den Versammelten gewandt, erklärte er, „Sie gehören zu denen, für die es heißt wer beschützt und erhält, hat das schönste Los gewonnen. Auch dieses uns zuteil gewordene Los und die damit gegebene Bevorzugung und Verpflichtung sollten wir immer wieder dankbar in unser Bewußtsein heben"....

Er stellte sodann als die Sorgen, die uns Kinderärzte bedrängen u.a. heraus: „Den drastischen Geburtenrückgang und seine Hintergründe, eine hohe Mutter- und Säuglings-, aber auch Klein- und Schulkinder-Sterblichkeit, die nicht sein dürften, die Trennung so zahlreicher junger Mütter von ihren Kleinst- und Kleinkindern zugunsten des Erwerbs oder der sog. Selbstbestätigung, den Rückzug und die Abwertung der Familie und ihrer Funktionen, die Schulreformerei bzw. Experimentiererei u.a. mit ihrer Tendenz zur Schaffung der sog. Eingangsstufe ab 4 Jahren und mit Schlimmerem, den Kult der Gewalt und der Brutalität in Massenmedien, die Kindsmißhandlungen, Einsamkeit und Not vieler Kinder, z.T. bei materieller Verwöhnung, Drogen, Alkohol und Nikotin in immer jüngeren Jahren, den Mangel an Arbeitsplätzen für unsere Heranwachsenden, und zuletzt die offenbaren Abstriche an der Wichtigkeit der Pädiatrie im ärztlichen Staatsexamen mit ihren u.E. sicher vorauszusehenden negativen Auswirkungen auf die künftige präventive und kurative Versorgung unserer Kinder. Wieder einmal, und wie schon so oft in der Vergangenheit, wird die Bedeutung der Pädiatrie für die Volksgesundheit gröblich verkannt."

In der Mitgliederversammlung wurde der Bericht des Präsidenten entgegengenommen: Die Teilbezeichnung Kinderradiologie wurde unter der Voraus-

setzung einer mindestens 1-jährigen Ausbildung in Kinderheilkunde angenommen. – Die Gründung einer Arbeitsgemeinschaft für pädiatrische Intensivmedizin wurde begrüßt. – Weitere Aktivitäten galten der Erhaltung der 3-jährigen Kinderkrankenschwesternausbildung; der Formulierung einer neuen Adoptionsordnung. – Zur Lage der Kinderärzte wird auf die starke Verminderung der Neugeborenen hingewiesen: in 10 Jahren von über 1 Million auf 580.000 und auf den Wandel der Morbidität. Die niedergelassenen Kinderärzte müssen sich besonders mit der Krankheitsvorsorge und Früherkennung von Krankheitsgefährdung, sowie der Rehabilitation Behinderter beschäftigen. Bereits mußten einige Kinderabteilungen erhebliche Personalkürzungen hinnehmen oder gar geschlossen werden. – Berechtigte Klage wurde geführt über erhebliche Benachteiligung der Kinderheilkunde in der neuen Approbationsordnung. – Der Jahresbeitrag beträgt 20,-- DM.
Es folgten Berichte der Kommissionen. – Bei den Neuwahlen wird Prof. v. *Harnack* (Düsseldorf) für 1980 zum Kongreßvorsitzenden gewählt.
Zu Ehrenmitgliedern wurden gewählt: die Professoren *Aristia* (Santiago), *Hungerland* (Bonn), J.B. *Mayer* (Homburg). – Zu korrespondierenden Mitgliedern: die Herren van *Espen* (Brüssel), *Ivady* (Budapest), *Maroteaux* (Paris), *Menciaux* (Paris), *Melchior* (Kopenhagen), *Wolff* (London).
Von Anträgen werden unterstützt: Die zügige Gründung neuer selbständiger kinderchirurgischer Abteilungen; eine Resolution zur Erhöhung des Kindergeldes. – Der Antrag, die allgemeine BCG-Impfung der Neugeborenen zurückzunehmen oder auszusetzen, wird abgelehnt, so daß die Empfehlung bestehen bleibt, sie auch weiterhin als öffentlich empfohlene Impfung zu belassen. Großen Anklang fand die interessante historische Ausstellung von hervorragenden Pädiater-Persönlichkeiten.
Der Kassenbestand ergibt für 1. 1. 1978 eine Summe von 69.801,-- DM 15 Pfennige.
Die Mitgliederzahl betrug 1977: 3960.

1978   Die 75. Tagung der Deutschen Gesellschaft für Kinderheilkunde findet 1978 unter Vorsitz von Prof. *Künzer* (Freiburg) in Freiburg statt.
Genau vor 75 Jahren war die konstituierende Versammlung ebenfalls in Freiburg gewesen.
Von hier hat gewissermaßen die Gesellschaft ihren Ausgang genommen und wird in diesem Jahr also ihr 75. Jubiläum in der gleichen Stadt begehen.

3 Wissenschaftliche Sitzungen der Deutschen Gesellschaft für Kinderheilkunde

"Tempora mutantur et nos mutamur in illis"

Einen besonders guten Einblick in die Geschichte der "Deutschen Gesellschaft für Kinderheilkunde" geben die *Themen der wissenschaftlichen Sitzungen*. – Zweck dieser Sitzungen war die Förderung der wissenschaftlichen und klinischen Arbeit auf dem Gebiet der Kinderheilkunde. Dazu wurden die neuesten Erkenntnisse dargelegt. Man wollte Wissen vermitteln und austauschen und Neues auf seine Brauchbarkeit prüfen.

Hier soll ein Überblick über diese wissenschaftlichen Themen gegeben werden. Es ist selbstverständlich, daß dies nur in großen Zügen erfolgen kann und keinen Anspruch auf Vollständigkeit erhebt. Im Vordergrund stehen die *Haupt-Verhandlungsthemen*. Da aber bei der riesigen Anzahl von Vorträgen ausgewählt werden mußte, sind hauptsächlich diejenigen berücksichtigt worden, die zu den vorgesehenen Themen gehörten oder die Probleme der jeweiligen Zeit widerspiegeln. Zwangsläufig mußte daher eine Reihe von Einzelvorträgen und ab 1948 auch die meisten sogenannten freien Vorträge entfallen.

Die Anzahl der Vorträge hat im Laufe der Jahre immens zugenommen. Eine Bewältigung der Ausdehnung der Programme ließ sich nur – wie bei allen wissenschaftlichen Tagungen – durch Parallelsitzungen ermöglichen. Diese haben den Nachteil gebracht, daß die Einheitlichkeit der Sitzungen verloren ging, dies umso mehr, je mehr Parallelveranstaltungen durchgeführt wurden. Doch wurde auf diese Weise den vielen wissenschaftlich arbeitenden Nachwuchskollegen entgegengekommen, die auf dem großen Kongreß der Deutschen Gesellschaft für Kinderheilkunde ihre Forschungsergebnisse vortragen wollten und sich dabei auch den Fachkollegen vorstellen sollten.

Durch die Darstellung der Verhandlungsthemen soll nicht nur herausgehoben werden, welche Probleme zu bestimmten Zeiten vorrangig waren, sondern es soll auch der Wandel des Krankheitsgeschehens bei den Kindern sichtbar werden; gleichzeitig damit alles Neue aus Diagnostik und Therapie.

Seit dem Jahr 1948 sind die Vorträge im sogenannten "Kongreßband" der Monatsschrift für Kinderheilkunde abgedruckt und einsehbar; desgleichen die Einführungsansprachen der jeweiligen Vorsitzenden. Jedoch wurde ein kurzer Auszug daraus im 1. und 2. Teil bei den einzelnen Jahrestagungen gegeben, um die Gedankengänge der Vorsitzenden darzulegen.

1868 Die *Abteilung für Kinderheilkunde* war auf der 42. Tagung der Naturforscher und Ärzte im Jahr 1868 in Dresden gegründet worden.

Die Themen der ersten Sitzung sollen hier vollständig wiedergegeben werden:
Ebert (Berlin): Über transitorische Blindheit bei akuten Infektionskrankheiten. – *Steffen* (Stettin): Kasuistische Mitteilungen über Rekurrensfälle.
Schildbach (Leipzig): Über Skoliose und deren Behandlung. – v. *Ranke*
(München): Über die epidemiologischen Verhältnisse der Varicellen, Variolen, Masern, des Keuchhustens, der Diphtherie und des Scharlachs in München, unter Vorzeigung graphischer Tafeln. – *Steffen* (Stettin): Über Oesophaguskrankheiten der Kinder. – *Fränkel* (Berlin): Über Tuberkulose der
Chorioidea. – *Rauchfuss* (Petersburg): Über fötale Endokarditis.
Die Sitzungen waren stets gut besucht und die Diskussionen lebhaft und anregend.

1869 In der nächsten Sitzung 1869 in Innsbruck wurden 12 Vorträge gehalten.
Die Infektionskrankheiten standen im Mittelpunkt; unter anderem Diphtherie, Scharlach und Encephalitis. – Es wurden Resolutionen gefaßt bezüglich genauerer Erkenntnis der Kindersterblichkeit in den verschiedenen
Teilen Deutschlands und über die Ursachen der abnormen Mortalität der Neugeborenen und Säuglinge nebst Maßregeln dagegen. An der Diskussion beteiligte sich unter anderem auch Prof. *Möller* (Königsberg), der Entdecker der
Möller-Barlow'schen Erkrankung.

1871 1871, in Rostock, wurden in 3 Sitzungen 9 Vorträge gehalten, unter anderem
über: Gehirnentzündung und Kinderlähmung; Hirntuberkulose; Lungenentzündung; Physiologie und Pathologie des Mastdarms; Vortragende waren:
Rauchfuss (Petersburg), *Steffen* (Stettin) und *Hennig* (Leipzig).
Über die Versammlungen 1872 in Leipzig und 1873 in Hannover liegen keine
Quellenangaben vor.

1874 1874 wurden in Breslau 9 Vorträge gehalten: über Kinderernährung; Brechdurchfall der Kinder; die Behandlung des Keuchhustens, sowie über Pachymeningitis.

1875 Auf der Versammlung in Graz, 1875, wurden 10 Vorträge gehalten: Über
die Funktionen des Großhirns der Neugeborenen, über Dysenterie im Kindesalter, über Hämophilie und über Scharlach.
Auf einer Konferenz anläßlich dieser Sitzung wurde beschlossen, ein umfangreiches *Handbuch* der Kinderkrankheiten unter Mitwirkung einer großen
Anzahl von Kinderärzten und der Redaktion von *Gerhardt* (Würzburg) herauszugeben.

1876 1876, bei der Jahrestagung in Hamburg wurden 11 Vorträge gehalten: Über
Chorea infantum; Atresia ani; die Behandlung des Typhus der Kinder mit
salyzylsaurem Natron und über Folgeerscheinungen des Keuchhustens. Die
Vortragenden kamen nicht nur aus Deutschland, sondern auch aus dem
Ausland, wie zum Beispiel *Jacobi* (New York), der über neurotische Paralysen bei Kindern sprach.

1877   1877 war die Versammlung in München. Themen waren unter anderem:
        Zur Ätiologie der Spina bifida; über Nervenerregbarkeit und Muskelzuckun-
        gen beim Neugeborenen; zur allgemeinen und hygienischen Behandlung des
        fibrinösen Croup. Vortragende waren v. *Ranke*, v. *Rinecker*, *Rauchfuss*.

        1879 war eine Versammlung in Baden-Baden (genauere Angaben fehlen).

1880   Die nächste Versammlung 1880 in Leipzig war schwächer besucht. Es er-
        schienen nur 26 Mitglieder der Sektion. Folgende Vorträge wurden gehalten:
        Zur Preisfrage der Kindernahrungsmittel; über heftige Hustenanfälle bei
        tiefgehender Karies eines Backenzahnes; Erfahrungen bei Variolakranken;
        über die Einrichtung von Kinderasylen an der Ostsee; über die differentielle
        Diagnose und das Verhältnis der akuten Myokarditis zur Endokarditis. Vor-
        tragende waren *Wagner* (Leipzig), *Warschauer*, *Steffen* (Stettin), *Schedle*
        (Danzig).

1881   1881 wurde die Sitzung der Sektion in Salzburg abgehalten. Eine ausführliche
        Diskussion über den Wert der Muttermilch fand statt; auch über Ersatz durch
        natürliche, unverfälschte Tiermilch, ihre reine Gewinnung und Konservierung
        wurde gesprochen. Vorträge hielten *Henoch*, *Förster*, *Demme*, *Lederer*.
        Weitere Themen waren: die Komplikationen der Scarlatina mit eitriger Ge-
        lenkentzündung; Magendilatation im Kindesalter; eine häufig mit Diphtherie
        komplizierte Masernepidemie; Chorea magna; Blennorrhoea neonatorum.

1882   Die letzte Sitzung der *Abteilung* für Kinderheilkunde innerhalb der Gesell-
        schaft Deutscher Naturforscher und Ärzte fand 1882 in Eisenach statt mit
        den Themen: Osteomalazie im Kindesalter; zur Analyse der Muttermilch;
        rein diätetische Behandlung der Ernährungskrankheiten im Säuglingsalter;
        über die Möglichkeit, hereditäre Lues zu verhüten; cerebrale Kinderlähmung;
        über Tuberkulose; die Übertragung der Maul- und Klauenseuche durch die
        Milch auf Kinder. — Vortragende waren *Pfeiffer* (Wiesbaden), *Heubner*
        (Leipzig), *Rehn* (Frankfurt) und andere.
        Hier in Eisenach wurde der Beschluß gefaßt, eine *eigene Gesellschaft* für Kin-
        derheilkunde zu gründen und die Sitzungen weiterhin mit der Gesellschaft
        Deutscher Naturforscher und Ärzte abzuhalten.

„Gesellschaft für Kinderheilkunde" (ab 1883)

1883   Die 1. Sitzung der neuen *Gesellschaft für Kinderheilkunde* fand 1883 unter
        Vorsitz von Prof. *Thomas* in Freiburg statt.
        Die Leitthemen waren: *Tuberkulose* und *Lues*.
        Folgende Vorträge wurden gehalten: *Demme* (Bern): Über die Häufigkeit
        der Tuberkulose und ihrer hauptsächlichen Lokalisationen im Kindesalter;

die wichtigsten allgemeinen ätiologischen Verhältnisse; die Tuberkulose des Neugeborenen; die akute allgemeine Miliartuberkulose. – *Weigert* (Leipzig): Die Verbreitungswege des Tuberkelgiftes nach dessen Eintritt in den Organismus. – *Baginsky* (Berlin): Infiltrierte Tuberkulose. – *Biedert* (Genua): **Tuberkulose des Darmes und des lymphatischen Apparates.** – *Sprengel* (Dresden): Tuberkulose der Knochen und Gelenke mit Rücksicht auf Ätiologie und Lokalisation. – *Förster* (Dresden): Prophylaxe und Therapie der kindlichen Tuberkulose. – *Lorey* (Frankfurt/Main): Über Bronchialdrüsentuberkulose im Kindesalter. – *Unruh* (Dresden): Tuberkulose des Gehirns und seiner Häute. – *Albrecht* (Neuchâtel): Die Natur und Behandlung der Skrofulose vom Standpunkt der neueren bazillären Forschung aus betrachtet. – *Kassowitz* (Wien): Die Phosphorbehandlung der Rachitis. – *Heubner* (Leipzig): Über eine eigenartige Infektionskrankheit im Kindesalter. – v. *Ranke* (München): Ein Saugpolster in der Wange des Säuglings. – *Silbermann* (Breslau): Eine neue Methode, den Harn beider Nieren gesondert zu erhalten und ihre diagnostische Verwertung für die Krankheiten des uropoetischen Systems im Kindesalter. – *Heubner* (Leipzig): Über pathologische Anatomie der Lues hereditaria. – *Henoch* (Berlin): Klinisches Bild der Lues hereditaria. – *Manns* (Freiburg): Über syphilitische Erkrankungen des Kinderauges. – M. *Kassowitz* (Wien): Vererbung und Übertragung der Syphilis. – *Thomas* (Freiburg): Therapie der Lues der Kinder. – *Jurasz* (Heidelberg): Über die Lues der Respirationsorgane bei Kindern. – A. *Steffen* (Stettin): Über Syphilis der Knochen und Gelenke. – *Kohts* (Straßburg): Luetische Erkrankungen des Gehirns und Rückenmarks im Kindesalter. – *Oppenheimer* (Heidelberg): Die luetischen Erkrankungen des lymphatischen Apparates bei Kindern.

In den ersten Sitzungen wurden noch keine Hauptreferate gehalten. Im 1. Vortrag über die Häufigkeit der Tuberkulose bespricht *Demme* (Bern) das Krankengut des Berner Kinderspitals der Jahre 1862–1882.

Innerhalb der genannten 20 Jahre im Berner Kinderspital und seiner Poliklinik ergibt sich eine Gesamtzahl von 36.148 Patienten. Davon litten an *Rachitis* 2.847 Kinder (7,8%); an Tuberkulose, inbegriffen jene Fälle von skrofulösen Erkrankungen der Knochen und Gelenke, der Lymphdrüsen und der Haut (Lupus), welche mit Rücksicht auf die *Koch*'sche Entdeckung nunmehr zur Tuberkulose gerechnet werden müssen, 1.932 Kinder (5,3%).

Mit Rücksicht auf das Auftreten der ersten für die klinische Untersuchung zugängigen Erscheinungen beträgt unter den genannten 1.932 Patienten die Häufigkeit der *tuberkulösen Erkrankungen* der Gelenke und Knochen 42,5%; der peripheren Lymphdrüsen 35,8%, der Lungen 10,6%, des Darmes 3,5%, der Pia mater des Gehirns 3%, der Haut 2,6% der solitären Tuberkel der Nervenzentren mit 0,8%, der Tuberkulose der Geschlechtsorgane mit 0,5%, der Nieren mit 0,4%.

Die Eintrittsstellen für die Invasion der Tuberkelbazillen waren nur unvollständig bekannt. Inhalation und Ernährung scheinen die verbreitetsten Infektionsquellen zu sein. Als Eingangspforten für den Tuberkelbazillus komme auch die Haut, besonders bei Kindern mit chronischen Ekzemen, sowie mit Ausschlägen und Mittelohreiterungen in Betracht. Bezüglich der Altersverteilung der an Tuberkulose erkrankten Kinder, stellte *Demme* einen Gipfel im 3. und 4. Lebensjahr fest. Anschließend ging er noch darauf ein, wo sich die Tuberkelbazillen im Kindesalter am zahlreichsten nachweisen lassen. So zum Beispiel in den miliaren Knötchen der akuten Miliartuberkulose, in den frischen Herden der tuberkulösen Pneumonie, in den peripheren Gebieten tuberkulöser Darmgeschwüre, sowie in den frischen zentralen Herden verkäster Lymphdrüsen.

An diesen Vortrag schloß sich eine lange Diskussion an, an der unter anderem über die verschiedenen Einteilungsmöglichkeiten der Tuberkulose, das Verhältnis der Masernerkrankung zur Tuberkulose und die Disposition zur Tuberkuloseerkrankung gesprochen wurde.

Kropf (strumöse Erkrankungen der Schilddrüse) hatten 1.066 (2,9%); hereditäre Lues 435 Kinder (1,2%).

Die Verhandlungen über die Lues wurden mit einem Referat von *Heubner* (Leipzig) über die pathologische Anatomie der Lues hereditaria eingeleitet. Er begann seinen Vortrag mit folgenden Worten: „Die hereditäre Syphilis hat nicht nur eine große praktische Bedeutung für uns Kinderärzte, sondern sie ist auch von allerhöchstem allgemein-pathologischem Interesse, insofern sie uns das bisher gezeigte Beispiel einer vom Erzeuger unmittelbar auf das Erzeugte geschehenen Übertragung eines infektiösen Stoffes, also einer Gifthaltigkeit des Zeugungsstoffes selbst, des Sperma oder des Ovulum darbietet. Denn, wenn auch das syphilitische Gift noch bis heute nicht dargestellt ist, so wird es unter Ihnen wohl kaum noch jemand geben, der die Hypothese der Organisiertheit und Vermehrungsfähigkeit dieses Giftes nicht zu der Seinigen machte, der nicht für wahrscheinlich hielte, daß das syphilitische Kontagium den bakteriellen Krankheitsgiften analog oder doch verwandt wäre."
Als das krankmachende Moment bezeichnete *Heubner* das krankhafte Sperma des Mannes und nahm an, daß das Gift direkt aus der gifthaltigen Geschlechtsdrüse des Mannes mit den Spermazellen in das Ovulum übergehe, welches zum neuen Organismus werde. An diesen Vortrag schloß sich eine längere Diskussion an, in der besonders v. *Ranke* die Möglichkeit bezweifelte, daß es immer nur organisierte Gifte seien, die Krankheiten erzeugten.
In kurzen klaren Worten schilderte *Henoch* (Berlin) das klinische Bild der Lues hereditaria. „Der Hauptzug des Bildes ist der exanthematische. 1. Tritt die Krankheit schon in den ersten Tagen oder Wochen auf, so sind die Kinder fast immer atrophisch, lebensschwach, Geschrei dünn, Exanthem papulöspustulös, nicht eigentlich Pemphigus, mehr rubia, eitrig gefüllte Blasen, schlaff, Sitz an Hand und Fußsohlen, Kombinationen mit Roseola derselben Regionen und dazwischen Rhagaden; lamellöse Desquamation; auch Coryzakomplikationen mit hyperämischer Seborrhoe zufällig. 2. Am Ende des 1., und im 2. und 3. Monat, kann die Ernährung dann normal sein. Roseola prävaliert, an den erwähnten Stellen düster rot, desquamierend oder wie lackiert; besonders auch Glabella, Augenbrauen, Kinn, Nasolabialfalten, Umgebung

des Anus befallen. Mazeration am Kinn und Anus. Exkoreationen mit Intertrigo kompliziert, Koryza fast ausnahmslos. Nasenlöcher obstruiert. Schnüffeln und Ausfluß, Saugen erschwert."

Henoch geht auf die Schleimhaut und Knochenaffektionen, den Gelenkbefall, sowie den Befall der inneren Organe ein. Bezüglich des Verlaufs und Ausgangs der Erkrankung hält er die Ernährung des Kindes für wichtiger als die Form der Lues. Natürliche Ernährung sei notwendig, künstliche Ernährung sei sehr bedenklich, plötzlicher Tod möglich. Heilung komme oft schnell. Rezidive seien häufig, oft mehrfache besonders in der kondylomatösen Form.

Über die Therapie der Lues der Kinder sprach *Thomas* (Freiburg). Er hielt die Zufuhr von Frauenmilch als die beste Art der Ernährung für diese Kinder. Ausführlich ging er auf das Problem ein, daß sich eine gesunde Amme am luetischen Kind infizieren kann und hält deswegen eine Aufklärung der Amme vor dem Stillen für notwendig, damit sie sich der Größe der Gefahr und des Opfers voll bewußt sei. Er berichtete weiter, daß in Paris Versuche gemacht worden seien, hereditär syphilitische Kinder an Ziegen säugen zu lassen. An Arzneimitteln gibt er dem Quecksilber den Vorzug vor dem Jod, da nach seiner Ansicht kein anderes Mittel die Zeichen der erblichen Syphilis so schnell zum Schwinden bringt, wie das Quecksilber. Er empfiehlt Kalomel innerlich 0,01 bis 0,03 pro Dosis 3—4 mal täglich. Außerdem bei jungen Kindern Sublimatbäder, bei älteren Kindern subkutane Sublimatinjektionen.

Lues und Tuberkulose beherrschen die Tagung. Nicht nur theoretisch-wissenschaftlich interessante Fragen, sondern auch für den praktisch tätigen Kinderarzt wichtige Fragestellungen wurden eingehend erörtert. Es erscheint uns besonders interessant, die damaligen Meinungen über zwei Krankheiten zu erfahren, die ganz im Mittelpunkt von Wissenschaft und Praxis standen. Deshalb die ausführliche Besprechung.

Für 1884 und 1885 fehlen die Unterlagen.

Die nächsten Verhandlungsberichte der Gesellschaft stammen aus dem Jahre 1886, von der 4. Versammlung, in Berlin.

1886 Vier wissenschaftliche Sitzungen wurden unter dem Vorsitz von Geheimrat *Steffen* (Stettin) abgehalten. Die 1. Sitzung befaßte sich mit hygienischen Maßnahmen, die 2. mit Ernährungsfragen. In der 3. und 4. Sitzung wurden verschiedene Einzelthemen abgehandelt.

In der 1. Sitzung sprach *Dornblüth* (Rostock): Über Schutzmaßregeln bei ansteckenden Kinderkrankheiten. — C. *Hennig* (Leipzig): Über die Schulhygiene in Anziehung des Hirnlebens, der Hirn- und Geschlechtsorgane.

Dornblüth forderte in seinem Vortrag bei Scharlach: 1. Desinfektion der Kranken, ihrer Kleider, Betten und Gebrauchsgegenstände, sowie ihrer Wohnungen. 2. Besonders disponierte und gefährdete namentlich kleine Kinder, Wöchnerinnen und Operierte seien möglichst vor der Ansteckung zu bewahren. 3. Die Anzeigepflicht für Scharlach ist aufzuerlegen: den Haushaltsvorständen, Totenbeschauern, Leichenbekleidern und Lehrern, an die

Ortsbehörde; und den Ärzten an den Medizinalbeamten. — Bei Diphtherie ist zu lesen: „Als Prophylaxe dient abhärtende und desinfizierende Reinigung, besonders des Mundes und Rachens. Vermeidung des Besuchens, der innigen Berührung von Kranken und Leichen, sowie der Benutzung der mit Krankheitsstoffen beschmutzten Gegenstände. Diphtheriekranke sind von den Schulen auszuschließen. Ausschließung der Wohnungsgenossen von den Schulen ist im allgemeinen nicht nötig, höchstens auf bösartige Epidemien, sowie auf Kleinkinderschulen zu beschränken." Interessant sind auch die angegebenen Zahlen von dem Koreferenten *Ehrenhaus* (Berlin) über die Erkrankungen und Sterbefälle von Kindern im Alter von 5 bis 15 Jahren an Diphtherie in Berlin. So waren im Jahre 1883: 2.791 Diphtherieerkrankungen in Berlin gemeldet. Davon starben 796. 1884 waren es 3.468 Erkrankungen und 774 Todesfälle. 1885: 3.427 Erkrankungen mit 591 Todesfällen.

Hennig (Leipzig) greift in seinem Vortrag über die Schulhygiene die Lehrerschaft an und sagt, daß sie den jungen Kindern, insbesondere den Mädchen zuviel zumuten. Ein Abschnitt aus seiner Arbeit sei zitiert: „Das Arbeiten bei Gaslicht erhitzt den Körper, zumeist das Hirn, wegen der Nähe der Flamme zum Kopf. Das weniger heiße elektrische Licht brennt vorläufig noch zu unruhig, um es für Hör- und Arbeitssäle zu empfehlen. Häufig wird auch durch die Nähe schlecht bedienter Öfen der Kopf der Kleinen geschädigt und der ganze Körper geschwächt. Kurzsichtige erhitzen ihr Hirn außerdem wegen der gebückten Haltung, Brillen passen nicht zu allem beim Arbeiten. Die in unserem Jahrhundert bedenklich zunehmende Kurzsichtigkeit, durch die überhandnehmende Anämie unterstützt, ist für die kommenden Geschlechter eine schlimme Mitgift, denn sie ist erblich und Brillen tragen wahrhaftig nicht zur Anmut der Mädchen bei. Durch Überreizung des Hirns wird in einzelnen Fällen, zumal bei Mädchen der Keim zum großen Veitstanz gelegt. Schon ältere Erzieher noch aus der romantischen Schule — wie Jean Paul — fühlen und bekennen den Schaden des zuviel Lehrens und zuviel Lernens. Warum häufen sich bei jedem Jahr die Selbstmorde von Schulkindern und was wird den Kleinen als geistige Nahrung geboten? Statt einer gesunden Hygiene, welche die Gesetze der Sauberkeit, die Gefahren des wüsten Gebahrens mit Streichhölzchen, mit Brennsprit und Petroleum, einschärfen würde, Vorträge über innere Organe des Menschen und deren Erkrankungen — auch vor Mädchen. Die Chronik der Volksblätter hat sich bereits solcher an sich höchst trauriger Irrwege bemächtigt."

In der 2. Sitzung befaßte man sich hauptsächlich mit Ernährungsfragen. *Biedert* (Hagenau): Mitteilungen über die Eiweißkörper der Menschen- und Kuhmilche, insbesondere nach den von Dr. *Schröder* am Hagenauer Bürgerspital angestellten Untersuchungen. — *Bernheim* (Würzburg) über: Muttermilchsurrogate. — *Silbermann* (Breslau): Zur Hämatologie der Neugeborenen.

Die Vorträge in der 3. Sitzung lauteten: *Hirschsprung* (Kopenhagen): „Demonstration zweier Präparate"; *Hirschsprung* demonstrierte zwei Fälle von wahrscheinlich in der ersten Anlage angeborener Erweiterung und Verdickung

des Colon bei zwei Knaben, die beim Tode 8 und 11 Monate alt waren[1]. –
Förster (Dresden): Über Schrumpfniere im Kindesalter. – *Biedert* (Hagenau):
Mitteilungen über morbilli adultorum und Immunität gegen Masern. – *Ungar*
(Bonn): Zur Symptomalogie des Ikterus katarrhalis im Kindesalter.
In der 4. Sitzung hielt *Michael* (Hamburg) ein Kurzreferat: Zur Therapie
des Keuchhustens. – *Lorey* (Frankfurt/M.) sprach: Über einen Fall hochgra-
diger Striktur des Oesophagus infolge Trinkens von Lauge bei einem 5-jähri-
gen Jungen. – Daraufhin folgte das Referat von *Soltmann* (Breslau): Über
Mienen- und Gebärdenspiel kranker Kinder.

Als Beispiel wollen wir die Physiognomie-Beschreibung der *an Pleuropneumonie erkrankten Kinder* wiedergeben: „Bei der Pleuropneumonie der Kinder ist das Mienen- und Gebärdenspiel sehr charakteristisch. Wir haben es mit
einer Schmerzphysiognomie zu tun, aber mit einer modifizierten, ähnlich
der beim Laokoon geschilderten. Die Augen sind nicht zusammengekniffen,
der Mund nicht weit und schreiend geöffnet, sondern die Augenbrauen sind
schräg gestellt, dadurch, daß die zentralen Bündel des Frontalis in die Höhe
gezogen sind, bei gleichzeitiger Wirkung der Augenbrauenrunzler. Die Augen
sind glänzend, das Gesicht gerötet, infolge der beschleunigten Zirkulation.
Der bogenförmig gekrümmte, mit seinen Winkeln nach abwärts abgezogene
Mund, so daß die Lippenkommissur einen Halbmond darstellt, mit der Kon-
kavität nach unten, ist zwar zum Schreien verzogen – eine Wirkung des
Musculus depressor angularis – dessen Kontraktion das Kind nicht unterlas-
sen kann, weil er am wenigsten unter der Kontrolle des Willens steht; aber instinktiv unterdrückt das Kind den Schrei, weil andernfalls mit der notwendig
damit verbundenen erhöhten Respirationsbewegung der Schmerz in der
kranken Lunge und Pleura vermehrt würde. So entringt sich nur ein kläg-
liches, hohles staccatierendes Seufzen der Brust, da ja die Luftkapazität des
Lungenparenchyms verringert und der Luftstrom in der Trachea in seiner
Intensität abgeschwächt ist und übrigens die Form der Mundhöhle und Lip-
pen, wie *Helmholtz* zeigte, die Natur und Höhe der Vokallaute bestimmen
muß. Der physiognomische Effekt ist der des kummervollen, gramvollen
Bedrücktseins.“
Ähnlich deutlich wird der Gesichtsausdruck beim Diphtherie-Croup beschrieben: „Je akuter und intensiver die Krankheitserscheinungen hervortreten,
umso mehr drücken Gesicht und Bewegungen die höchste, herzzerreißendste
Angst aus. Während Kinder mit den bisher genannten Krankheitszuständen
sich äußerst ruhig und still verhalten, sind sie beim Croup keinen Augenblick
in Ruhe. Sie verlangen aus dem Bett auf den Arm der Wärterin und wieder
ins Bett hinein, sie springen auf und klammern sich ans Bettgestell an, weil
in aufrechter Stellung das Atemholen erleichtert wird. Sie gestikulieren mit
den Händen wild und unruhig in der Luft umher, greifen krampfhaft ängst-
lich nach Hals und Brust, um das dort sitzende Hindernis zu entfernen. Das
Gesicht ist gerötet, gedunsen, in Schweiß gebadet. Die Augen sind gesperrt,
der Mund ist weit geöffnet, um den Luftzutritt zu erleichtern; die Nasen-
flügel beben, alle respiratorischen Hilfsmuskeln sind in heftigster Aktion,
selbst das Platysma myoides, das man aus den divergierenden vorspringenden
Falten an den Seiten des Halses bei hochgradiger Stenose ersehen kann.
Duchem und *Bell* bezeichnen deshalb diesen Muskel als den der Furcht,
vielleicht besser als *Darwin* möchte, des Schauderns. Wer einmal die flehen-

---

1 Dies dürfte die erste Mitteilung der *Hirschsprung*'schen Krankheit gewesen
  sein.

den, angstvollen Gebärden und Mienen eines croup-kranken Kindes gesehen
hat, die ziehenden Stenose-Geräusche bei der langsamen und mühevollen Atmung gehört hat, anfangs die rauhe heisere Exspiration, der die von krähen-
dem Geräusch begleitete Inspiration folgt, später die tonlose vollständig er-
loschene Stimme und den bellenden Hustenton, der wird das traurige Bild
nie vergessen."

Eindrucksvolle Schilderungen werden auch von Kindern mit Herzerkrankungen, Hirnkrankheiten und anderen gegeben.
Es ist zu ersehen, wie gründlich und genau die früheren Kliniker ihre Patienten
beobachteten und welche Schlüsse sie bis in alle Einzelheiten aus diesen
exakten Beobachtungen zogen. —
Auch für 1887, 1888 und 1889 liegen keine Unterlagen vor. Jedoch sind die
Versammlungs-Orte bekannt. (s. S. 184)

1890 Von 1890 ab liegen uns die Verhandlungen der Gesellschaft für Kinderheilkunde bis heute vollständig vor. — Im Inhaltsverzeichnis der Verhandlungen
der 8. Versammlung der Gesellschaft, 1890 in Bremen, unter Vorsitz von
Steffen (Stettin) wird zum ersten Mal zwischen Referaten und Vorträgen zu
einzelnen Themen unterschieden. Früher wurden fast ausschließlich Referate
über Einzelthemen gehalten. Jetzt wurden übergeordnete Referatthemen in
der Geschäftssitzung des vorhergehenden Jahres beschlossen.
1. Referat: *Thomas* (Freiburg): Über Scharlach. 2. Referat: *Steffen* (Stettin):
Über die Behandlung der Kehlkopf-Diphtherie.
Thomas (Freiburg) sprach über Scharlach und teilte sein Referat in Ursprung,
Komplikationen und Behandlungen des Scharlachs ein. Über den Ursprung
des Scharlachs war noch wenig bekannt, es wurde vermutet, daß eine pilz-
artige Ursache dieser Krankheit bestehe. Weiter ging *Thomas* nicht auf den
Ursprung des Scharlachs ein. Als wichtigste Komplikation des Scharlachs
nannte er die sogenannte Scharlachdiphtherie. Weiterhin wurden Gelenkent-
zündungen, septische Nephritis und Herzaffektionen erwähnt. Zur Therapie
des Scharlachs empfahl *Thomas* in leichteren Fällen eine diätetisch-ex-
spektative Behandlung. Die häufigste Indikation zum Eingreifen biete das
Fieber; hier wurden für scharlachkranke Kinder laue, allmählich abkühlende
Bäder mit nötigenfalls kalten Übergießungen empfohlen, dazu ein vorsich-
tiger Gebrauch von Salicylnatrium, Antifebrin oder Antipyrin. In der Rekon-
valeszenz warme Bäder.
Steffen (Stettin) berichtet in seinem Referat über die Behandlung der Kehl-
kopfdiphtherie. Es wurden besonders die Frage der Intubation und ihrer
Folgen beurteilt, wobei 3 wichtige Punkte zur Debatte standen. 1. „Wie stellt
sich das Heilungsverhältnis nach Intubation zu dem nach Tracheotomie?"
2. „Wie verhält es sich mit der Häufigkeit derselben nach Tracheotomie?"
3. „Welche Erfahrungen liegen vor über Druckdekubitus nach Intubation?"
Die Fragen wurden wie folgt beantwortet: Zu 1.: Es ergab sich kein signifi-
kanter Unterschied in der Heilung zwischen Intubation und Tracheotomie.
Nach von *Ranke* sei es lediglich im 1. Lebensjahr besser zu intubieren, als zu
tracheotomieren. Zu 2.: Es wurde kein Unterschied in der Entstehung von

sekundären Pneumonien zwischen Intubation und Tracheotomie gesehen.
Zu 3.: Es wurde festgestellt, daß bei richtigen und passenden Instrumenten
die Gefahr einer Verletzung des Kehlkopfes durch Intubation verhältnismäßig
gering sei und das Risiko insgesamt geringer als bei Tracheotomie. (Gemeint
war hierbei die blinde Intubation nach *O'Dwyer*).
An weiteren Vorträgen wurden gehalten: *Flesch* (Frankfurt/M.): Über Ätiologie und Prophylaxe der Kindertuberkulose. – *Pfeiffer* (Wiesbaden): Über
Erythema nodosum. – *Hochsinger* (Wien): Über Indikanurie im Säuglingsalter. – *Meinert* (Dresden): Vorschläge zur Prophylaxe und Therapie der
Cholera infantum. – *Dreier* (Bremen): Demonstration einer schrägen Ge-
sichtsspalte. – *Haschmid* (Stettin): Exstirpation einer kindskopfgroßen
sarkomatös entarteten Niere eines 6 Monate alten Kindes. Heilung. – G.
Mayer (Aachen): Über Behandlung der Diphtherie des Rachens. – *Teichler*
(Frankfurt/M.): Über Mikroorganismen beim Keuchhusten.

1891   Die 9. Versammlung der Gesellschaft für Kinderheilkunde fand 1891 in Halle/
S. statt. Als Referatthemen waren gegeben: 1. Die Impffrage. 2. Die Erfahrungen über das *Koch*'sche Heilmittel im Gebiete der Kinderheilkunde. –
Die Referate wurden diesmal nicht von zwei Vortragenden allein, sondern
von mehreren Vortragenden gehalten. Die Impffrage wurde in verschiedene
Abschnitte aufgeteilt. 1. Geschichte und Theorie der Schutzimpfung nach den
neuesten Forschungen; im allgemeinen und gegen Blattern im Besonderen.
2. Die Organismen der Lymphe. 3. Humanisierte und animale Lymphgewin-
nung und Anwendung derselben. Die Referate 1 und 2 hielt *Pott* (Halle/S.),
das Referat 3 *Reese* (Halle/S.). – In der 4. Sitzung folgten weitere Referate
über die Impffrage: L. *Pfeiffer* (Weimar): Regelmäßiger und abnormer Verlauf
der Impfpocken; sowie Impfkrankheiten und Asepsis der Impfung. – *Voigt*
(Hamburg): Fortpflanzung der Lymphe. – Emil *Pfeiffer* (Wiesbaden): Über
Impfschutz. Belege und Dauer desselben. Zeitpunkt der Erst- und Wiederimp-
fung. – *Biedert* (Hagenau): Variola, Variolois und Varizellen.
Es waren vor allem zwei Fragen zu klären. 1. gibt es überhaupt einen Impfschutz? und 2. wann beginnt der Schutz und wie lange dauert er? Als deutlichsten Beweis für einen Impfschutz führt *Pfeiffer* die Statistik der Stadt
Stuttgart an, in der das Verhältnis der Pockentodesfälle zu den Gesamttodes-
fällen aufgeführt wurde.

Es betrug von 1772 bis 1796 1:13,5. – 1797 bis 1812 1:17,1. – Sowie 1812
bis 1827 1:1148. – Es starben von 1000 Lebenden an den Pocken im Jahr
1782 bis 1796 69. – 1797 bis 1812: 43; sowie 1812 bis 1827 nur noch 0,8.

Im Jahr 1814 wurde die Impfung staatlich organisiert und 1818 die Impfung
gesetzlich eingeführt. Das statistische Material bewies eindeutig die Veränderung der Pockenmortalität nach der Einführung der Vaccination. – Eine weitere Statistik aus Bayern wird angeführt.

So betrug dort die Sterblichkeit an Pocken bei der Epidemie 1871 für Unge-
impfte 60%; für 1mal-Geimpfte 13%; für Revaccinierte 8%.

Der Impfschutz wurde 5 Jahre lang als sicher, 10 Jahre lang als relativ hoch
bezeichnet. Als Zeitpunkt der Erstimpfung wurde empfohlen, das 1. Lebensjahr zu nehmen. Spätere Impftermine wurden für ungünstig empfunden, wegen zusätzlich auftretender Erkrankungen wie Skrofulose, Rachitis. Außerdem würden Kinder über 12 Monate mehr unter den Vaccinationsprozessen
leiden als jüngere.
Über die Erfahrungen mit dem Tuberkulin als Heilmittel sprach v. *Ranke*
(München). Er sagte, daß das Tuberkulin eine Immunisierung der Gewebe
beim Menschen nicht bewirken könne und daß es auch bei fortgeschrittenen
Tuberkulosefällen keinerlei Heilwirkung ausüben würde. Die Gefahren einer
schlimmeren Einwirkung des Mittels endlich, scheinen bei Kindern noch
größer zu sein, als bei Erwachsenen. So schloß v. *Ranke*, daß das Tuberkulin
untauglich sei zur Behandlung der Tuberkulose und daß man weiterhin in
alt erprobter Weise durch klimatische Kurorte und allgemeine hygienische
Maßnahmen den Organismus widerstandsfähiger machen müsse und so auf
diesem Wege eine Heilung der Tuberkulose noch am ehesten erreicht werden
könne. — *Leser* (Halle) stimmte mit den Ausführungen v. *Ranke* überein und
erklärte unter anderem: „Meine Herren, Sie wissen, daß unsere Hoffnungen,
ein unfehlbares Heilmittel zu besitzen, samt und sonders trügerisch waren.
In keinem einzigen von den tausenden und abertausenden Fällen von Lupus
wurde trotz fortgesetzter Behandlung, trotz kleiner und großer Dosierung,
trotz täglichen oder in Pausen wiederholten Injektionen eine tatsächliche
dauernde Heilung erreicht.''
Weitere Themen waren: *Epstein* (Prag): Über die Übertragung des menschlichen Spulwurmes (Ascaris lumbricoides). — v. *Ranke* (München): Intubation und Tracheotomie im Jahre 1890/91. — Johann *Bokay* (Budapest): Meine Erfolge mit der *O'-Dwyer*'schen Intubation. — *Hennig* (Leipzig): Über die
Folgen der versäumten Vorbereitung der Frauen zum Stillen. — *Schmitt-
Monnart* (Halle/S.): Über den Einfluß des Militärdienstes der Väter auf die
körperliche Entwicklung ihrer Nachkommenschaft. — v. *Falkenheim* (Königsberg i. Pr.): Über Perforationsperitonitis bei Neugeborenen. — *Cahen-
Brach* (Frankfurt/Main) über: Die Urogenitalblennorrhoe der kleinen Mädchen; *Ganghofner* (Prag): Über Tetanie im Kindesalter.
1892 fand wegen der Cholera-Epidemie keine Versammlung statt.

1893   Die 10. Versammlung der Gesellschaft fand 1893 in Nürnberg unter Vorsitz
von *Steffen* (Stettin) statt. 4 wissenschaftliche Sitzungen wurden abgehalten. Als Referatthema war gewählt worden: Die öffentliche Fürsorge für
stotternde und stammelnde Schulkinder. Referenten waren H. *Gutzmann*
(Berlin) und R. *Kafemann* (Königsberg).
Im 1. Referat ging *Gutzmann* (Berlin) ausführlich auf die Maßnahmen bei
stotternden und stammelnden Schulkindern ein: Die öffentlichen Maßnahmen gegen die Ausbreitung des Stotterns und Stammelns datierten erst aus

jüngster Zeit; *Berghahn* bekämpfte zum ersten Mal 1883 in größerem Maßstabe das Stottern bei der Schuljugend. 1883 wurden in Braunschweig in 3 Abteilungen durch 3 Lehrer 23 Stotterer behandelt. Von diesen wurden 16 geheilt, 6 gebessert, 1 blieb ungeheilt. 1888 wurden Kurse in Hamburg abgehalten. Dort wurden 205 Stotterer behandelt. Das Ergebnis war nach Urteil der Klassenlehrer: Geheilt 77, sehr gebessert 57, gebessert 43, erfolglos unterrichtet 10. Ergebnis unermittelt 18. *Gutzmann* geht nun auf die Einzelheiten der Durchführung der Fürsorge für die stotternden und stammelnden Schulkinder ein und schreibt besonders dem Haus- und Schularzt eine große Aufgabe zu. Er ist allerdings sehr skeptisch über das Wissen der Ärzte betreffs der Sprachgebrechen und fordert einen gründlichen Unterricht in Sprachphysiologie für alle praktischen Ärzte. Er zitiert *Berghahn*, der in seinem kleinen Büchlein schrieb: „Ein Stiefkind der ärztlichen Wissenschaft erlaube ich mir in diesem Büchlein zu besprechen, ein Stiefkind sage ich, denn wo ist der Lehrstuhl, der die Sprachgebrechen Stottern und Stammeln, ins Bereich seiner Vorträge aufnähme." *Gutzmann* meint, wenn alle Beteiligten, Lehrer, Ärzte und Eltern Hand in Hand arbeiteten, könnte der größte Teil der Kinder, die an jenen Sprachgebrechen leiden, durchaus geheilt werden.

Kafemann (Königsberg) ging im 2. Referat auf den mehr ärztlichen Teil der Behandlung des Stotterers ein und machte darauf aufmerksam, daß bei den stotternden und stammelnden Kindern ca. 40% mit adenoiden Vegetationen behaftet seien. Außerdem seien bei diesen Kindern oft eitrige Katarrhe und verstopfte Nasen vorhanden. Die hierdurch hervorgerufene Schwerhörigkeit spiele besonders bei Sprachstörungen, so beim Stammeln, eine große Rolle. Durch einfache ärztliche Maßnahmen könnte dies beseitigt werden.

Weitere Themen waren: O. *Happe* (Hamburg): Die Cholera der Kinder in der Hamburger Epidemie von 1892. — *Fischl* (Prag): Über gastrointestinale Sepsis.

2. Sitzung: v. *Ranke* (München): Intubation und Tracheotomie. — *Reger* (Hannover): Demonstration graphischer Darstellungen von Epidemien von Infektionskrankheiten. — *Ritter* (Berlin): Weiteres über den Keuchhusten. — *Meinert* (Dresden): Zur Ätiologie der Chlorose. — *Schmidt-Monnard* (Halle/S.): Über die körperliche Entwicklung der Ferienkoloniekinder. — *Ritter* (Berlin): Die Ätiologie und die Behandlung der Diphtherie.

1894   Unter dem Vorsitz von Prof. *Widerhofer* (Wien) wurde die 11. Versammlung der Gesellschaft 1894 in Wien abgehalten. — Diesmal waren keine besonderen Referatthemen vorbereitet worden.

Auf der 1. Sitzung sprach v. *Falkenheim* (Königsberg): Über Vaccination und Nephritis. — *Heller* (Wien): Über psychische Taubheit im Kindesalter. — H. *Rehn* (Frankfurt/M.): Das mandelsaure Antipyrin in seiner Verwendung bei Keuchhusten. — J. *Zappert* (Wien): Vorstellung eines Falles von Hemiatrophia facialis.

Die 2. Sitzung war der Diphtherie gewidmet. Es wurde über Diphtherie im Zusammenhang mit der Intubation nach *O'Dwyer*, über Pseudodiphtheritis septämischen Ursprungs, über die Bedeutung der Mischinfektion bei Diphtherie, sowie über Immunisierungs- und Heilversuche bei der Diphtherie mittels Antitoxin gesprochen. Referenten waren: *Wiederhofer* (Wien), *Epstein* (Prag), *Bernheim* (Zürich) und *Aronson* (Berlin).

Die 3. Sitzung hatte Themen verschiedenster Art: C. *Seitz* (München): Die klinische Diagnostik der Bronchialdrüsenerkrankung. – H. *Hirschsprung* (Kopenhagen): Beobachtungen über Darminvagination bei Kindern. – *Heubner* (Berlin): Über Herzarrhythmie im Kindesalter.

Auf der 4. Sitzung sprachen F. *Ganghofner* (Prag): Über cerebrale spastische Lähmungen im Kindesalter. – E. *Pfeiffer* (Wiesbaden): 100 Analysen von ausgebildeter menschlicher Milch aus allen Monaten des Stillens nebst zwei Analysen von Kolostrum. – v. *Ranke* (München): Zur Diagnose des chronischen Hydrocephalus in dessen Anfangsstadien, bei noch nicht vorhandener Vergrößerung des Schädels. – v. *Ranke* (München): Jodinjektion in den Gehirnventrikel bei einem 10 Monate alten, an fortgeschrittenem Hydrocephalus chronicus internus leidenden Kinde. – *Fischl* (Prag): Über die Ursachen der Säuglingssterblichkeit. – *Schichter* (Wien): Über die Nutzlosigkeit der üblichen Desinfektion der Räume bei der Prophylaxe der Diphtheritis.

Loos (Graz) referierte auf der 5. Sitzung: Über die Veränderungen der morphologischen Bestandteile des Blutes bei verschiedenen Krankheiten der Kinder. – *Kassowitz* (Wien): Anregung zur Diskussion über die Krankheiten der Zahnung.

Themen der 6. Sitzung waren: *Monti* (Wien): Über Veränderung der Blutdichte bei Kindern. – *Escherich* (Graz): Die *Gärntner*'sche Fettmilch, eine neue Methode der Säuglingsernährung. – *Gärntner* (Wien): Über die Herstellung der Fettmilch. – E. *Berggrün* (Wien): Über den Fibringehalt des Blutes bei Krankheiten der Kinder. – *Schmitt-Monnard* (Halle/S.): Über den Einfluß der Jahreszeit und der Schule auf das Wachstum der Kinder. – E. *Fronz* (Wien): Über Tetanus im Kindesalter. – L. *Fürst* (Berlin): Hämatoma subperiostale (Morbus Barlowii).

Auf die Fülle von Einzelthemen kann nicht näher eingegangen werden. Nur zwei Vorträge seien aus der Vielzahl herausgegriffen. *Fischl* teilte Studien über die Mortalität des 1. Lebensjahres in Prag in den Jahren 1880 bis 1885 mit.

Im Jahre 1885 kamen auf 1.000 lebend geborene Kinder bei den unehelichen 228,3 Verstorbene, bei den ehelichen Kindern 175,8 Verstorbene. Von 100 noch nicht einjährigen Verstorbenen waren bei 32,6 Kindern (inklusive Gebär- und Findelanstalt) im Jahre 1885 Verdauungskrankheiten die Ursache; exklusive Gebär- und Findelanstalt nur bei 26,4 Kindern. *Fischl* differenziert die Sterblichkeit nach der Wohnumgebung, nach guter, mäßiger und ganz schlechter Wohnung, nach Abstammung aus Familien verschiedener Konfessionen und ähnliches. Er zeigt deutlich, daß mit dem Schlechterwerden der Behausung die Zahl der in jüngerem Alter durch Magen-Darm-Erkrankungen gestorbenen Kinder steigt, woraus man entnehmen kann, daß sich zu den zahlreichen Lebensbedrohungen des Säuglings die der ungünstigen Wohnverhältnisse als neuer und keineswegs belangloser Faktor hinzugesellt. –

Fronz (Wien) berichtete über Tetanus im Kindesalter. Er durchforschte die in drei Jahrzehnten im St. Annen-Kinderspital zur Behandlung gekommenen Tetanusfälle. Seine Ergebnisse sind folgende:

Von 25 Patienten mit einem Inkubationsstadium von 1 bis 5 Tagen genasen 4%. – Von 91 mit einem Inkubationsstadium von 6 bis 10 Tagen genasen 4,4%. – Von 54 mit einem Inkubationsstadium von 11 bis 15 Tagen genasen 27%. – Von 20 mit einem Inkubationsstadium von 15 bis 20 Tagen genasen 45% und von 15 mit einem Inkubationsstadium von über 20 Tagen genasen 20%. Das ergibt einen Durchschnitt von 15,2% geheilt.

Als Ergebnis seiner Arbeit schreibt er: „Es ergibt sich demnach, daß der Tetanus im Kindesalter sowohl der Schwere als auch der Häufigkeit nach, keineswegs zu überschätzen ist. Ja zieht man hinsichtlich des Tetanus neonatorum in Erwägung, daß er bekanntermaßen viel häufiger als bei Erwachsenen mit Sepsis kompliziert ist, daß die Krampfzustände im frühesten Kindesalter viel gefährlicher sind als später, daß lebensgefährliche Komplikationen mit Pneumonien und Erkrankungen des Intestinaltraktes leicht infolge mangelhafter Respiration und Nahrungsaufnahme hinzutreten können, so scheint es fast, daß die Neugeborenen eine geringere Empfänglichkeit gegenüber dem Tetanustoxin besitzen als Erwachsene, ähnlich wie neugeborene Tiere gegenüber Strychnin weniger empfänglich sind. Alle diese Faktoren werden also gegebenenfalls bei Anwendung der Serumtherapie im Kindesalter, insbesondere aber beim Tetanus neonatorum wohl zu berücksichtigen sein."

1895   Die *12. Versammlung* der Gesellschaft für Kinderheilkunde wurde 1895 wiederum unter dem Vorsitz von Geheimrat *Steffen* in Lübeck abgehalten. Diesmal wurden wieder Referate vorgetragen, die in der vorjährigen Sitzung beschlossen worden waren. Es sollte über die Erfolge der Heilserum-Behandlung bei der Diphtherie berichtet werden.
Im 1. Referat der Sitzung sprach O. *Heubner* (Berlin): Über die Erfolge der Heilserumbehandlung bei der Diphtherie. Er berichtete über einen Zeitraum von 2 Jahren. Ihm stand anfangs noch das persönlich von Professor *Behring* zubereitete Serum zur Verfügung, später das Heilserum der Firma Höchst.

Heubner gab an, daß unter seinen 174 reinen Diphtheriefällen 110 waren, die bei Beginn der Behandlung sich am 1. bis 3. Krankheitstage befanden. Von diesen starben 6. Das gibt eine Letalität von 5,4%, die nicht wesentlich höher gewesen sei, als es der *Behring*'schen Voraussage entsprochen hätte.

Dieses Gesamtresultat bezeichnete *Heubner* als sehr günstig. Anschließend ging er auf die verschiedenen klinischen Manifestationen der Diphtherie unter der Behandlung mit Diphtherieheilserum ein und folgerte schließlich: „Mein Schlußurteil über das Heilserum geht zur Zeit dahin, daß die Wahrscheinlichkeit seiner ganz spezifischen Heilwirkung gegen die Diphtherie mit jedem Monat weiterer Erfahrung immer mehr zur Gewißheit wird." – Das Anschluß-

referat hielt *Soltmann* (Leipzig). Er sagte unter anderem: „Zu einem ablehnenden Votum gegen das *Behring*'sche Heilserum liegt kein Grund mehr vor. Ist auch die Theorie der Wirkung noch nicht geklärt und kein positiver Beweis für die antitoxische Wirkung aus der klinischen Analyse erbracht, so ist doch der übereinstimmende Eindruck fast aller Beobachter unter ziffermäßigen Belegen der, daß das Heilserum den Verlauf der unkomplizierten *Löffler*'schen Diphtherie des Rachens abkürzt, leichter und günstiger gestaltet und die Mortalität bei frühzeitiger Anwendung erheblich herabsetzt. Und dies hat auch für den unkomplizierten Croup zu gelten. So sehr wir aber endlich auch den Fortschritt in der Lehre von der Immunität und der Verwendung des Blutserums zur Heilung mit Freude begrüßen, so ist doch Vieles hier noch unklar oder Hypothese. Und gerade darum, meine Herren, sollen wir auch in Gedanken — das mögen die Serumenthusiasten beherzigen — nicht in einer einseitigen Richtung bei der Behandlung der Diphtherie befangen sein, und sollen es nicht aufgeben, nach weiteren Mitteln auch nichtbakterieller Herkunft zu suchen. Das muß aber freilich — das sollen die Gegner der Serumtherapie bedenken — nicht in einem planlosen Herumprobieren mit jedem beliebigen Mittel geschehen, sondern in zielbewußter, wissenschaftlicher Arbeit, nach exakter kausaler Methodik, wie sie die fundamentale Entdeckung *Behring*'s gezeigt hat."
Diphtherie, Infektionskrankheiten und Ernährungsfragen waren die Hauptthemen der diesjährigen Sitzung.
Weitere Vorträge waren: *Fischl* (Prag): Über Schutzkörper im Blute des Neugeborenen; Das Verhalten des Blutserums des Neugeborenen gegen Diphtherie-Bazillen und Diphtheriegift. — *Neumann* (Berlin): Ernährungsweise und Infektionskrankheiten im Säuglingsalter. — *Meinert* (Dresden): Die hygienische Behandlung der akuten Infektionskrankheiten im Kindesalter. — v. *Ranke*: Zur Serumtherapie, in Besonderheit über die Wirkung des *Behring*' schen Serums, bei der sogenannten septischen Diphtherie. — H. *Bokay* (Budapest): Die Dauer der Intubation bei geheilten Diphtheriekranken vor der Serumbehandlung und jetzt. — *Ritter* (Berlin): Tierdiphtherie und ansteckende Halsbräune. — *Bernhard* (Berlin): Beitrag zur Lehre von den akuten Infektionskrankheiten im Kindesalter. — *Mey* (Riga): Eine Studie über das Verhalten der Rachitis in Riga. — *Biedert* (Hagenau): Über einige Probleme der Milchwirtschaft und Milchverwendung nebst neuen Analysen von *Camerer* und *Söldner*. — *Backhaus* (Göttingen): Über Herstellung von Kindermilch. — *Karstens* (Leipzig): Weitere Erfahrungen über die Ausnutzung des Mehls im Darme junger Säuglinge. — *Dornblüth* (Rostock): Turnen und Turnspiele der Mädchen. — *Hochsinger* (Wien): Über Lebererkrankungen hereditär-syphilitischer Säuglinge. — *Gutzmann* (Berlin): Über Hemmungen der Sprachentwicklung. — *Emmerich* (Nürnberg): Über Alkoholmißbrauch im Kindesalter. — *Schlossmann* (Dresden): Über Influenza im Kindesalter.
Ein zusätzliches Referat wurde von *Pott* (Halle/S.) gehalten: Über die Entstehung und Behandlung des chronischen Hydrocephalus.
Aus historischen Gründen wurden die Vorträge der ersten 12 Verhandlungen der Gesellschaft für Kinderheilkunde mit ihren Autoren wiedergegeben. Sie

spiegeln in klassischer Weise das Wissen, die Erfahrungen und Hypothesen jener Zeit wider. Dankbarkeit über Mühen und Erfolge früherer Generationen soll uns erfüllen!

Im Folgenden sollen bei den weiteren Verhandlungsberichten nur noch die Hauptreferate aufgeführt werden und, soweit möglich, die Vorträge zu diesen. Der interessierte Leser kann die nicht erwähnten Vorträge in den im Literaturverzeichnis angegebenen Quellen nachlesen.

1896 Unter Vorsitz von *Steffen* (Stettin) wurde die 13. Versammlung 1896 in Frankfurt/Main abgehalten.

Hauptreferate waren: *Loos* (Innsbruck): Über den Spasmus glottidis. — *Fischl* (Prag): Tetanie, Laryngospasmus und ihre Beziehungen zur Rachitis.

Loos berichtete: „Was ich hier vor mir habe, sind jene seit Alters unter dem Namen Spasmus glottidis, Laryngospasmus und früher unter anderen Namen bekannte Zustände der ersten 2 Jahre des Lebens beiläufig, die die Kinder unter gewissen Verhältnissen zu gewissen Zeiten des Jahres oft plötzlich wie der Blitz aus heiterem Himmel erfassen, die sich mitunter von unscheinbaren Anfängen zu bedrohlichen Krankheitsbildern entwickeln, jene Krämpfe des Kehlkopfes, die scheinbar oft unbegründet bei Tag und Nacht in beängstigender Häufigkeit auftreten, die, sind sie einmal da, sich bei jedem Weinen, sich bei jeder Phonation des Kindes einstellen können, die Tage und Wochen lang andauern können, nach scheinbarem Verschwinden gelegentlich wiederkehren, die gar nicht so selten die mittelbare oder unmittelbare Ursache des plötzlichen Todes des Kindes dieser Altersperiode bilden können." *Loos* schloß seine Ausführungen mit der Feststellung, daß er den Spasmus glottidis für keine selbständige Krankheit halte, sondern für ein Symptom einer Neurose, der Tetanie und zwar für das wichtigste derselben bei Kindern. Einen ursächlichen Zusammenhang zwischen dieser Tetanie und dem Spasmus glottidis mit der Rachitis konnte *Loos* nicht annehmen.

Fischl hielt das Koreferat über das gleiche Thema. Auch er konnte über das Wesen der Tetanie noch keine sicheren Angaben machen. Als hervorstechendsten Charakter der Tetanie stellte er die erhöhte Erregbarkeit des peripheren und zentralen Nervensystems dar. Ein Sitz der Tetanie sei noch nicht gefunden. Die Annahme, daß die Tetanie durch im Magen-Darm-Kanal produzierte Toxine entstünde, fand er einleuchtend. Er schloß aber mit den Worten, daß die ganze Lehre von der Tetanie, dem Glottiskrampf und ihre Stellung zur Rachitis, noch von dunklen Punkten starre, die der Klärung bedürften.

Außer diesen Hauptreferaten wurden folgende Vorträge gehalten: *Epstein* (Prag): Über kataleptische Erscheinungen bei rachitischen Kindern. — *Thomas* (Freiburg): Über einen Fall von plötzlichem Tod eines kleinen Kindes durch Hyperthermie. — *Trumpp* (Graz): Über Colizystitis im Kindesalter. — *Camerer* (Urach): Die chemische Zusammensetzung der Frauenmilch mit Bemerkungen über die künstliche Ernährung der Säuglinge. — *Schlossmann* (Dresden): Über Art, Menge und Bedeutung der stickstoffhaltigen Substanzen in der Frauenmilch. — *Pfeiffer* (Wiesbaden): Die Eiweißkörper der Milch und ihr

Stickstoffgehalt. – *Ritter* (Berlin): Über den Keuchhusten. – *Biedert* (Hagenau): Über chemisch-bakteriologische Zentralstationen mit besonderer Bezugnahme auf die Diagnose der Diphtherie. – *Sonnenberger* (Worms): Über Intoxikationen durch Milch. – v. *Ranke* (München): Zur Scharlachdiphtherie. – *Lange* (Leipzig): Zur Ätiologie der Rachitis. – *Rehn* (Frankfurt): Lupus erythematosus disseminatus auf der Grenze des Kindesalters mit akutem, letalem Verlauf. – *Oppenheimer* (München): Über die Anwendung von Sauerstoffeinatmung bei katarrhalischer Pneumonie. – *Seitz* (München): Über seltene Gefäßanomalien im Kindesalter. – *Neumann* (Berlin): Über die Beziehungen der Krankheiten des Kindesalters zu den Zahnkrankheiten. – *Berten* (Würzburg): Die Hyperplasien des Zahnschmelzes und ihre Beziehungen zu den Erkrankungen im Kindesalter, speziell der sogenannten *Hutschinson*'schen Zähne zu Syphilis. – *Biedert* (Hagenau): Einheitskanüle für Tracheotomie mit Demonstration. – *Schmidt* (Frankfurt/M.): Schilddrüsentherapie bei zurückbleibendem Körperwachstum. – *Stoos* (Bern): Über die Äthernarkose im Kindesalter. – v. *Falkenheim* (Königsberg): Mitteilungen aus der diesjährigen Impfperiode. – *Kohn* (Berlin): Eine ungewöhnliche Form der angeborenen Lebersyphilis. – H. *Mayer* (Frankfurt/M.): Über die Verwendung von Einnehmegläschen in der Kinderpraxis. – *Schill* (Wiesbaden): Über die Berichte über mit täglichen warmen Bädern behandelte Scharlachfälle, wobei Nephritis nur ausnahmsweise vorkam.
Hervorzuheben ist, daß viele für den praktisch tätigen Kinderarzt interessante Themen dabei waren.

1897 1897 fand in Braunschweig unter Vorsitz von *Steffen* (Stettin) die 14. Versammlung der Gesellschaft für Kinderheilkunde statt.
Hauptreferate hielten *Aufrecht* (Magdeburg) und *Dürck* (München): Über Pneumonie im Kindesalter. – Weitere Themen waren der Säuglingsernährung, den Infektionskrankheiten, sowie verschiedenen Einzelfragen gewidmet.

Aufrecht teilte in seinem Referat über die Pneumonie im Kindesalter, die Pneumonien in croupöse und katarrhalische ein; die katarrhalischen Pneumonien wieder in 3 Untergruppen. Er ging auf die pathologisch-anatomischen Verhältnisse, sowie die Symptomatologie bei den einzelnen Formen ein. Bezüglich der Therapie empfahl er die Anwendung des Chinin und den Aufenthalt der Kinder im Freien.
Es hat jedoch Jahrzehnte gedauert, bis sich diese letztgenannte Therapie allgemein durchsetzte.
Im Koreferat befaßte sich *Dürck* (München) ausschließlich mit der Ätiologie der verschiedenen Formen der primären und sekundären Pneumonien im Kindesalter. Er zog folgende Schlüsse: Bei den verschiedenen Formen der Pneumonie finde sich ein Bakteriengemisch. Die am häufigsten vorkommende Bakterienart sei der Diplococcus pneumoniae. – Die Zusammensetzung des Bakteriengemisches zeigt keine Abhängigkeit von der Art der primären Erkrankung. – Die Zusammensetzung des Bakteriengemisches ist ohne Einfluß auf die Histologie. Auch die nicht pneumonisch erkrankte Lunge anderer verstorbener Kinder enthält ein Bakteriengemisch, dessen Kompo-

nenten im wesentlichen dieselben sind wie in den pneumonisch affizierten
Lungen. Auch hier herrschte Diplococcus pneumoniae vor. Die Lungen frisch
getöteter Haustiere enthalten gleichfalls Keime, unter denen sich pathogene
Arten befinden, Pneumobazillus Friedländer, Diplococcus pneumoniae,
Streptococcus pyogenes. Es ist daher anzunehmen, daß die normale Lunge
des gesunden Menschen stets ein zu verschiedenen Zeiten verschieden zusam-
mengesetztes Bakteriengemisch enthält. Seine bloße Anwesenheit genügt
nicht zur Auslösung einer Pneumonie. Es gelingt nicht bei Versuchstieren
durch bloße intratracheale Applikation von Reinkulturen künstliche Pneumonien zu erzeugen. – Dagegen gelingt die Erzeugung von pneumonischen
Prozessen bei gleichzeitiger oder in kurzen Zwischenräumen nacheinander
vorgenommener intratrachealer Applikation von Bakterienkulturen und
stark reizenden Staubarten. Die Schädigung der Lunge durch alleinige intratracheale Einblasung von stark reizenden Staubarten genügt für das Auftreten
von Pneumonien. – Es gelingt beim Tier durch künstliche Erkältung Lungenentzündung zu erzeugen. – Diese „Staub- oder Erkältungspneumonien" verdanken ihre Entstehung der Schädigung des Lungengewebes. Die schädliche
Wirkung der Erkältung beruht mit größter Wahrscheinlichkeit auf der Erzeugung einer akuten intensiven Hyperämie der Lunge.
Bei den übrigen Vorträgen standen die Kinderernährung sowie die Infektionskrankheiten im Vordergrund.

W. *Hesse* (Dresden): Über Pfunds Säuglingsernährung. – O. *Heubner* (Berlin):
Über die Stoff- und Kraftbilanz eines jungen Brustkindes. – *Biedert* (Ha-
genau): Über den jetzigen Stand der künstlichen Säuglingsernährung mit
Milch und Milchpräparaten. – *Drews* (Hamburg): Über die Ernährung der
Kinder mit Voltmers Muttermilch.
Die Infektionskrankheiten wurden in folgenden Vorträgen abgehandelt:
Theodor (Königsberg): Über Keuchhusten. – *Steinmeyer* (Braunschweig):
Das prophylaktische Krankenzimmer für Infektionskrankheiten. – *Ritter*
(Berlin): Über die Behandlung skrofulöser Kinder.
Außerdem erfolgte eine Reihe von Einzelvorträgen. So zum Beispiel *Dorn-
blüth* (Rostock): Der Schularzt. – *Hochsinger* (Wien): Über das Colles'sche
Gesetz und die Frage des Choc en retour. – *Soltmann* (Leipzig): Über den
diagnostischen Wert der Herzgeräusche im Kindesalter. – *Pott* (Halle/S.):
Über die Gefahr der rituellen Beschneidung. – *Schlossmann* (Dresden): Wie
kann sich der Impfarzt vor wirklichen und angeblichen Impfschädigungen
schützen. – *Lange* (Leipzig): Beitrag zur Lehre vom Spasmus nutans. –
Weiterhin wurden einzelne Fälle vorgestellt, so ein primärer maligner Leber-
tumor eines 13-jährigen Mädchens von *Lange* (Leipzig). – Spina bifida mit
vollständiger Doppelteilung des Rückenmarks von *Theodor* (Königsberg)
und ein Fall mit Lumbalpunktion behandeltem chronischen Hydrocephalus
von *Bauermeister* (Braunschweig).

1898 Bei der 15. Versammlung der Gesellschaft in Düsseldorf unter Vorsitz von
Geheimrat *Steffen* (Stettin) waren folgende Themen *Hauptreferate*:
1. Die Bedeutung der Bakterien in der Ätiologie der Magen-Darm-Erkrankungen der Säuglinge.
2. Über die Vorteile und Nachteile der Ernährung des Säuglings mit sterilisierter Milch.
3. Über die Anämien im frühen Kindesalter.

Das einleitende Referat über die Bedeutung der Bakterien in der Ätiologie der Magen-Darm-Erkrankung der Säuglinge hielt *Escherich* (Graz). Zum Schluß seines Vortrages ging er noch auf die Therapie ein, soweit sie sich auf die direkte Bekämpfung der Bakterien bezog. Für den wichtigsten Teil hielt er die Prophylaxe. Hier legte er besonderen Wert auf die Milchsterilisierung, die Reinhaltung der Mundhöhle, die Vermeidung der Kontaktinfektion, die Vermeidung der Überfütterung des Säuglings. Außerdem verlange die Verhütung der Darminfektionskrankheiten besonders große und helle, hygienisch tadellose Räume. Von den Säuglingen seien alle mit pyogenen Infektionen behaftete Patienten zu entfernen. Die beste Pflege für die Säuglinge sei die Einzelpflege durch ein und dieselbe Pflegerin, die nur für diesen einen Säugling zuständig sei. Seinen Vortrag schloß *Escherich* mit den Worten: „Wir Kliniker stehen heute vor einer ähnlichen Aufgabe wie seinerzeit die Geburtshelfer gegenüber dem Puerperalfieber zur Zeit von *Semmelweis*. Möge auch unseren Bemühungen der gleiche Erfolg zuteil werden."

Das war eine weise Voraussage, deren Verwirklichung aber noch lange auf sich warten ließ!

Im Referat über die Vor- und Nachteile der Ernährung der Säuglinge mit sterilisierter Milch, stellte *Karstens* (Leipzig) zusammenfassend als Ergebnis seines Vortrages besonders heraus: „Die Milch der gesunden Mutter ist das beste Nahrungsmittel für den Säugling. Sauber gemolkene, frisch in sauberen Gefäßen transportierte Milch, die einfach in 10 Minuten abgekocht ist, sei der Verwendung von fabrikmäßig sterilisierter Milch vorzuziehen. Die in Großbetrieben hergestellte sterilisierte und kontrollierte Milch ist als Ersatz für Frauenmilch gut brauchbar. Nur frisch gemolkene und saubere Milch darf zur Sterilisation kommen. Die Sterilisation kann ohne Schaden auf 30 Minuten ausgedehnt werden. Die Drittelmilch-Mischung ist in der Hauptsache für den 1. Monat und 2. Monat. Dann kann zu stärkerer Konzentration übergegangen werden. Die ausschließliche Ernährung des Säuglings mit sterilisierter Milch über den 9. bis 10. Monat ist zwar nicht schädlich, jedoch nicht zu empfehlen. Fällt der 9. bis 10. Monat in die heiße Jahreszeit, so ist es ratsam, neben der sterilisierten Milch Suppen, Zwieback, frisches Gemüse zu geben."

Im Koreferat machte v. *Starck* (Kiel) darauf aufmerksam, daß die ausschließliche Ernährung mit sterilisierter Milch der Säuglinge bei einer erheblichen Zahl von Kindern zu Ernährungsstörungen führe, die sich als Anämie, Rachitis, sowie Skorbut zeigten. Dafür machte er hauptsächlich die Einförmigkeit der Ernährung verantwortlich. Er forderte die Erhitzung der Säuglingsmilch, solange die Beschaffung reiner krankheitskeimfreier roher Milch nicht möglich sei. Für bestimmte Verhältnisse wurde die Sterilisation der Milch zugestanden. Frische, saubere aufgekochte Milch gebe bei Säuglingen gleichgute Resultate wie die sterilisierte Milch und habe nicht ihre Nachteile. Sie bliebe demnach zur Zeit der beste Ersatz der Frauenmilch.

Das 3. Hauptthema über die Anämien im frühen Kindesalter wurde von *Fischl* (Prag) behandelt. Er versuchte folgende Fragen in seinem Vortrag zu klären:

1. Prüfung der Möglichkeit, aus einem Deckglas-Trockenpräparat eines Blut-
   ausstriches mit einiger Sicherheit Schlüsse auf die vorliegende Blutkrankheit zu ziehen.
2. Aus welchen Momenten der histologischen Untersuchung des Blutes
   Schlüsse auf die Erkrankungen bestimmter Teile des blutbildenden Apparates zu ziehen seien.
3. Ob auch aus den einzelnen ausgezählten Leukozytenformen irgendwelche
   Schlüsse zu ziehen seien.
4. Welchen Wert in Bezug auf Diagnose und Prognose die Zahl der Erythro-
   blasten sowie die Polychromatophilie und die Poikilozytose hätten.
5. Was aus Leichenbefunden in Bezug auf eine gewesene Blutkrankheit zu
   schließen sei.
6. Ob therapeutische Einflüsse aus der Änderung des histologischen Blut-
   bildes festzustellen seien.

Dies war ein breiter und großer Fragenkatalog, der von *Fischl* zusammen mit
Siegert beantwortet wurde.

Die übrigen Vorträge befaßten sich in der Mehrzahl mit Problemen der Ernährung. So sprach zum Beispiel Arthur *Keller* (Breslau): Über Einfluß der
Kohlenhydrate auf den Stoffwechsel des Säuglings. — O. *Heubner* (Berlin):
Weitere Bemerkungen zum Säuglingsstoffwechsel aufgrund von Experimen-
taluntersuchungen. — *Schmid-Monnard* (Halle/S.): Über die Nahrungsmengen
normaler Flaschenkinder. — *Keller* (Breslau): Über künstliche Ernährung
magen-darm-kranker Säuglinge in der Klinik. — *Gregor* (Breslau): Über
Erfolge künstlicher Ernährung magen-darm-kranker Säuglinge in der Poliklinik. — *Knöpfelmacher* (Wien): Über Kaseinverdauung.

An weiteren Themen wurde vorgetragen: Encephalitis beim Säugling. — Die
Ossifikation der Hand unter Röntgenbeleuchtung. — Orthopädische Behand-
lung der Spondylitis. — Serodiagnostische Fragen im Kindesalter. — Röntgen-
photographien von mit Syphilis congenita und Rachitis behafteten Kindern.
— Über Degenerationen im Rückenmark und der Medulla oblongata des
Kindes. — Über typische Osteomalazie im Kindesalter. — Demonstration von
Flaschen mit sterilisierter Milch mit Verschluß nach Hempel-Heße. — Über die
Lumbalpunktion an Kindern. — Das Verhältnis der Tuberkulose zur Kindersterblichkeit und zur Tiertuberkulose. — Über Myxödem des frühen Kindes-
alters.

Man sieht, wieder eine reichhaltige Auswahl verschiedenartiger Vorträge, die
sich mit praktischen Fragen befaßten.

1899 Die Zahl der angemeldeten Vorträge und gehaltenen Referate mehren sich
nun von Sitzung zu Sitzung.
Die bei der 16. Versammlung der Gesellschaft in München 1899 unter Vorsitz
von Geheimrat *Steffen* (Stettin) gehaltenen Vorträge würden mit Titel und
Namen der Vortragenden mehrere Seiten füllen. Wir müssen uns deshalb
wieder auf kurze Wiedergabe der Hauptreferate, sowie Erwähnung der übrigen
Vorträge beschränken.
Zwei *Hauptreferate* wurden gehalten:

1. Krämpfe im Kindesalter.
2. Sepsis im frühen Kindesalter.

Lange (Leipzig) beschränkte sich in seinem Referat hauptsächlich auf die Eclampsia infantum und ging dabei näher auf die Symptomatologie und Therapie ein. Ausführlich beschrieb er seine hierzu gehörenden Tierexperimente. — Das Koreferat hielt *Thiemich* (Breslau). Er befaßte sich mit den sogenannten funktionellen Krämpfen der ersten Kindheit bis zum Ende des 2. Lebensjahres. Er gab einen Überblick über das in der Fachliteratur Erwähnte, in Bezug auf Symptomatologie und Ursachen der funktionellen Krämpfe.

Im Referat über Sepsis im frühen Kindesalter stellte *Finckelstein* (Berlin) zusammenfassend fest: „Schwere, durch intensive Allgemeinvergiftung charakterisierte Sepsis kann mit gastroenteritischen Symptomen einhergehen, die sich zu choleraartigen Zuständen steigern können. Die bakteriologische Blutuntersuchung liefert keinen Anhaltspunkt dafür, daß die Sepsis ihren einzigen Ausdruck in einer Gastroenteritis findet. Die im Verlaufe von Darmkrankheiten auftretenden Organkomplikationen sind in der Mehrzahl selbständige, auf- oder absteigende Erkrankungen, die von dem Darmleiden nur insofern abhängig sind, als eine Disposition zu ihnen geschaffen wird. Die sekundäre septische Infektion, sowie die agonale Bakterieninvasion ins Blut leiten sich fast ausnahmslos von der Haut oder anderen Schleimhäuten als dem Darm her. Bei der Streptokokkenenteritis ist ein Überwandern der Coccen auch vom mäßig lädierten Darme aus möglich. Lokale oder allgemein septische Prozesse sind nicht als Primärursache, sondern als Komplikation und Beschleunigung chronischer Atrophien verwandter Zustände anzusehen."

Im Koreferat unterschied *Seiffert* (Leipzig) streng zwischen den Begriffen Sepsis, Septikämie und Pyämie. Er ging auf die bei den Sektionen erhobenen Befunde ein und erörterte die Entstehungsmöglichkeiten der Sepsis im frühen Kindesalter.

An weiteren Vorträgen wurden gehalten: Über Gewichts- und Längenwachstum der Kinder. — Über chemische Zusammensetzung des Neugeborenen. — Untersuchungen über die Kaseinflocken in den Kinderstühlen; über das Pasteurisieren der Milch zum Zwecke der Säuglingsernährung; über die Virulenz des aus Kinderstühlen gewonnenen Bakterium coli commune; über Saugen und Verdauen. Vortragende waren unter anderem *Camerer* (Stuttgart), *Knöpfelmacher* (Wien), *Oppenheimer* (München), *Mellin* (Helsingfors), v. *Pfaundler* (München).

In der 3. Sitzung wurde über die Behandlung des Ekzems im Kindesalter vorgetragen, sowie zur Frage der Entstehungswege der Lungenentzündung magen-darm-kranker und septisch erkrankter Säuglinge; über Tympanitis im Säuglingsalter; zur Scharlachbehandlung der Nephritis. Vortragende waren: *Rille* (Innsbruck), *Spiegelberg* (München), *Leo* (Bonn) und *Wertheimer* (München).

In der 4. Sitzung sprachen *Escherich* (Graz): Studien über die Morbidität in verschiedenen Altersklassen. — *Biedert* (Hagenau): Die Versuchsanstalt für Ernährung, eine wissenschaftliche, staatliche und humanitäre Notwendigkeit.

In der 5. Sitzung wurde abgehandelt: *Heubner* (Berlin): Errichtung von Heilstätten und Heimstätten zur Prophylaxe der Tuberkulose im Kindesalter. – *Trumpp* (München): Die Intubation in der Privatpraxis. – *Fischl* (Prag): Über chronisch rezidivierende exsudative Anginen im Kindesalter. – *Hirschsprung* (Kopenhagen): Erweiterung und Hypertrophie des Dickdarms (hiernach genannt die *Hirschsprung*'sche Erkrankung). – *Körner* (Leipzig): Ein Fall von progressiver perniciöser Anämie. – *Soltmann* (Leipzig): Über Landrysche Paralyse.

In der 6. Sitzung sprach *Rille* (Innsbruck): Demonstration der klinischen Symptome des Creaping disease; – und Demonstration der Abbildung eines Falles von Dermatitis exfoliativa (Rittershain). – *Hecker* (München): Demonstration eines Ventilharnfängers für Säuglinge beiderlei Geschlechts und Neueres zur Pathologie der kongenitalen Syphilis. – *Schlossmann* (Dresden): Zur pathologischen Anatomie der Lues hereditaria. – *Rommel* (München): Beitrag zur Behandlung der frühgeborenen Kinder.

In der 7. Sitzung sprachen *Schmorl* (Dresden): Zur pathologischen Anatomie der Knochenveränderung bei Morbus Barlow. – *Sonnenberger* (Wien): Über eine bisher nicht beachtete Ursache der Kindersterblichkeit und über Kindermilch. – *Baginsky* (Berlin): Ein Beitrag zu den sekundären Infektionen der Kinder.

1900   Die 17. Versammlung fand im Jahre 1900 in Aachen unter Vorsitz von Geheimrat *Steffen* (Stettin) statt. Für die Zukunft lehnte er, 75jährig, eine Wiederwahl ab.

Referatthema war allein die Tuberkulose.

Ponfick (Breslau): Über die Beziehungen der Scrophulose zur Tuberkulose. –
Feer (Basel): Die Prophylaxe der Tuberkulose im Kindesalter.

Ponfick teilte die Scrophulose in 3 Hauptgruppen ein:

1. Entzündungen, die durch Eitererreger hervorgerufen sind.
2. Solche, die Tuberkelbazillen ihren Ursprung verdanken.
3. Solche, die auf der Anwesenheit beider, also einer Mischinfektion beruhen.

Ponfick war der Überzeugung, daß sich der Scrophulosebegriff als eigentliche Krankheit überlebt habe. Es bliebe nur noch die Bedeutung einer Konstitutionsanomalie übrig. Diese konstitutionelle Anlage beruhe einerseits auf der in der Gesamtorganisation liegenden, das heißt angeborenen oder erworbenen Steigerung gewisser Mängel des kindlichen Organismus und der ihm eigenen höheren Reizbarkeit gegenüber den uns umgebenden Infektionserregern, andererseits in angeboren abnormer Bildungsrichtung bestimmter Zellkomplexe, sehr selten in direkter intrauteriner Übertragung des pathogenen Agens. – *Feer* (Basel) hielt das Anschlußreferat über die Prophylaxe der Tuberkulose im Kindesalter. Seinen Vortrag schloß *Feer* mit den Worten: „Meine Herren, wenn wir zum Schluß noch einmal alle Faktoren überblicken, welche den Organismus des Kindes im Kampfe gegen die Tuberkulose stärken und deren Keime fernhalten und vernichten, so sehen wir, daß es keine besonderen und eigenartigen sind, sondern die einfachsten Grundbedingungen

der Gesundheit, welche jeder freie Mensch sich fast instinktiv zu verschaffen
sucht und welche auch sonst uns am besten vor Krankheit bewahren: Reinlichkeit, Sonne, Luft und Körperbewegungen im Freien. Sonne, Luft und
Wasser sind unsere besten Beschützer gegen die Tuberkulose."
Außerdem wurde über verschiedene Themen vorgetragen.

Fischbein (Dortmund): Beitrag zur Behandlung des Stimmritzenkrampfes. –
v. *Falkenheim* (Königsberg): Über familiäre amaurotische Idiotie. – O.
Heubner (Berlin): Zur Kenntnis der hereditär syphylitischen Phalangitis der
Säuglinge. – v. *Ranke* (München): Zur chirurgischen Behandlung des noma-
tösen Brandes. – *Ungar* (Bonn): Über chronische Peritonitis und peritoneale
Tuberkulose bei Kindern. – *Camerer* jun. (Stuttgart): Die chemische Zusammensetzung des Neugeborenen. – A. *Schmidt* (Bonn) und *Oppenheimer*
(München): Beiträge zur künstlichen Säuglingsernährung. – *Backhaus* (Kö-
nigsberg): Forschungen über Milchgewinnung. – *Siegert* (Straßburg): Zur
Pathologie der infantilen Myxidiotie, des sporadischen Kretinismus oder des
infantilen Myxödems.

1901   Auf der 18. Versammlung 1901 in Hamburg, unter dem Vorsitz von Prof.
Heubner (Berlin), wurden keine Hauptreferate gehalten, sondern nur Einzelvorträge.
O. *Heubner* (Berlin): Über Chorea. – *Thiemich* (Breslau): Klinische Beobachtungen über die Funktionsfähigkeit der motorischen Rindenfelder beim Säugling. – *Gutzmann* (Berlin): Zur diätetischen Behandlung nervöser Sprachstörungen im Kindesalter. – *Ganghofner* (Prag): Zur Diagnose der Tetanie
im ersten Kindesalter. – Mehrere Referenten besprachen die Intubation, sowie Tracheotomie bei Diphtherie: v. *Bokay* (Budapest), *Siegert* (Straßburg),
Pels-Leusden (Berlin), v. *Ranke* (München), *Trumpp* (München), M. v.
Pfaundler (Graz).

Bokay erinnerte unter anderem in seinem zusammenfassenden Referat über
„den gegenwärtigen Stand der Intubation", „daß sich die Gesellschaft für
Kinderheilkunde bereits sechsmal mit der Frage der Intubation befaßt habe.
Und zwar: 1890 in Heidelberg, 1891 in Halle, 1893 in Nürnberg, 1894 in
Wien, 1895 in Lübeck und zuletzt 1899 in München."

Ferner sprachen *Baginsky* (Berlin): Über Scharlach-Nierenentzündung. –
Ritter (Berlin): Behandlung schwächlicher Kinder. – *Moro* (Graz): Biologische Beziehungen zwischen Milch und Serum.
Die letzte Sitzung betraf hauptsächlich die Säuglingsernährung mit Vorträgen
von *Salge* (Berlin), *Basch* (Prag), *Flachs* (Dresden), *Heubner* (Berlin).

1902   Auf der 19. Versammlung 1902 in Karlsbad, Vorsitzender Prof. *Heubner*
(Berlin), war folgendes Thema als *Hauptreferat* gewählt worden: „*Plötzliche
Todesfälle im Kindesalter*". Darüber referierten *Ganghofner* (Prag) und
Richter (Wien).
Ganghofner meinte hiermit die Todesfälle von Kindern im Alter von wenigen
Monaten bis zu 2 Jahren, die vorher vollkommen gesund waren und bei denen

bei der Sektion keine wesentlichen Organveränderungen gefunden werden konnten. Die Ätiologie dieser plötzlichen Todesfälle war auch *Ganghofner* unbekannt. Er vermutete das Bestehen einer Neurose mit krankhaften Veränderungen der nervösen Zentren für die Herzbewegung und die Atmung. Die Theorie des Thymustodes lehnte er ab. Auch *Richter* betonte in seinem anschließenden Referat, daß für den sogenannten Thymustod keine schlüssigen Beweise existierten.

Ferner wurden noch 34 Vorträge gehalten über Ernährungsfragen und Infektionskrankheiten.

Hecker (München): Die sogenannte Abhärtung der Kinder. – *Schlossmann* (Dresden): Über Tuberkulose im frühen Kindesalter. – *Baginsky* (Berlin): Über die Behandlung des Scharlachs mit Antistreptokokken-Serum. – *Siegert* (Straßburg): Infantile Myxidiotie. – *Epstein* (Prag): Ein Schaukelstuhl für kleine Rachitiker und Schwächlinge. – *Monti* (Wien): Erfahrungen über Heilserumexantheme. – *Raudnitz* (Prag): Demonstration von experimentellem Nystagmus. – *Kassowitz* (Wien): Infantiles Myxödem, Mongolismus und Mikromelie. – *Moro* (Wien): Milchfermente und Säuglingsernährung. – *Fischl* (Prag): Über das Elastingewebe des Säuglingsdarmes. – Weitere Vorträge befaßten sich mit der Syphilis; der Variola-Varizellenfrage; der Pathologie der Nieren; der Untersuchung des Säuglingsharnes; den Aschebestandteilen des Neugeborenen.

1903 1903 fand die 20. Versammlung in Kassel statt, unter Vorsitz von Prof. *Heubner* (Berlin).

Vier wissenschaftliche Sitzungen wurden abgehalten. Das *Referatthema* war: *Hysterie im Kindesalter*. Die Referenten *Thiemich* (Breslau) und *Bruns* (Hannover).

Thiemich erklärte unter anderem: „Eine hysterische Veranlagung ist wohl notwendig; wir sind aber nicht im Stande, sie heute zu definieren. Sie ist auch wahrscheinlich viel verbreiteter, als man aus der Häufigkeit manifester Erkrankungen schließen würde. Dafür spricht zum Beispiel das Auftreten hysterischer Erscheinungen in Form von ganzen Epidemien in Schulen und Pensionaten, bei denen oft die Hälfte der Kinder oder mehr erkranken und bei denen sich die verschiedene Resistenz der einzelnen Individuen gegen die psychische Infektion oft kaum durch die Schnelligkeit des Erkrankens dokumentiert." Den schädlichen Einfluß des ungeeigneten Milieus schuldigte *Thiemich* nicht ursächlich an, sondern er glaubte vielmehr, daß die zahlreichen Ansätze der Erkrankung durch das schlechte Milieu zum Durchbruch kommen könnten. Er nahm an, daß bei der Hysterie im Kindesalter noch keine tiefgreifende, die ganze Persönlichkeit verändernde Erkrankung bestehe und somit die Kinderhysterie relativ gutartig sei. – *Bruns* ging im Anschlußreferat vor allem auf die beiden Methoden zur Behandlung der Hysterie ein. Einmal die sogenannte zweckbewußte Vernachlässigung und zum anderen die sogenannte Überrumplungsmethode. Nach der einen Methode läßt man den Kranken möglichst allein und seine hysterischen Anfälle selbst erleben. Nach der anderen Methode überrumpelt man das Kind zum Beispiel mit einer kalten Dusche. Als weitere Prozedur der Behandlung wurden erwähnt: Laue

Bäder mit kühlen Übergießungen, nicht zu kalten Duschen, Einpackungen, körperliche Kräftigung.

Die 2. Sitzung war hauptsächlich der Ernährung gewidmet. Es sprachen *Schilling* (Leipzig): Die Sekretion der Speicheldrüsen im Kindesalter. – v. *Reinach* (München): Beitrag zur Behandlung von Ernährungsstörungen im Säuglingsalter mit gelabter Kuhmilch. – *Salge* (Berlin): Über den Enterokatarrh der Säuglinge. – *Siegert* (Straßburg): Die Fermenttherapie der Säuglingsatrophie. – *Schlossmann* (Dresden): Eine verbesserte Methode der Ernährungsstatistik der Säuglinge. – *Sperk* (Wien): Über die Prinzipien der Städtischen Kinder-Milchversorgung.
In der 3. Sitzung wurden die Infektionskrankheiten besprochen: *Uffenheimer* (München): Zusammenhänge zwischen Diphtherie und Scharlach. – v. *Pirquet* (Wien): Zur Theorie der Vaccination. – *Ganghofner* (Prag): Zur Frage der Fütterungstuberkulose.
In der 4. Sitzung wurden Themen der Tuberkulose und Rachitis abgehandelt: *Köppen* (Norden): Die tuberkulöse Konstitution. – *Stöltzner* (Berlin): Die Einwirkung des Phosphors auf den rachitischen Knochenprozeß.

1904   1904 tagte die Gesellschaft auf ihrer 21. Versammlung unter Vorsitz von Prof. *Heubner* in Breslau.
Referatthema war „*Die Kindermilch*". Es sprachen *Schlossmann* (Dresden) und *Seiffert* (Leipzig).
Schlossmann stellte hierzu Leitsätze auf. Er sagte unter anderem, daß die hohe Sterblichkeit der künstlich ernährten Säuglinge in den Großstädten in erster Linie dadurch bedingt sei, daß sie kaum reine, gute und frische Milch bekämen. Außerdem sei die Milch, die sie erhielten, oft nicht hygienisch einwandfrei. Er forderte, daß vom Staat und der Kommune ernsthaft die Ernährung der Säuglinge mit Milch organisiert werden müsse und sich dies nach bestimmten Regeln vollziehen solle. Ärzte sollten in besonderen Sprechstunden unentgeltlich Rat erteilen über die Säuglingsernährung. Die Abgabe der Säuglingsnahrung solle in trinkfertigen Einzelportionsflaschen erfolgen. Die Nahrung sei ins Haus zu liefern. Die Bereitung der Mischung erfolge im allgemeinen in einer Zentrale. Als einziges Mittel der Milchkonservierung für die Dauer von 30 Stunden ist die Kälte und die Erwärmung zu betrachten. Chemische Konservierungsmittel gäbe es nach dem damaligen Stand der Wissenschaft nicht. A-Sepsis ist besser als Antisepsis. – Das Anschlußreferat hielt *Seiffert* aus Leipzig. Auch er forderte eine chemisch und physiologisch reine Milch als Säuglingsnahrung. Diese Milch müsse jeglichen hygienischen Anforderungen genügen. Die Kuhmilch müsse in ihrem chemischen Zustand der Frauenmilch ähnlich gemacht werden, jedoch so, daß sie selbst nicht denaturiert werde.
Weitere Vorträge waren: C. v. *Pirquet* (Wien): Körpergewichtsbestimmungen bei Nephritis. – *Weiss* (Wien): Zur Symptomatologie der *Barlow*'schen Krankheit. – *Spiegelberg* (München): Bericht über die einstweiligen Ergebnisse der Sammelforschung der Gesellschaft für Kinderheilkunde über die *Möller-Barlow*'sche Krankheit. – *Heubner* (Berlin): Ein weiterer Beitrag zur Kenntnis der Energiebilanz beim Säugling. – v. *Pfaundler* (Graz): Physikalisch chemische Untersuchungen an Kinderblut. – *Hamburger* (Wien): Über

Verdauung und Assimilation. – *Langstein* (Berlin): Die Albuminurien im Kindesalter. – *Hochsinger* (Wien): Versuch einer pathogenetischen Einteilung der funktionellen Kinderkrämpfe. – *Meyer* und *Langstein* (Berlin): Beiträge zum Fettstoffwechsel im Kindesalter. – *Salge* (Berlin): Immunisierung durch Milch. – *Röder* (Berlin): Die schulärztliche Tätigkeit in ihrer Bedeutung für die öffentliche Hygiene. – *Swoboda* (Berlin): Die gangränöse Zahnkeimentzündung, eine neue als selbständig zu bezeichnende Mundkrankheit des 1. Säuglingsalters. – *Grossmann* (Berlin): Über Psychotherapie in der Kinderpraxis. – *Buchholz* (Hamburg): Über Lichtbehandlung der Rachitis und anderer Kinderkrankheiten. – *Thiemich* (Breslau): Demonstration einer neuen handlichen Säuglingswaage. – *Röder* (Berlin): Demonstration neuer Modelle von Darmentleerungen der Säuglinge und ein Verfahren zur bildlichen Wiedergabe derselben. – *Karstens* (Leipzig): Eine neue Fettbestimmungsmethode. – *Rauchfuss* (Petersburg): Die paravertebrale Dämpfung auf der gesunden Brustseite bei Pleuraergüssen[1]. – *Zappert* (Wien): Über paradoxes Schwitzen beim Kinde. – v. *Pfaundler* (Graz): Demonstration eines Apparates zur selbsttätigen Signalisierung stattgehabter Bettnässung.

<table>
<tr><td>*1905*</td><td>1905 fand die 22. Versammlung unter Vorsitz von Prof. *Heubner* in Meran statt.</td></tr>
</table>

Referate hielten: *Selter* (Solingen): *Die Stellung der Kinderheilkunde zur Schulhygiene*, die Ergebnisse und Leistungen des Schularztsystems. – *Göppert* (Kattowitz): *Über Art und Ziel der Tätigkeit des Schulkinderarztes.*

Den beiden Hauptreferaten waren zusammenfassend jeweils einige Leitsätze vorgestellt: 1.: „Die Einstellung der Schulneulinge sei zwar nach Maßgabe ärztlicherseits festzustellender Schulreife gegeben, jedoch noch nicht vollkommen genug gehandhabt. 2.: Die schulärztlichen Sprechstunden und Revisionen bisherigen Musters ermöglichten nur einen oberflächlichen Überblick über die gesundheitlichen Verhältnisse der Schule und Schüler und sind als Mittel zur Bekämpfung der Infektionskrankheiten nicht geeignet. 3.: Die direkte hygienische Einwirkung des Schularztes auf die Schüler und die direkte Teilnahme an der hygienischen Gestaltung des Unterrichtes ist durch das bisherige Schularztsystem nicht erreicht. 4.: Die jetzige schulärztliche Kontrolle kann die notwendige Vermehrung der wissenschaftlichen Grundlage für die Schülerbeurteilung in ausreichendem Maße nicht erzielen. 5.: Die schulärztliche Beaufsichtigung bedeutet jedoch eine wesentliche Verbesserung gegenüber der früher gänzlich fehlenden ärztlichen Kontrolle." – *Göppert* (Kattowitz) stellte in seinem Koreferat folgende Leitsätze auf: 1. Die Aufgabe des Schularztes erstreckt sich der Schule gegenüber auf Feststellung der körperlichen und geistigen Schulfähigkeit und einer sanitätspolizeilichen Überwachung der Schüler. 2. dem Schüler gegenüber muß sich seine Tätigkeit im wesentlichen auf Feststellung des Krankseins, nicht der Krankheit beschränken. 3. zur Aufklärung der zahlreichen Fälle chronischen Nichtgedeihens und der Frühform der Tuberkulose ist er nicht im Stande. 4. wissenschaftlich kann er nur grob statistisches Material liefern. 5. da die Schule

---

1 Bekannt geworden als „*Rauchfuss*'sches Dreieck".

das einzige Gegengewicht gegen die zunehmende nervöse Haltlosigkeit bietet, soll der Schularzt jede Bestrebung unterstützen, die erzieherische Wirkung der Schule durch Verkleinerung der Klassen und Individualisierung des Unterrichtes zu vertiefen. 6. es muß versucht werden, die Institution des Schularztes zu benützen, um auf die allgemeine Volksernährung einzuwirken.

Ein interessantes Referat hielt *Hecker* (München) über Alkohol und Schulkind. Er stellte fest, daß sich in den 4 von ihm untersuchten Schulen ein Prozentsatz von 13,7 Abstinenten und 55,1% der Kinder fänden, die regelmäßig Alkohol genössen. Von den untersuchten Städten stehe München mit absolutem Vorrang an der Spitze vor Leipzig, Bonn, Wien und Charlottenburg.

Das übrige Vortragsprogramm umfaßte 37 Vorträge, die größte Zahl, die bis jetzt auf einer Sitzung der Gesellschaft gehalten worden war.

Die 1. Sitzung war hauptsächlich der Säuglingsernährung gewidmet. Es sprachen unter anderem: *Hussler* (München): Säuglingssterblichkeit und Hebammen. – *Engel* (Dresden): Nahrungsfett und Milchfett. – *Biedert* (Straßburg): Bemerkungen zu einer Marktmilch 1. Klasse. – *Backhaus* (Berlin): Fortschritte der Milchgewinnung und Kindermilchbereitung. – *Engel* (Dresden): Untersuchungen über die anatomischen Grundlagen für die Leistungsfähigkeit der weiblichen Brustdrüse.

In der 2. Sitzung wurden neben den Hauptreferaten Vorträge gehalten von: *Röder* (Berlin): Tuberkulose im schulpflichtigen Alter. – *Flachs* (Dresden): Schule und Haus.

In der 3., 4., 5. und 6. Sitzung wurden die verschiedenen Einzelthemen behandelt. Im Vordergrund standen die Infektionskrankheiten wie Tuberkulose, sowie Ernährung und Säuglingsfürsorge. Es sprachen *Schlossmann* (Dresden): Die Entstehung der Tuberkulose im Säuglingsalter. – *Stoeltzner* (Halle): Chlorstoffwechsel und Nephritis. – Die 4. Sitzung war hauptsächlich den Säuglingskrankheiten gewidmet. *Siegert* (Köln): Austausch von Erfahrungen über Maßregeln zur Verhütung der Säuglingssterblichkeit. – *Camerer* (Stuttgart): Untersuchungen über die Säuglingsernährung in Arbeiterkreisen. – *Escherich* (Wien): Die neue Säuglingsabteilung im St. Anna Kinderspital in Wien. – *Sperk* (Wien): Über die Einrichtung und Funktion der ersten Schutzstelle des Vereins Säuglingsschutz. – *Meyer* (Berlin) und *Langstein* (Berlin): Die Acidose des Säuglings. – In der 5. Sitzung kamen unter anderem folgende Themen zur Sprache: Blutdruckmessung; Genickstarre; die Wirkung der Beschäftigungstherapie bei abnormen Kindern; bakteriologische Untersuchungen bei Keuchhusten; Demonstrationen über kongenitale Pylorusstenose. – In der 6. Sitzung waren einige Vorträge dem Scharlach gewidmet. *Fick* (Wien) sprach über: Die weiteren Erfolge der Serumbehandlung des Scharlachs an der pädiatrischen Klinik in Wien. – *Zuppinger* (Wien): Zur Serumtherapie des Scharlachs. – C. v. *Pirquet*: Neuere Beobachtungen über die Serumkrankheit [1].

1906 Die 23. Versammlung fand 1906 in Stuttgart, unter Vorsitz von Prof. *Escherich* (Wien), statt.

Das *Hauptreferat* hielt *Feer* (Basel): Der Einfluß der Blutsverwandtschaft der Eltern auf die Kinder. Er zog folgende Schlußfolgerungen: 1. eigenartige

---

1 Clemens von *Pirquet* hat als erster die „Serumkrankheit" beschrieben und geklärt.

oder schädliche Folgen, beruhend auf der Blutsverwandtschaft der Eltern an sich seien nicht erwiesen. 2. die Eigenschaften und Krankheiten der Nachkommen blutsverwandter Eltern erklären sich aus den auch sonst gültigen Tatsachen der Vererbung. 3. einige seltene Krankheiten, diejenigen, zu denen Retinitis pigmentosa und angeborene Taubstummheit gehören, erlangen eine gesteigerte Vererbungsintensität, wenn sie sich bei beiden Teilen eines Elternpaares vorfinden. Da nun die Wahrscheinlichkeit, daß die betreffenden Anlagen bei beiden Eltern vorhanden sind, apriori in Verwandtenehen größer ist als in nichtverwandten Ehen, so begünstigt diese besondere Tendenz der Retinitis pigmentosa und der angeborenen Taubstummheit zu zweigeschlechtiger Entstehung des Auftretens dieser Krankheit bei den Kindern blutsverwandter Eltern.

Weitere Vorträge waren: *Escherich* (Wien): Über Isolierung und Kontaktverhütung in Kinderspitälern. — *Hamburger* (Wien): Die Oberflächenwirkung des Perkussionsstoßes. — *Siegert* (Köln): Der Nahrungsbedarf des Brustkindes im ersten Vierteljahr. — *Hussler* (München): Über Säuglingsmasern. — *Uffenheimer* (München): Weitere Studien über die Durchlässigkeit des Magen-Darm-Kanales für Bakterien. — *Salge* (Dresden): Einige kalorimetrische Untersuchungen der Resorption des Säuglings. — Die 2. und 3. Sitzung waren neben dem Hauptreferat hauptsächlich den Ernährungsfragen gewidmet. *Hamburger* (Wien): Über Eiweißresorption beim Säugling. — *Langstein* (Berlin): Die Beurteilung der Fäulnis bei verschiedenartiger Ernährung nach Versuchen von *Soldin*. — F. *Meyer* (Berlin): Beitrag zur Kenntnis der Unterschiede zwischen natürlicher und künstlicher Ernährung. — *Moro* (Graz): Natürliche Darmdesinfektion.
Ferner wurde vorgetragen über die Ausscheidung des Milchfettes, den Fettgehalt des Colostrums, die Magenverdauung der Milch, über Salz- und Zuckerinjektionen beim Säugling. Über Kenntnis der Milchbröckel in den Säuglingsfaeces, sowie über Dauerwägungen an Säuglingen. Vortragende waren unter anderem *Camerer* (Stuttgart); *Hohlfeld* (Leipzig); *Schaps* (Berlin) und *Selter* (Solingen). — In der 4. und 5. Sitzung kamen Einzelthemen zur Sprache: *Oberndorfer* (München): Herzhypertrophien im frühesten Kindesalter. — *Wolf* (Stuttgart): Über Rachitis beim Hunde. — *Dräseke* (Hamburg): Zur Kenntnis der Rachitis. — *Uffenheimer* (München): Die Knötchenlunge. — *Heubner* (Berlin): Über Pylorospasmus. — *Thiemich* (Breslau): Über die Entwicklung eklamptischer Säuglinge in der späteren Kindheit. — *Schlesinger* (Straßburg): Aus der Anamnese und dem Status präsens schwach begabter Schulkinder. — L.F. *Meyer* und *Rietschel*: Über den Eiweißstoffwechsel bei schweren Ernährungsstörungen der Säuglinge. — *Reyher* (Berlin): Zur Kenntnis der orthostatischen Albuminurie. — *Siegert* (Köln): Der Nahrungsbedarf des Kindes jenseits des 1. Jahres. — *Wieland* (Basel): Über angeborenen partiellen Riesenwuchs. — *Leo* (Remscheid): Untersuchungen über Indikanurie im ersten Kindesalter. — *Dornberger* (München): Beobachtungen an Ferienkolonisten.

1907 1907 fand in Dresden die 24. Sitzung statt, unter Vorsitz von Prof. *Escherich* (Wien).
4 wissenschaftliche Sitzungen wurden abgehalten. Hauptthemen gab es nicht. Wichtigstes Referat war die einleitende Betrachtung von v. *Ranke* (München) *Über die Entwicklung der Abteilung für Kinderheilkunde* (s. S. 15).

Zu dem Thema: Beitrag zur Physiologie und Pathologie der Säuglingsernährung sprachen: *Pfaundler* (München): Säuglingsernährung und Seiten-
kettentheorie. – *Moro* (München): Über das Verhalten des Serumkomple-
ments beim Säugling. – *Heymann* (München): Potentieller Komplement-
bestand bei natürlicher und künstlicher Ernährung. – *Pfaundler* (München):
Über die Dystrophie des Säuglings. – Außerdem lieferte *Moro* (München)
noch experimentelle Beiträge zur Frage der künstlichen Säuglingsernährung.

Weitere Vorträge waren: J. *Yanase* (Japan): Über Epithelkörperbefunde bei
galvanischer Erregbarkeit der Kinder. – *Escherich* (Wien): Zur Kenntnis der
tetanoiden Zustände des Kindesalters. – *Hohlfeld* (Leipzig): Über Säuglingstuberkulose. – *Krämer* (Böblingen): Die kongenitale Tuberkulose und
ihre Bedeutung für die Praxis. – v. *Pirquet* (Wien): Die kutane Tuberkulin-
probe[1].
In der 2. Sitzung kamen neben den oben erwähnten Ernährungsthemen noch
folgende Themen zum Vortrag. L. *Moll* (Prag): Über das Verhalten des jugendlichen Organismus gegen artfremdes Eiweiß. – *Langer* (Graz): Zur Resorption des Kolostrums. – *Salge* (Göttingen): Chronische Toxinvergiftungen,
Überfütterung und Atrophie. – *Schlesinger* (Straßburg): Das Körpergewicht
kranker Säuglinge.
Die 3. Sitzung war ebenfalls den Säuglingserkrankungen gewidmet. *Neumann*
(Berlin) sprach über: Einfluß des Geburtsmonats auf die Lebensaussicht im
1. Lebensjahr. – *Buttermilch* (Berlin): Puls und Blutdruck bei kranken
Säuglingen. – *Ritter* (Berlin): Das Säuglingskrankenhaus Großberlin nach
zweijährigem Bestehen. – *Leiner* (Wien): Erythrodermia desquamativa, eine
eigenartige universelle Dermatose der Brustkinder[2]. – *Hochsinger* (Wien):
Über tastbare Kubital- und seitliche Thoraxlymphdrüsen im Säuglingsalter. –
Brüning (Rostock): Die Geschichte der Kindertrinkflasche.
In der 4. Sitzung kamen noch 16 Vorträge zur Sprache. Unter anderem über
Milchküchen und Beratungsstellen im Dienste der Säuglingsfürsorge; über
Osteopsathyrosis im Kindesalter; über subkutane Vakzineinjektion; über die
Folgen der Thymusausschaltung bei jungen Hühnern. Über Hirntuberkel im
Kindesalter. Über Herzstörungen bei Scharlach. Über angeborene Herzfehler
und organische Hirnkrankheiten. Über den Eiweißbedarf des Kindes nach
dem 1. Lebensjahr; Untersuchungen zur Pathogenese der Salivation bei Ver-
dauungskrankheiten; Spätlaktation und Relaktation; Myelitis acuta im
Säuglings- und Kindesalter; Röntgenologische Untersuchungen über den Ablauf der Verdauung beim Säugling.
Wiederum bot sich den Zuhörern ein breites Spektrum der verschiedensten
Themen, die nicht nur für den wissenschaftlich tätigen, sondern auch für den
praktischen Kinderarzt von erheblicher Bedeutung waren.

1908   Die *25. Versammlung* der Gesellschaft für Kinderheilkunde wurde als *Fest-
versammlung* 1908 in Köln abgehalten; Vorsitzender war wiederum Prof.
Escherich (Wien).

---

1 Hieraus entstand die ganze Tuberkulin-Diagnostik und die berühmte Lehre
  von der „Allergie".
2 Die auch heute nach dem Autor benannte „Erythrodermia desquamativa
  (*Leiner*).

Die 4. Sitzung dieser Tagung wurde als Festsitzung zum 25-jährigen Bestehen der Gesellschaft veranstaltet (s. S. 15).

Die 1. Sitzung galt hauptsächlich der Verdauungsphysiologie im Säuglingsalter; die 2. der Tuberkulose; die 3. der sogenannten orthostatischen Albuminurie; die 4. war die Festsitzung; die 5. dem Schutz für uneheliche Kinder; die 6. Sitzung verschiedenen Einzelthemen.

In der 1. Sitzung sprach unter anderem J. *Ibrahim* (München) über: Neuere Forschungen über die Verdauungsphysiologie des Säuglingsalters. — *Auernhammer* (Düsseldorf) über: Unterschiede der Magenverdauung bei natürlicher und unnatürlicher Ernährung. — *Schlossmann* (Düsseldorf): Zur Frage des respiratorischen Stoffwechsels beim Säugling. v. *Pfaundler* (München): Experimentell Biologisches zur Frage der Säuglingsernährung.

Die Tuberkulose war das Leitthema der 2. Sitzung. Es wurde unter anderem über örtliche Tuberkulinreaktion, über Ergebnis der Salbenreaktion im Kindesalter, über Anatomie der Säuglingstuberkulose, über Klinik der Säuglingstuberkulose, zur Komplementablenkung bei tuberkulösen Kindern und über die bazilläre Ätiologie des papulo-nekrotischen Tuberkulids gesprochen. Vortragende waren *Schlossmann* (Düsseldorf), *Moro* (München), *Engel* (Düsseldorf), *Bauer* (Düsseldorf).

In der 3. Sitzung kam hauptsächlich die sogenannte Albuminurie zur Sprache. Außerdem wurden 2 Vorträge über Pylorospasmus gehalten. *Feer* (Heidelberg): Über Pylorospasmus und Pylorusstenose. — *Bernheim-Karrer* (Zürich): Über Pylorusstenose im Säuglings- und Kindesalter. — *Nothmann* (München): Über lordotische Albuminurie. — *Jehle*: Orthostatische Albuminurie. — *Kruck* (Heidelberg): Über Albuminurie provokativa orthostatika.

Die 4. Sitzung war die Festsitzung zur Feier des 25-jährigen Bestehens der Gesellschaft. Auf die Vorträge von Theodor *Escherich* (Wien), *Soltmann* (Leipzig) und *Schlossmann* (Düsseldorf) über Entwicklung und Leistung der Kinderheilkunde in den letzten 25 Jahren und über die Geschichte der Gesellschaft für Kinderheilkunde in Beziehung zur Entwicklung der Kinderheilkunde in den letzten 25 Jahren wurde bereits in dem Teil über die historische Entwicklung der Gesellschaft für Kinderheilkunde eingegangen (s. S. 16).

Das Hauptreferat auf der 5. Sitzung hielt A. *Keller* (Berlin) über Fürsorge für uneheliche Kinder. Er faßte seine Forderungen folgendermaßen zusammen. „1. Ausdehnung der Arbeiterversicherung. 2. Erweiterung der Armenpflege und Schaffung größerer Armenverbände. 3. Einheitliche Aufsicht über sämtliche unehelichen Kinder in Verbindung mit der Berufsvormundschaft." Weitere Forderungen bezogen sich auf eine bessere Schwangerenfürsorge, Wöchnerinnenheime und andere soziale Leistungen. — *Reichert* sprach noch über: Der Schutz der unehelichen Kinder durch Findelanstalt und öffentliche Armenpflege. — Einen Vortrag hielt auch *Wieland* (Basel): Über angeborenen Weichschädel.

Die 6. Sitzung war Einzelthemen gewidmet: *Aschaffenburg* (Köln): Der Schlaf im Kindesalter und seine Störungen. — *Mey* (Riga): Über Psychoneurose bei Kindern. – *Benjamin* (München): Das Blut bei Ernährungsstörungen des Säuglings. – *Seiffert* (Leipzig) über Milch, Schmutz und seine Bekämpfung. – *Hohlfeld* (Leipzig): Zur Ätiologie der Larynx- und Trachealstenosen im Säuglingsalter. – *Schick* (Wien): Über Diphtheriekutanreaktion. – *Demetrio Galati* (Wien): Über Behandlung des Nabelstrangs mit Bolus alba. – *Sperk* (Wien): Eine neue Milchabfülleinrichtung „Gleichfüller"

    Die 26. Versammlung fand 1909 in Salzburg statt, unter Vorsitz von Prof. *Feer* (Heidelberg). Ein Hauptthema war diesmal nicht gestellt worden.

Die 1. und 2. Sitzung befaßte sich mit der Säuglingsernährung.

Es sprachen L.F. *Meyer* (Berlin): Die Bedeutung der Mineralsalze bei den Ernährungsstörungen des Säuglings. – *Hecht* (Wien): Das Verhalten der Säurebildung im Säuglingsdarm. – *Lust* (Heidelberg): Über Antifermente im Säuglingsblut. – *Noeggerath* (Berlin): Zur Theorie der Säuglingsernährung. – *Bauer* (Düsseldorf): Zur Biologie der Milch. – *Orgler* (Berlin): Über den Ansatz bei natürlicher und künstlicher Ernährung. – *Schlossmann* (Düsseldorf): Beiträge zur Physiologie der Ernährung des Säuglings. – *Siegert* (Köln): Über die sogenannte Kuhmilchidiosynkrasie im Säuglingsalter. – *Tobler* (Heidelberg): Über die Schwefelausscheidung im Harn bei Säuglingen. – *Meyerhofer* und *Pribram* (Wien): Über Ernährung von Säuglingen mit konservierter Frauenmilch. – Kolloidchemische Betrachtungen über die Enteritis der Säuglinge.
Themen der 3. Sitzung waren: *Hohlfeld* (Leipzig): Über die Bedeutung der Rindertuberkulose für die Entstehung der Tuberkulose im Kindesalter. – *Schick* (Wien): Exspiratorisches Keuchen als Symptom der Lungendrüsentuberkulose im ersten Lebensjahr. – *Slucka* (Wien): Röntgenbefunde bei diesen Fällen. – *Leiner* und *Spieler*: Zur disseminierten Hauttuberkulose im Kindesalter. – *Heubner* (Berlin): Versuche über den Phosphorumsatz des wachsenden Organismus. – *Rosenstern* (Berlin): Über Calcium und Spasmophilie.
In der 4. und 5. Sitzung wurden folgende Vorträge gehalten: *Heubner* (Berlin): Über schwere Verdauungsinsuffizienz beim Kinde jenseits des Säuglingsalters. – *Aschenheim* (Heidelberg): Über Zuckerausscheidung im Kindesalter. – *Feer* (Heidelberg): Über: Die Kinderheilkunde im Universitätsunterricht Deutschlands. – *Meinert* und *Rietschel* (Dresden): Über das Stillvermögen der Mütter aus den Kreisen der Kinderärzte. – *Thiemich* (Magdeburg): Methoden der Intelligenzprüfung beim Kinde, speziell beim schwachsinnigen. – *Fuchs*: Über die Behandlung tuberkulöser Kinder mit hohen Tuberkulindosen. – *Zappert*: Über Spinalganglien im Säuglingsalter. – *Trumpp*: Viskosität, Hämoglobin und Eiweißgehalt des kindlichen Blutes. – *Hecker* (München): Das Blutbild der Maserninkubation. – In der 6. Sitzung sprachen *Mennacker* (München): Über zytologische Blutbefunde bei Konstitutionskrankheiten im Kindesalter. – *Uffenheimer* (München): Über Komplementbildung bei Scharlach. – *Benjamin* (München): Scarlatina mitigata. – v. *Pfaundler* (München): Demonstration eines Schemas der spinalen motorischen Innervation. – *Schelble* (Freiburg): Einiges über Neugeborenen-Ernährung im Spital. – *Fröschels* (Wien): Über Sprechstörungen.

Besondere Beachtung verdient das Referat *Feer*'s über den Zustand der Kinderheilkunde im Universitäts-Unterricht Deutschlands. Folgende Postulate stellte *Feer* an den Schluß seines Vortrages.

1. Es ist dringend notwendig, daß jede Universität eine Kinderklinik mit moderner Säuglingsabteilung und eine im Dienst für Erwachsene getrennte Kinderpoliklinik besitzt. Diese Institute sollen unter der Leitung eines etatmäßigen besonderen Professors stehen, der Pädiater vom Fach ist und diese Funktionen im Hauptamt versieht. Solange es an den einzelnen Universitäten nicht möglich sein sollte, eine eigene Kinderklinik zu errichten, ist bis dahin mindestens eine besondere Säuglingsabteilung erforderlich, die der medizinischen Klinik angegliedert sein könnte, jedoch dem Professor der Pädiatrie zu unterstellen ist.

2. Die Kinderklinik, besonders Poliklinik, an der sich der Studierende nach der Prüfungsordnung vom 28. Mai 1901 § 25 während eines Halbjahres beteiligen muß, darf nicht weniger als 4 Stunden pro Woche umfassen, wenn es dem Dozenten gelingen soll, auch nur das Allernotwendigste vorzuführen und zu lehren.

3. Die Wichtigkeit der Kinderheilkunde in der Praxis macht eine Prüfung über dieses Fach im Staatsexamen erforderlich, die durch den etatmäßigen Fachprofessor erfolgen soll.

1910   1910 fand die 27. Versammlung der Gesellschaft für Kinderheilkunde in Königsberg unter Vorsitz von Prof. *Soltmann* (Leipzig) statt. Die 1. und 2. Sitzung war auch diesmal Ernährungsfragen gewidmet; die übrigen verschiedenen Einzelthemen.

Auf der 1. Sitzung sprachen: *Langstein* (Berlin): Über die Rolle der Kohlenhydrate bei der Ernährung des Säuglings. — *Bahrdt*: Zur Pathogenese der Verdauungs- und Ernährungsstörungen des Säuglings mit besonderer Berücksichtigung der organischen Säuren. — Erich *Müller* (Berlin): Über Ernährung debiler Kinder mit molken-reduzierter Milch an Hand von Stoffwechseluntersuchungen. — In der 2. Sitzung sprachen *Schloss* (Berlin): Über Ernährungsversuche mit künstlichem Milchserum nach *Friedenthal*. — *Schenheim* (Heidelberg): Über den Aschegehalt in den Gehirnen Spasmophiler. — *Langstein* (Berlin): Die Einwirkung des Kampfer auf den Säugling. — *Freund* (Breslau): Zur Kenntnis des Stoffwechsels beim Säuglingsekzem. — *Abelmann* (St. Petersburg): Die Bestimmung des Fermentgehaltes der Stühle und des Antifermentgehaltes des Blutes bei der Diagnose verschiedener Erkrankungen des kindlichen Alters. — *Rietschel* (Dresden): Zur Klinik, Therapie und Prophylaxe des Sommertodes der Säuglinge.

Eine weitere Sitzung wurde zusammen mit der Gesellschaft für Dermatologie, sowie Psychiatrie und Neurologie abgehalten; die letzte Sitzung gemeinsam mit der Abteilung für Hygiene.

1911   1911 tagte die Gesellschaft für Kinderheilkunde in Karlsruhe, es war die 28. Versammlung; Vorsitzender war Prof. *Falkenheim* (Königsberg). Es fanden 6 wissenschaftliche Sitzungen statt.

Eigentliche Hauptthemen wurden diesmal nicht besprochen, sondern die einzelnen Sitzungen waren *Einzelthemen* gewidmet. In der ersten Sitzung stand die *Sommersterblichkeit* der Säuglinge im Vordergrund mit folgenden

Vorträgen: *Prausnitz* (Graz): Sommersterblichkeit der Säuglinge. – *Rietschel* (Dresden): Die Sommersterblichkeit der Säuglinge. – L.F. *Meyer*: Die Morbidität und die Mortalität der Säuglinge im Sommer 1911. – *Bahrdt* (Berlin): Zur Pathogenese der akuten Verdauungsstörungen im Säuglingsalter. – *Salge* (Berlin): Über den Einfluß von Sommertemperaturen auf die Funktion des Magens. – *Prausnitz* zeigte unter anderem in seinem Referat über die Sommersterblichkeit der Säuglinge eine Tabelle über die Säuglingssterblichkeit in Berlin im Jahre 1905. Darauf wird gezeigt, daß die Säuglingssterblichkeit parallel mit den hohen Sommertemperaturen geht; sie erreichte im August des Jahres ein Maximum von etwa 500 gestorbenen Säuglingen pro Woche. Im Schlußwort forderte *Prausnitz* die Verbesserung des Klimas in schlechten Wohnungen durch eine verständige Bewirtschaftung; außerdem die Beschaffung einer geeigneten Nahrung, sowie einer strengen Beaufsichtigung der Ziehkinder, da sonst die hohe Mortalität, besonders der künstlich ernährten Säuglinge, nicht mit Erfolg bekämpft werden könne.

Die zweite Sitzung brachte folgende Vorträge: *Mendelssohn* (Freiburg): Beobachtungen über Hauttemperaturen der Säuglinge. -- G. *Aschenheim* und Ludwig *Kaumheimer* (Heidelberg): Über den Aschegehalt der Muskulatur beim Rachitischen. – *Niemann* (Berlin): Der respiratorische Stoffwechsel des Säuglings. – *Langstein* (Berlin): Das Eisen bei der natürlichen und künstlichen Ernährung des Säuglings. – *Benjamin* (München): Über eine selbständige Form der Anämie im frühen Kindesalter. – *Welde* (Berlin): Erfahrungen mit Salvarsan bei Lues congenita. – E. *Fuld* und C.T. *Noeggerath* (Berlin): Über die Bedeutung der Artspezifität für die Funktion der Verdauungsfermente, insbesondere des Magenlabs.

Wegen der großen Anzahl der Vorträge kann nur ein kurzer Überblick über die von der 3.–6. Sitzung gehaltenen Themen gegeben werden: Wachstum und osmotischer Druck bei jungen Hunden; Spätrachitis; die Atmung im Kindesalter; die Behandlung der Spasmophilie; das Verhalten parenteral eingeführter Kalksalze im jugendlichen Organismus; Hydrocephalus internus; Tuberkuloseinfektion und das poliklinische Material des Groninger Kinderkrankenhauses; Anwendung und Wirkung des elektrischen Dauerwärmers im Säuglingsalter, besonders bei Frühgeburten. Arthritismus im Kindesalter und Harnsäureausscheidung; zur Kenntnis des kindlichen Myxödems; das Verhalten von Wasser und Kochsalz bei akuten Gewichtsverlusten; Vererbung; Gedeihen und Schwinden eines Geschlechtes nach mehrhundertjährigen Familienmitteilungen; Hydrotherapie; Aerotherapie; Klimatotherapie im Kindesalter; Thalassotherapie im Kindesalter; zur Pathologie des infantilen Myxödems; über das Elektrokardiogramm des Diphtherie-Herztodes; Anlage und Durchführung heilpädagogischer Spezialübungen sowie Neueres aus der schulärztlichen Tätigkeit.

1912 1912 tagte die Gesellschaft auf ihrer 29. Versammlung in Münster/Westfalen. Vorsitzender war Prof. *Schlossmann* (Düsseldorf).
Ein übergeordnetes Referatthema war nicht bestimmt worden. In den einzelnen Sitzungen war man jedoch bemüht, gemeinsame Themen abzuhandeln. Die 1. Sitzung war vorwiegend den Infektionskrankheiten gewidmet. Es

sprachen *Schick* (Wien): Versuche mit intracutaner Injektion von Diphtherietoxin beim Menschen. – *Schwenke* (Breslau): Über die diagnostische Bedeutung der Leukozyteneinschlüsse bei Scharlach. – *Roberg* (Münster): Über einen Fall von eigentümlichem Serumexanthem nach Einspritzung von Diphtherieserum. – *Roberg* (Münster): Ein Fall von Enteritis membranacea mit sehr heftigen Darmblutungen bei einem Säugling. – *Dünzelmann* (Leipzig): Salvarsan und Neosalvarsan bei Lues congenita. – *Welde* (Berlin): Poliklinische Behandlung der congenitalen Lues mit Neosalvarsan. – *Köppen* (Norden): Der Katarrh der Gallengänge im Kindesalter. – *Heubner* (Berlin): Über chronische Nephrose im Kindesalter.

Die zweite Sitzung befaßte sich hauptsächlich mit· der *Milch: Ellenbeck* (Düsseldorf): Zur Hämolyse der Frauenmilch. – *Moro* (Heidelberg): Molke und Zelle. – *Benjamin* (München): Zur Frage der Schwerverdaulichkeit des Kuhmilchkaseins. – *Kleinschmidt* (Marburg): Experimentelle Untersuchungen über Sensibilisierung durch Milchfütterung. – *Noeggerath* (Berlin): Einfluß der Zubereitung auf die Verlabbarkeit von Säuglingsmilchen. – *Aaron* (Breslau): Weitere Untersuchungen über die Beeinflussung des Wachstums durch die Ernährung. – *Aschenheim* (Heidelberg): Beitrag zum Fett-, Kalk- und Stickstoffstoffwechsel des Säuglings.

Auch in der 3. Sitzung befaßte man sich in der Hauptsache mit *Ernährungsfragen*. – *Langstein* und *Kassowitz*: Gemüsekost im Säuglingsalter. – *Benjamin* und *Drey*: Stickstoffansatz und Wachstum bei einem Säugling. – *Hess* (New York): Der Gebrauch eines einfachen Duodenalkatheters in der Klinik und im Experiment. – *Lust* (Heidelberg): Funktionsprüfungen des Magen-Darm-Kanales ernährungsgestörter Säuglinge. – v. *Reuss* (Wien): Zur Frage der Albuminurie des Neugeborenen. – *Rohme* (Köln): Über Magenerweiterung bei Pylorusstenose. – *Rietschel* (Leipzig): Zur Verbreitung der Sommersterblichkeit in Deutschland. – *Aschenheim*: Eosinophilie und exsudative Diathese.

Die 4. Sitzung war Einzelthemen gewidmet: v. *Pirquet* (Wien): Die Boxstation der neuen Wiener Kinderklinik. – *Rollier* (Leysin): Die Sonnenbehandlung der Tuberkulose. *Engel* (Düsseldorf): Die Topographie des Bronchialbaums. – *Lehmann* (Düsseldorf): Zur Diagnose der Tuberkulose. – *Schelble* (Bremen): Zur Pathologie der Kindertuberkulose. – *Bessau* (Breslau): Experimentell-klinische Tuberkulinstudien.

Die 5. Sitzung enthielt einen Bericht von *Schulte* (Münster) über: Die vereinigten Anstalten des Fürsorgevereins Münster.

1913 1913 wurde die 30. Versammlung der Gesellschaft für Kinderheilkunde in Wien abgehalten, Vorsitz: Prof. *Finkelstein* (Berlin).

Noch nie wurden so viele Vorträge gehalten wie auf dieser Tagung. Es fanden insgesamt 7 wissenschaftliche Sitzungen nacheinander statt. Die Zahl der Vorträge betrug 52.

In der ersten Sitzung kamen verschiedene Einzelthemen zur Sprache: *Schlossmann* (Düsseldorf): Über das Verhalten des Säuglings im Hunger. – *Langstein* und *Edelstein* (Charlottenburg): Der Eisenhaushalt beim Säugling. – *Lederer*: Die Bedeutung des Wassers für die Konstitution und Ernährung. – Außerdem

wurde noch vorgetragen über: Beobachtungen über die temperatursteigernde
Wirkung subcutaner Salzinfusionen beim Säugling; – über Lungenblähung
bei alimentärer Intoxikation; – über die Pachymeningitis hämorrhagica in-
terna und über Organanalysen beim Morbus Barlow.
2. Sitzung *Hecht*: Eigenartige Arrhythmie bei einem Neugeborenen. – *Wieland* (Basel): Intermittierendes Herzgeräusch bei angeborener Tricuspidala-
tresie. – *Aschenheim* (Dresden): Der Einfluß der Sonnenstrahlen auf die
leukozytäre Blutzusammensetzung.

Weitere Vorträge: Zur Lehre vom Facialisphänomen; – Ernährungsversuche
mit *Friedental*'scher Milch; experimentelle Beiträge zur Frage von Infektion
und Ernährung; klinische und experimentelle Beiträge zur Fräge der Albuminurie.

In der 3. Sitzung sprach man über: *Ikterus neonatorum* oder *Gallenfarbstoff-
sekretion* beim Fötus und Neugeborenen; die physiologische Ikterusbereit-
schaft des Neugeborenen; funktionelle Unterscheidung von Bromidwirkung
und Chloriddefizit im Organismus; experimentelle Spasmophilie; Magnesium-
sulfatbehandlung der spasmophilen Krämpfe.
Bei der 4. und 5. Sitzung standen *Infektionskrankheiten* wie Poliomyelitis
und Diphtherie, sowie Tuberkulose im Vordergrund. *Bruno* (Heidelberg):
Über Poliomyelitis acuta. – *Kassowitz* (Wien): Über das Verhalten des
Diphtherieschutzkörpers bei Mutter und Neugeborenen. – *Friedjung* (Wien):
Zur klassischen Diagnose der Kindertuberkulose. – *Camerer* (Stuttgart):
Diphtheriebazillen im Säuglingsalter. – *Swoboda* (Wien): Die Zukunft der
Impfung. – *Bessau*, *Pringsheim* und *Schwenke*: Über den diagnostischen und
prognostischen Wert der Wiederholung lokaler Tuberkulinreaktionen. –
Pollack (Wien): Über Tuberkuloseimmunität. – *Ritter* (Berlin): Beobach-
tungen bei Frauenmilchernährung. – *Eichelberger* (Mönchen-Gladbach): Zur
Prophylaxe der akuten Infektionskrankheiten im Kindesalter, im Hinblick auf
die gesetzgeberischen Maßnahmen. – *Bernheim-Karrer* (Zürich): Über eine
ruhrartige Grippeepidemie. – *Spitzy* (Wien): Chirurgische und orthopädische
Eingriffe im Säuglingsalter. – *Schleissner* (Prag): Zur Ätiologie des Scharlachs. – *Klose* (Breslau): Zur Kenntnis der Körperzusammensetzung bei
Ernährungsstörungen.

Einzelfälle und Einzelthemen wurden in der 6. Sitzung abgehandelt. So wurde
ein Fall von angeborenem Turmschädel demonstriert; sowie mikroskopische
Schilddrüsenpräparate eines Falles von Säuglingsmyxödem. – Außerdem
sprach man über die lokale Behandlung während der Intubation im Kehl-
kopf entstehender Decubitalgeschwüre; über die röntgenologische Diagnose
endothorakaler Senkungsabszesse bei Kindern; über Encephalitis bei Mumps;
über Empyembehandlung im Säuglings- und frühen Kindesalter. – Zur
Pathologie des angeborenen und erworbenen Myxödems im Kindesalter. –
Zum Wert des Milchzahngebisses; – Zur verlangsamten Resorption der Cere-
brospinalflüssigkeit bei Hydrocephalien; zum epileptischen pseudobulbären
Symptomkomplex mit günstigem Verlauf.

Die 7. Sitzung stand unter dem Zeichen der *Heilpädagogik*. v. *Pirquet* (Wien): Einleitung zu den Vorträgen der heilpädagogischen Abteilung. – *Lazar* (Wien): Die heilpädagogische Abteilung der k.k.-Kinderklinik in Wien. – *Raudnitz* (Prag): Psychologische Experimente an Kindern. – *Heller* (Wien-Grinzing): Über affektiv bedingte Psychoneurosen im Kindesalter. – *Huemer* (Eggenburg): Über die Notwendigkeit der Heilpädagogischen Behandlung der Fürsorgezöglinge. – *Kesseldorfer* (Wien): Ärztliche Jugendgerichtshilfe. – *Schiener* (Wien): Über Eigentümlichkeiten bei Hilfsschülern.
In den Jahren 1914, 1915 und 1916 sind wegen des Krieges keine Versammlungen der Gesellschaft für Kinderheilkunde mehr abgehalten worden.

1917   Die 31. Versammlung fand als außerordentliche 1917 in Leipzig statt, unter dem Vorsitz von Prof. *Peiper* (Greifswald). Sie stand ganz im Zeichen des 1. Weltkrieges. Es wurden nur wenige Vorträge gehalten. Das Thema von *Schlossmann* (Düsseldorf) „Über Kinderkrankheiten und Krieg" paßte zu dem bedrückenden Zustand der damaligen Zeit. Es wurden außerdem nur noch zwei Vorträge gehalten. – *Birk*: Demonstration zur Röntgenbehandlung der Thymushyperplasie bei Säuglingen; und *Kleinschmidt*: Zur Kenntnis der akuten lymphatischen Leukämie im Kindesalter.
Zusammenfassend sagte *Schlossmann* in seinem Referat über Kinderkrankheiten und Krieg. Erstens: Auf die Gesundheitsverhältnisse der Säuglinge und Kleinkinder haben der Krieg und die Kriegsfolgen nicht ungünstig, sondern in gewisser Hinsicht sogar günstig gewirkt. Die Kinder kommen in guter Entwicklung zur Welt, die natürliche Ernährung hat eher zu- als abgenommen, trotz der scharfen Inanspruchnahme weiblicher Arbeitskräfte. Infolgedessen hält sich die Säuglingssterblichkeit, verglichen mit der Friedenszeit innerhalb erträglicher Grenzen. Die Überernährung ist zurückgegangen. Die congenitale Lues hat leider zugenommen.
Es ist interessant, daß damals bereits das Problem der Überernährung – wenn auch nicht in heutigem Ausmaß – existierte!
Zweitens: Die in die Schule eintretenden Kinder befinden sich nach übereinstimmenden Urteilen in gutem Zustand. Erst jenseits des 10. Lebensjahres macht sich eine Verminderung der Gewichtszunahme gegenüber den Friedenszeiten geltend. Drittens: Die Tuberkulose scheint zuzunehmen. Es ist dringend notwendig, daß der Behandlung und Verhütung der Tuberkulose wieder volle Aufmerksamkeit geschenkt wird und daß besonders die frühzeitige Behandlung kindlicher Tuberkulose erleichtert wird. Vor allem gilt es, die notwendigen Maßnahmen allgemein und weiter auszubauen. Viertens: Die Infektionskrankheiten haben sich, von örtlich bedingten unvermeidbaren Seuchen abgesehen, weder auffällig mit der Länge des Krieges gehäuft, noch haben sie einen bösartigen Charakter angenommen. Einzig allein bei der Ruhr kommen schwerere Fälle als sonst zur Beobachtung.
Von 1918 bis 1920 in den sehr schweren Nachkriegsjahren fanden keine Tagungen statt.

Die *1. Nachkriegstagung* fand 1921 in Jena statt, Vorsitzender war Prof. *Peiper* (Greifswald). Die Gesellschaft legte sich von jetzt ab die Bezeichnung *„Gesellschaft für Kinderheilkunde"* zu.

Es gab keine Referatthemen. Die Einzelvorträge befaßten sich mit Infektionskrankheiten, außerdem mit Verdauungs- und Stoffwechselerkrankungen. Ferner wurden noch einzelne für den praktizierenden Kinderarzt wichtige Fragen erörtert.

Es ist erstaunlich, daß es bereits so kurz nach dem Kriege möglich war, wieder eine so große Anzahl Vorträge anzubieten.

Kleinschmidt (Hamburg) und *Szonntagh* (Budapest) sprachen über die Übertragung ansteckender Krankheiten. — *Degkwitz* (München): Züchtung des Masernerregers und Masernschutzimpfung mit lebenden Erregern. — *Stern* (Rostock): Über Keuchhustenserum. — *Opitz* (Breslau): Immunisierungsversuche gegen Diphtherie beim Menschen. — v. *Pfaundler* (München): Über Syntropie von kindlichen Krankheitszuständen. — *Feer* (Zürich): Andauernde Störungen der Temperatur und der physikalischen und chemischen Wärmeregulierung bei Geburtsverletzung des Halsmarks. — *Reiche* (Braunschweig): Frühstadium der diffusen Hirnsklerose. — *Thomas* (Köln-Lindenburg): Zur Klinik des Stridor congenitus. — *Eckstein* und *Rominger* (Freiburg): Über die Wirkung von Schlafmitteln im Säuglingsalter. — *Brüning* (Rostock): Zum 200-jährigen Geburtstag eines Wundersäuglings. — *Wentzler* (Greifswald): Demonstration eines Apparates zur Messung des intracraniellen Druckes. — *Stöltzner* (Halle): Kalkstoffwechselversuch und Rachitis. — *Rietschel* (Würzburg): Zur Entstehung des Harnsäure-Infarktes beim Neugeborenen. — *Lust* (Karlsruhe): Hungernde Brustkinder. — *Riehn* (Hannover): Klinische Beobachtungen über Rumination im Säuglingsalter. — *Lasch* und *Wertheimer* (Berlin): Über die Wirkung der künstlichen Höhensonne auf den Stoffwechsel. — *Dollinger* und *Schwabacher* (Charlottenburg): Einige Bemerkungen zur Frage der Lues congenita. — *Rominger* (Freiburg): Zur Gefäßmitteltherapie im Kindesalter. — *Moro* (Heidelberg) und *Bessau* (Marburg): Über enterale Infektion bei Säuglingen. — *Blühdorn* (Göttingen): Über den Einfluß der Reaktion auf die Stuhlflora des Säuglings.

Kleinschmidt (Hamburg) schloß seinen Vortrag „Über die Übertragung ansteckender Krankheiten" mit folgenden Sätzen: 1. Man könne nicht von einer Übertragung ansteckender Krankheiten, sondern nur von Übertragung der Krankheitserreger sprechen. 2. Die direkte Luftinfektion spiele bei den Varicellen, Masern und Röteln die Hauptrolle. 3. Eine direkte Luftinfektion jedoch nur im Sinne der Tröpfcheninfektion komme bei der Grippe, dem Keuchhusten, der Heine-Medin'schen Krankheit und der Genickstarre in Frage. Für die Grippe sei auch an die indirekte Luftinfektion durch den mit Krankheitserreger beladenen Luftstaub zu denken. 4. Direkter und indirekter Kontakt vermitteln Typhus, Ruhr, Diphtherie und Scharlach. 5. Ausnahmen von diesen Regeln werden öfter beobachtet. So können zum Beispiel Varicellen und Masern durch indirekten Kontakt übertragen werden. 6. Bei allen ansteckenden Krankheiten kommen abortive Krankheitsfälle vor. 7. Das Haften des Krankheitserregers im Organismus nach Beendigung der Krankheit ist für Typhus, Ruhr, Diphtherie und Scharlach sicher gestellt. 8. Gesunde Träger sind bekannt von Diphtherie-, Ruhr- und Typhusbazillen, von

Meningokokken, dem Erreger der Heine-Medin'schen Krankheit und der Grippe. Vermutet werden sie von dem Scharlacherreger. 9. Wasser- bzw. Nahrungsmittelinfektion kommen vor bei Typhus, Ruhr, Diphtherie und Scharlach. 10. Intrauterine Infektion ist für Masern und Typhus sicher gestellt.

Weitere Themen waren: Über alimentäre Glykosurie. Über die Rolle des Nahrungseiweißes bei den akuten Verdauungsstörungen. Über Minimalernährung, konzentrierte Ernährung und Mast. – Die Bedeutung der extrarenalen Wasserausscheidung für den Ablauf der Diurese. – Röntgenbild und Tuberkulosediagnose. – Demonstration zur Frage des mediastinalen Emphysems. – Zur Kenntnis der intrathorakalen Lymphknoten. – Zur Frage der mechanischen Entstehung der Chondrodystrophie. – Über Osteodysplasia cystica congenita. – Zur Frage der Genese des angeborenen und infantilen erworbenen Myxödems. – Antiskorbutische und oxydationsfördernde Wirkung der Extraktstoffe. – Akzessorische Nährstoffe und Bakterienwachstum. – Ansatzfördernde Wirkung von Extraktstoffen. – Experimentelle Beiträge zum transitorischen Fieber des Neugeborenen. – Dementia infantilis. – Zur Einteilung der kindlichen Schwachsinnsformen. – Über psychophysische Konstitutionstypen. – Spätspasmophilie und Neuropathie. – Über Quellungsvorgänge am Knorpel. – Untersuchungen zum Ossifikationsproblem. – Zur Biologie des Oxyuris vermicularis. – Geschlecht und Krankheit. – Über die Bedeutung exogener Wachstumseinflüsse. – Kalkinhalationsmethode in der Säuglingsheilkunde aufgrund von Kalkspiegelbestimmungen des Serums.

1922   1922 tagte die Deutsche Gesellschaft für Kinderheilkunde auf ihrer 33. Versammlung in Leipzig. Prof. v. *Pfaundler* (München) war Vorsitzender.

Besondere Referatthemen waren auch diesmal nicht gegeben. Im Vordergrund standen *Ernährungsfragen*. Einige Vorträge waren der Rachitis gewidmet; andere der Wachstumspathologie im Kindesalter, sowie der Syphilis. Einige der Vorträge seien herausgegriffen: *Finkelstein* (Berlin): Zur Einteilung der Ernährungsstörungen. – *Demuth* (Berlin): Magenfunktionsprüfungen beim kranken Säugling. – *Loewenstein* (Leipzig): Über Flockungen von Kasein. – *Rosenbaum* (Leipzig): Die Magensekretion des Säuglings. – *Putzig* (Charlottenburg): Zur Dyspepsiefrage. – *Rühle* (Leipzig): Eiweiß und Gärung. – *Stransky* (Wien): Experimentelle Beiträge zur Eiweiß-Milch-Frage. – *Engel* (Dortmund): Über Hypogalaktie. – *Fischl* (Prag): Über den Nutzwert der abgespritzten Frauenmilch. – *Stettner* (Erlangen): Über Laktation. – *Lasch* (Berlin): Über Fettansatz im Säuglingsalter. – *Goebel* (Jena): Die Aminosäurefraktion im Säuglingsharn. – *Scheer* und *Müller* (Frankfurt): Über den Mechanismus der Gärungsvorgänge im Darm des Säuglings. – *Frank* (Leipzig): Tierexperimentelle Untersuchungen über Fetternährung. – *Bauer* (Hamburg): Über die Erfolge in der Behandlung ernährungskranker Säuglinge in Australien. – *Langstein* (Berlin): Welche Heilnahrungen sind für Säuglinge notwendig. – *Nobel* (Wien): Zur Frage der Behandlung des nervösen Erbrechens des Säuglings. – *Langstein* (Berlin): Zur Frage des transitorischen Fiebers. – *Benzing* (Würzburg): Über Atropinfieber bei Säuglingen. – *Rietschel* (Würzburg): Über dynamisches Eiweißfieber. – v. *Gröer* (Lemberg): Funktionelle Untersuchungen über Entzündung. – *Epstein* (Prag): Die unspezifische Serumbehandlung im Säuglingsalter. – *Moll* und *Lange* (Wien): Zur Frage der

Proteinkörpertherapie im Säuglingsalter. – *Noeggerath* und *Reichle* (Freiburg): Über nichtbakterielle und nicht arzneiliche Überempfindlichkeit bei Kinderkrankheiten. – *Wagner* (Wien): Über experimentelle Xerophthalmie. – *Blühdorn* (Göttingen): Serumkalkbestimmung bei Gesunden und Spasmophilen. – *Hummel* (Würzburg): Studien über Acidose und Alkalose. – *Wimberger* (Salzburg): Die Rachitis im Röntgenbild. (siehe unten) – Röntgenometrische Wachstumsstudien am gesunden und am rachitischen Säugling.

Weitere Vorträge:

Rachitis und Ostitis fibrosa. – Experimentelle Studien zum Rachitisproblem. – Einfluß des natürlichen und künstlichen Lichtes auf das Wachstum junger Ratten. – Häufigkeit und Bedeutung der idiopathischen Hautblutungen im 2. Lebenshalbjahr. – Über die Bedeutung der Erbmasse für Krankheit und Sterblichkeit im Kindesalter. – Über die Deutung des sogenannten Halley'schen Gesetzes. – Untersuchungen über den Inhalt der Kantharidenblase. – Untersuchungen über den Kapillardruck bei Kindern. – Über die körperliche Entwicklung tuberkulöser Kinder. – Über die Wirkung von Diphtherieantitoxinen im Organismus des Neugeborenen. – Wachstumspathologie im Kindesalter. – Über abnorm kleine Kinder. – Wachstum und Ernährungszustand der Kinder nach dem Kriege bis 1922. – Wiener Freiluftleben zur Bekämpfung und Verhütung von Krankheiten im Kindesalter. – Über diätetische Entfettungskuren im späteren Kindesalter. – Bedeutung und Ausgestaltung des Schularztwesens. – Über die Behandlung der angeborenen Syphilis. – Liquoruntersuchungen bei congenitaler Lues. – Zum Problem der Übertragung der congenitalen Syphilis. – Die Prognose der Säuglingstuberkulose.

Bedeutungsvoll war der Vortrag von *Wimberger* über die Rachitis im Röntgenbilde. Er kam zu folgenden Feststellungen: 1. Bei florider Rachitis bleiben die Allgemeinumrisse der Metaphyse unverändert, bei unscharfer Begrenzung der Metaphysenfuge, solange der Säugling in körperlicher Passivität verharrt. – 2. Die Becherform der Metaphysenenden wird als Folge von Muskelaktion aufgefaßt und dürfte als Schutz für die widerstandsarme rachitische Zone bei mechanischer Beanspruchung durch marginale Verkalkung dienen. – 3. Der typisch reine Heilungsvorgang wird vor dem Röntgenbild nur bei quantitativ und qualitativ ausreichender und systematischer Therapie beobachtet. – 4. Die Therapie mit Lebertran, Sonne oder Quarzlampe gibt röntgenologisch gleiche Reparationsformen. – 5. Die Heilungsgeschwindigkeit wird durch Kombination, durch Lebertran und Sonne bedeutend beschleunigt. – 6. Floride Fälle bei reichlich frischer Luft, normaler Ernährung und guter Pflege ohne Bestrahlung und Lebertran bleiben im Röntgenbild bis zu 4 Monaten unverändert. – 7. Die rachitische Wucherungszone kann bei länger dauerndem floridem Stadium in geringen Mengen Kalk aufnehmen. – 8. Röntgenologisch ist leichte beginnende von heilender oft nicht zu differenzieren. Bei schweren Fällen ist das Stadium der Krankheit mit Sicherheit zu bestimmen.

1923   Die 34. Versammlung der Deutschen Gesellschaft für Kinderheilkunde fand unter Vorsitz von Prof. *Czerny* (Berlin) in Göttingen 1923 statt.
Es waren keine Referatthemen vorgesehen. Das Spektrum der Vorträge erstreckte sich weit. *Birk* (Tübingen): Thymusdrüse. – *Thomas* (Köln): Nebenniere. – *Schiff* (Berlin): Die Schilddrüse. – *Opitz* (Breslau): Klinische und experimentelle Beweise für die Lebensfähigkeit transfundierter körperfremder

Erythrozyten. — *Mautner* (Wien): Die Innervation der Venensperre in der Leber. — *Stransky* (Wien): Experimentelle Beiträge zur Bakterienbesiedlung des Darmtraktes und ihre Beeinflussung durch Nahrung. — *Usener* (Dessau): Zur Kenntnis des vegetativen Nervensystems. — *Freudenberg* (Marburg): Über den Innervationsmodus der Tetaniespasmen. — *Tetzner* (Wien): Beiträge zur Tetaniefrage. — *Beck* (Tübingen): Vergleich einer Stillstatistik aus dem Jahre 1877 mit einer solchen aus dem Jahre 1922. — *Scheer* und *Salomon* (Frankfurt): Wirkungsweise und Erfolge der Salzsäuremilche bei Tetanie. — *Müller* (Frankfurt): Zur Methodik und Bedeutung der Magenfunktionsprüfung. — *Landau*: Über das Verhalten der Serumsalze bei Gewichtsschwankungen verschiedener Genese. — *Torday*: Infektionsverhütung in Anstalten mit spezifischen und unspezifischen Schutzimpfungen. — *Adam* (Heidelberg): Über den Wert der Diastasebestimmung im Harn für die Beurteilung der Rachitis. — *Mallinckrodt* (Elberfeld): Erfahrungen mit Dubo. — *Hoffa* (Barmen): Die Entstehung des rachitischen Beckens. — *Rosenbaum* (Leipzig): Über fettarme und fettreiche Säuglingsernährung. — *Demuth* (Charlottenburg): Reaktionen des Magen-Darm-Kanals auf Stoffwechselumstimmungen. — *Vollmer*: Stoffwechselumstimmungen durch Intracutaninjektion und andere Hautreize. — *Coerper* (Düsseldorf): Das Konstitutionsproblem beim Säugling und Kleinkind. — *Behrendt* (Marburg): Die Messung der Kationen-Konzentration im Liquor cerebrospinalis.

1924 1924 wurde die 35. Versammlung in Innsbruck unter Vorsitz von Prof. *Göppert* (Göttingen) abgehalten.
Hauptthemen waren die *Tuberkulose* und andere *Infektionskrankheiten*, sowie die *Rachitis*.
Zum Thema der Tuberkulose wurden unter anderem folgende Vorträge gehalten: *Bessau* (Leipzig): Immunbiologie der Tuberkulose. — *Koch* (Berlin-Wilmersdorf): Pathologische Anatomie der kindlichen Tuberkulose. — *Moro* (Heidelberg): Zum Studium der Tuberkulinreaktion. — *György* (Heidelberg): Über die unspezifischen Faktoren der tuberkulösen Hautallergie. — *Aschenheim* (Remscheid): Zur Statistik der Tuberkulose. — *Czickeli* (Graz): Über die Brauchbarkeit verschiedener Tuberkulinisierungsmethoden zu diagnostischen Zwecken. — *Lange* (Berlin): Die künstliche Erzeugung einer Tuberkulinempfindlichkeit mit abgetöteten Tuberkelbazillen. — *Gröer* und *Progulski* (Lemberg): Zur Frage der Bedeutung der cutanen Diagnostik der Überempfindlichkeitszustände. — *Ossoinig* (Graz): Über die negative Phase.

Röntgenologische Beiträge bezüglich der Brustorgane bei kindlicher Tuberkulose, sowie die Röntgenologie der Abdominalorgane bei kindlicher Tuberkulose wurden ebenfalls geliefert.

Bessau schloß sein Referat über die Immunbiologie der Tuberkulose damals mit folgenden pessimistischen Worten: „Daß die wissenschaftliche Forschung in absehbarer Zeit uns die Handhabe für eine schnelle Tuberkuloseheilung bescheren wird, ist nicht zu erwarten. Die Aussichten für eine Chemotherapie sind gering. 1. Bei allen bazillären Erkrankungen stößt die Chemotherapie auf die größten Schwierigkeiten und die Tuberkelbazillen sind ganz besonders schwer abzutöten. 2. Selbst wenn ein chemotherapeutisches Agens vorhanden wäre, würde es im Organismus nicht leicht an den Ort gelangen, an dem es wirken soll, weil die Tuberkelbazillen bekanntermaßen in einem sehr gefäßarmen Gewebe liegen. Unser therapeutisches Kämpfen gegen die Tuberkulose muß sich beschränken auf eine Unterstützung der natürlichen Abwehrkräfte, insbesondere auf eine Beeinflussung des spezifischen Gewebes. Hierbei kommen in Betracht: 1. Förderung der mesenchymalen Funktionen durch diätetisch physikalische Maßnahmen. 2. Direkte Beeinflussung des spezifischen Gewebes durch Tuberkulin, Röntgenstrahlen, Stauung. Das Tuberkulin ist für die Therapie besonders geeignet, weil es völlig elektiv mit dem spezifischen Gewebe reagiert und weil der Tuberkulinreiz am exaktesten dosierbar ist."

16 Jahre später wurde von *Domagk* die erste Wirksamkeit der Sulfothiazole, nach weiteren 4 Jahren von *Waksmann* das Streptomycin und etwa 5 Jahre später diejenige des Isonikotinsäurehydracids von *Domagk* entdeckt!

Des weiteren sprach man über Myxödem, über Avitaminosen; über Schutzimpfungen, besonders in Bezug auf die Pockenimpfung; über die Diphtherie; über die Ätiologie der Säuglingspyurien; über Anatomie und Bakteriologie des Darmes bei Durchfallerkrankungen; über Tetanie und Spasmophilie, sowie über Anämie und über Anstaltsschäden bei Kindern; über Diabetes mellitus im Kindesalter; Ernährungszustand und Konstitution; Mastkuren im Kindesalter; Stoffwechsel des Kindes im Fieber.

1925 1925 tagte die Deutsche Gesellschaft für Kinderheilkunde unter Vorsitz von Prof. v. *Pirquet* (Wien) in Karlsbad. Es war ihre 36. Versammlung.
3 wissenschaftliche Sitzungen wurden abgehalten. — In der ersten Sitzung kamen verschiedene Themen von großer praktischer Bedeutung zur Sprache: *Spitzy* (Wien): Orthopädie und Kinderheilkunde. — *Holtz:* Verfeinerte Blutphosphorbestimmung. — *Bischoff* (Göttingen): Hämoglobinresistenzuntersuchungen bei Säuglingen. — *Uffenheimer* (München): Zur klinischen Anaphylaxie. — *Neurath* (Wien): Beitrag zu den endokrinen Beziehungen von Mutter und Kind. — *Koch* (Graz): Zur Ätiologie des Erythema nodosum. — *Eckstein* (Düsseldorf): Über den Gas- und Jodstoffwechsel der Pubertätsstruma. — *Demuth* (Marburg): Beiträge zum Phosphatstoffwechsel. — *Beck* (Tübingen): Untersuchungen zum Fieberstoffwechsel. — *Frank* (Leipzig): Tierexperimentelle Untersuchungen über den Abbau des Körperfetts im Hunger. — *Meyer* (Düsseldorf): Ist eine Immunisierung gegen Masern und die Erzeugung von Masern mit Kulturen von Masernkranken möglich? — *Nobel* (Wien): Zur Frage der Masernprophylaxe. — *Deutsch* (Budapest): Schädigen die Röntgenstrahlen den Inhalt des graviden Uterus. — *Stettner* (Erlangen): Leukozytenbild und Infekt. — *Reiche* (Braunschweig): Über Liquorausblasungen in der Behandlung der Meningitis im Säuglings- und Kindesalter. — *Samet* und *Tetzner* (Wien): Über Digitaliswirkung bei gesunden und kranken

Kindern ohne Herzinsuffizienz. – *Koref* und *Mautner* (Wien): Über den Einfluß von Pituitrin und Insulin auf den Wasserhaushalt.

In der 2. Sitzung wurde zum ersten Mal seit langer Zeit wieder ein *Hauptreferat* gehalten. *Opitz* (Berlin): Die Bluttransfusion in der Pädiatrie. *Opitz* schloß sein Referat mit folgenden Worten:

„Zusammenfassend läßt sich sagen, daß die Bluttransfusion zweifellos eine Behandlungsmethode ist, die manches Menschenleben retten kann, das sonst verloren sein dürfte. Gerade für den Pädiater ist sie besonders bedeutungsvoll, da man wegen des geringen kindlichen Blutvolumens mit relativ kleinen Blutmengen sehr große Effekte erreichen kann, was beim Erwachsenen wohl niemals mit der gleichen Leichtigkeit möglich ist. Und auf ergiebige Transfusionen kommt es vielfach an. Aber es handelt sich auch bei Beachtung aller Vorsichtsmaßregeln um keinen völlig harmlosen Eingriff. Das bedenke man stets, wenn man die Indikation zur Bluttransfusion stellt."

Die Bedeutung dieser Worte ist heute nach wie vor genau so groß wie sie damals gewesen ist!

Weitere Vorträge waren: *Bokay* (Budapest): Über den Zeitpunkt der Vornahme operativer Eingriffe bei Croup und meine Resultate mit der Intubation bei Kindern unter 2 Jahren. – *Biedl* (Prag): Zur Charakteristik der Pubertät. – *Abels* (Wien): Über die mechanischen und chemischen Bedingtheiten der Schädelverknöcherung bei Neugeborenen. – *Ossoinig* (Graz): Über Schwankungen der Tuberkulinempfindlichkeit. – *Hamburger* (Graz): Schwankungen der Disposition. – *Vollmer* (Berlin): Zur Stoffwechselpathologie des Pylorospasmus. – *Bauer* (Hamburg): Indikation zur Operation der Pylorusstenose. – *Koeppe* (Gießen): Über Hydrocephalus occultus. – *Rosenbaum* (Leipzig): Nahrung und Dünndarmsekretion. – *Bratusch-Marrain* (Graz): Zur Kenntnis der Cholera infantum.

Auf der 3. Sitzung fanden freie Vorträge statt: Zur Frage der Dyspepsie-Coli; Beitrag zur Biochemie des Kaseins; die Behandlung der Bronchopneumonie im Säuglings- und Kleinkindesalter mit Pneumokokkenserum; Histologische Pankreasveränderungen bei Ernährungsstörungen; die Kinderheilkunde im Dienste der Familienforschung und Vererbungswissenschaft; Erfolge und Organisation der Fürsorgestation für congenital luetische Kinder aus der Lemberger Universitäts-Kinderklinik; die optimale Insulinverteilung in der Behandlung des kindlichen Diabetes mellitus. Zur Frage der Hypervitaminose. Über experimentelle Rachitis an Ratten. Über Entropium des Neugeborenen. Ein Phänomen in bakterienhaltigen Urinen. Klinisch statistische und bakteriologische Untersuchungen bei Säuglingspyurie. Individualismus bei pathogenen Bakterien. Experimentelle Untersuchungen über Darmbakterien. Der Gesundheitsbogen in der schulärztlichen Tätigkeit. Congenitale Lues und Reizung. – Zur Klinik der Anämie congenital-luetischer Säuglinge; der Kochsalzgehalt des Gewebswassers im Säuglingsalter; Untersuchungen über die Reaktionszeit im Säuglingsalter. Die hormonale Behandlung der Chorea minor. Zur Kenntnis der Koplik'schen Flecken. – Über Veränderungen der vasomotorischen Innervation bei Masern und ihre Bedeutung bei der Biuretreaktion. – Über Drüsenfieber. – Konzentrierte Ernährung bei Pylorospasmus.

In Düsseldorf fand 1926 die 37. Tagung der Gesellschaft statt. Den Vorsitz führte Prof. *Brüning* (Rostock).

Einzelthemen waren unter anderem folgende: 1. Sitzung: *Moro* (Heidelberg): Über Allergie und Paraallergie. – *Dölter* (Heidelberg): Über Bouillonempfindlichkeit. – *Keller* (Heidelberg): Über Herdreaktionen. – *Becker* (Bonn): Experimentelle Untersuchungen über Abwehrreaktionen des jugendlichen Organismus. – *Feer* (Basel): Beiträge zum Hypervitaminoseproblem. – *Thomas* (Köln): Vitaminstudien am Kaninchen. – *Kohl*: Das Rachitisproblem. – *Aurnhammer* (Augsburg): Rachitisprophylaxe bei Frühgeburten. – *Wieland* (Basel): Aus der Bestrahlungstherapie der Rachitis. – *Helmreich* (Wien): Studien über die Energetik des kindlichen Stoffwechsels. – *Rietschel* (Würzburg): Eiweißhyperthermie und Respirationsstoffwechsel. – *Weiss* (Wien): Vorübergehende und bleibende Schädelasymmetrie des Neugeborenen.

2. Sitzung: *Hescheles* (Lemberg): Kriterien der therapeutischen Erfolge bei Lues congenita. – *Buchholz* (Essen): Experimentelle Untersuchungen in der Pneumoniebehandlungsfrage. – *Redlich* (Lemberg): Masernfragen. – *Lust* (Karlsruhe): Die paramorbillöse Encephalitis und ihre Folgen. – *Bokay* (Budapest): Über die Bekämpfung des Scharlachs mittels des Dick'schen Verfahrens. – *Nobel* (Wien): Scharlachprobleme. – *Noeggerath* (Freiburg): Kind und Leibesübungen. – *Azone*: Schulkind und Leibesübungen. – *Rosenbaum* (Leipzig): Die tägliche Turnstunde. – *Gottstein* (Freiburg): Über die Atmung als Maß der körperlichen Leistungsfähigkeit.

In der 3. Sitzung standen Ernährungs- und Stoffwechselfragen im Vordergrund: *Trendtel* (Kiel): Über individuelle Verschiedenheiten des isoelektrischen Punktes des Frauenmilchkaseins. – *Koeppe* (Gießen): Angriffspunkt und Wirkungsweise der ultravioletten Strahlen. – *Flachs* (Dresden): Die Bewertung des Gewichts in der Kinderheilkunde. – *Rosenhaupt* (Mainz): Die zweite Dentition. – *Duzar* (Pecs): Die Adrenalintherapie. – *Doxiades* (Berlin): Über Fetalismus. – *Schelble* (Freiburg): Was leistet die konservative Behandlung der Pylorusstenose. – *Thoenes* (Köln): Über familiäre Pankreasinsuffizienz. – *Abels* (Wien): Über die Entstehungsbedingungen des Strophulus und der idio-ergischen Reaktion. – *Rominger* (Kiel): Langfristige und ununterbrochene Mineralstoffwechseluntersuchungen an Säuglingen, ihre Methodik und ihre bisherigen Ergebnisse.

Weitere Vorträge in der 4. Sitzung: Pathogenetisches über alimentäre Anämien. – Therapeutisch verwertbare Experimente über den Wasserhaushalt nierenkranker Kinder. – Über Säuglingsempyem. – Über das Verhältnis zwischen Alkalose und Tetanie. – Über Scharlachentstehung und Verbreitung. – Zur Physiologie des wachsenden Organismus. – Über den Milchsäuregehalt des Blutes im Säuglingsalter. – Strittige Fragen der Säuglingsernährung. – Zur Pathogenese der schweren Durchfallserkrankung der Säuglinge. – Lipoidtherapie der Atrophie mit Dekomposition. – Über den Fettansatz im Säuglingsalter. – Knochenbildung und Knochenwachstum im frühen Kindesalter. – Über röntgenogene vitale Mikrocephalie. – Apparat zur selbständigen Einschaltung der Röntgenröhre durch die Atmung. – Der Insulinbedarf des zuckerkranken Kindes.

5. Sitzung: Das Schädeltrauma bei der Geburt. – Die geburtstraumatische Schädigung des Kopfes Neugeborener und ihre Bedeutung für die Pathologie. – Mechanik und klinische Bedeutung des Schädeltraumas unter der Geburt. – Über Dauerschäden des Nervensystems nach Geburtsverletzungen des Gehirns. – Klinisch und pathologisch anatomische Folgeerscheinungen geburtstraumatischer Schädigungen des Felsenbeines. – Geburtstraumatische Veränderungen der Hypophyse. – Das Blutbild des Neugeborenen und seine Beziehungen zum Geburtstrauma.

Ein Referat hielt *Schwartz* (Frankfurt): Die geburtstraumatische Schädigung des Kopfes Neugeborener und ihre Bedeutung für die Pathologie. Er begann mit den Worten: „Die neueren Untersuchungen über die traumatische Schädigung des Neugeborenenkopfes haben uns vor allem drei grundsätzlich wichtige Befunde ergeben: 1. Ergab sich die überragende Bedeutung der Minderdruckwirkung, also jener Druckdifferenz zwischen Uterusinhalt und Atmosphäre, die sich während der Austreibungsperiode entwickelt. 2. Wurde das regelmäßige Mitbetroffensein des zentralen Nervensystems, insbesondere des Gehirns, nachgewiesen und 3. mußte die enorme Häufigkeit der geburtstraumatischen Schädigung des Kindes und auch des Gehirns festgestellt werden.”

1927   Die 38. Versammlung 1927 in Budapest, unter Vorsitz von Prof. *Schlossmann* (Düsseldorf), wurde eröffnet mit einer *festlichen Sitzung*. Prof. Johann v. *Bokay*, Budapest, sprach: „*Zur Erinnerung an Otto Heubner*, Ehrenpräsident der Deutschen Gesellschaft für Kinderheilkunde”. (s. S. 30)
Anschließend hielt *Schiff* ein *Referat* „Über den augenblicklichen Stand der Blutgruppenfrage”.

Aus den Verhandlungen ist nicht ersichtlich, wie viele wissenschaftliche Sitzungen abgehalten wurden. Die Zahl der Vorträge war fast unübersehbar geworden.

Infektionskrankheiten, Stoffwechselerkrankungen und Ernährungsfragen standen im Vordergrund. H. *Finkelstein* (Berlin): Über alimentäres Fieber. – *Beck* und *Rietschel* (Würzburg): Über Dursthyperthermie. – *Birk* (Tübingen): Die Wirkung des fieberhaften Infektes auf den Blutchemismus des Kindes. – *Beck* (Tübingen): Die Umstimmung des Fieberstoffwechsels durch Proteinkörpervorbehandlung. – v. *Pirquet* (Wien): Die Todeskrankheiten in ihrer jahreszeitlichen Verteilung. – *Knöpfelmacher* und *Stöhr* (Wien): Neue Versuche über Immunisierung mit abgetöteter Pockenvakzine. – *Langer* (Prag): Zur Frage der bisher unbewiesenen Vakzineencephalitis bei Menschen. – *Reimold* (Breslau): Über encephalitische Syndrome im Verlaufe von Infektionskrankheiten. – *Freund* (Breslau): Untersuchungen über die Verbreitungsweise der Varicellen. – *Kleinschmidt* (Hamburg): Zur Röntgendiagnostik der Thymushyperplasie. – *Langstein* (Berlin): Über die Ernährung des Säuglings lege artis.
Opitz (Berlin): Ist die klinische Form der Tuberkulose von der Virulenz der Bazillen abhängig? – *Buschmann*: Die Schutzimpfung gegen Tuberkulose nach Calmette. – *Chiari* (Wien): Über pathologisch-anatomische Ver-

änderungen bei mit dem Calmette'schen Bazillus infizierten Tieren. – *Nobel* und *Solé* (Wien): Experimentelle Studien über die Tuberkuloseimmunisierung nach Calmette. – *Nohlen* (Düsseldorf): Experimentelle Anthrakosis und Tuberkulose. – *Goebel* und *Herbst* (Halle/S.): Tuberkulöse Allergie und Masern. – *Epstein* (Prag): Zur Kenntnis des tuberkulösen Initialfiebers.

Gottstein (Freiburg): Experimentelle Untersuchungen über Erholung nach Arbeit. – *Baar* (Wien): Allergische Eosinophilie. – *Abels* (Wien): Weitere Daten über die angeborene Ossifikationsschwäche. – *Fanconi* (Zürich): Beiträge zum Chemismus und zur Hämatologie des Herterschen Infantilismus. – *Sperling* (Essen): Pathologische Magentypen im späten Kindesalter. – *Helmreich* (Wien): Das lokale Blutbild. – *Frank* (Prag): Studien über die Frühgeburtenanämie. – *Monrad* (Kopenhagen): Kurze Mitteilungen über 228 Fälle von Stenosis pylori congenita. – *Burghard* (Düsseldorf): Der Glykogengehalt der Leber bei tödlichen Erkrankungen im Kindesalter. – *Fischl* (Prag) unter anderem: Experimentelle Beiträge zur Forschung der congenitalen Syphilis. – *Kundratitz* (Wien): Die Malariatherapie der Lues congenita und besonders dabei erhobene Befunde. – *Hescheles* (Lemberg): Impf-Malaria-Behandlung der Congenitallues. – *Weiss* (Prag): Die Beteiligung der Conjunctiven bei der congenitalen Frühsyphilis. – *Mommsen* (Frankfurt): Über die gesetzmäßige Veränderung der neutrophilen Granula akuter Infektionskrankheiten. – *Stettner* (Erlangen): Zur Kenntnis der zellulären Infektabwehr. – *Johan* (Budapest): Neuere Bestrebungen auf dem Gebiete der Scharlachprophylaxe und Therapie.

Weitere Vorträge: Versuche einer intravitalen Züchtung von Bakterien in Kantharidenblasen und über Konservierung von pathogenen Keimen im Blutegel. – Über die quantitative spektroskopische Untersuchung des Blutes.

Über Behandlung der Pneumokokkenempyeme im Kindesalter mit Optochin. – Über die Diplokokkenperitonitis der Kinder. – Antropometrische Studien an Kindern. – Zur pädiatrischen Ausbildung. – Stoffwechsel bei Rachitis. – Das antirachitische Prinzip. – Die Therapie der Rachitis sowie medizinisch-diätetische Behandlung der Rachitis. – Aktivierung des Ergosterins durch Phosphor. – Hexosemonophosphatase und Wachstum. – Fermentstudien zur Rachitis. – Biochemisches bei der experimentellen und spontanen Rachitis. – Über Knorpelwachstum in vitro. – Untersuchungen zur Frage des Jodstoffwechsels. – Untersuchungen zur Verdauungsphysiologie des Säuglings. – Saugreflex und Geschmacksprüfung beim jungen Säugling über ein Speichelferment. – Weitere Ergebnisse im Kohlehydratstoffwechsel bei der Diphtherie. – Zur Pathogenese der Intoxikation. – Beitrag zur Kenntnis des Wasserhaushaltes im Säuglingsalter. – Die Röntgentherapie bei Bronchopneumonie. – Zum klinischen Bild der mediastinalen Pleuritis. – Das Institut für Mutter- und Kinderschutz in Leningrad. – Beitrag zur Hämatologie der Masern. – Über physiologische Kraniotabes. – Ein Fall von Megacolon transversum congenitum. – Ein seltener Fall von angeborener Mißbildung der Extremitäten. – Über die Bedeutung der Elektrokardiographie. – Zur Frage des Stridor thymicus. – Psychologische Untersuchungen über die Wirkung des Seeklimas auf Jugendliche. – Allergie und Strophulus. – Orthostatische Acidurie.

Die 39. Versammlung fand in Hamburg 1928 statt unter Vorsitz von Prof. *Moro* (Heidelberg).

Folgende Themen beherrschten die Tagung: Kinderpsychologie; Wasserhaushalt; Pneumonien; Tropenerkrankungen; Bauweise von Kinderkliniken; Säuglingssterblichkeit; Frühgeborene; Schwangerenfürsorge und Stillfähigkeit.

Es sprachen: *Stern* (Hamburg): Die moderne Kinderpsychologie. – v. *Pfaundler* (München): Krankheitszeichen bei fehlerzogenen Kindern. – *Hamburger* (Heidelberg): Psychopathologische Grundlagen ärztlich erzieherischen Denkens. – *Pototzky* (Berlin): Wege der Fürsorge für schwer erziehbare Kinder. – Zum zweiten Thema, Wasserhaushalt, sprachen: *Rominger* (Kiel): Wasserverteilung und Bindung im Organismus. – *Mautner* (Wien): Wasserbewegung im Organismus. – *Bratusch-Marain* (Graz): Über das Verhalten der Perspiratio insensibilis bei Cholera infantum. – *Löschke* (Mannheim): Die Pathologie der Kinderpneumonien. – L.F. *Meyer* (Berlin): Zur Systematik und Therapie der Säuglingspneumonie. – *Duken* (Jena): Die Bedeutung der Röntgenuntersuchung für die Beurteilung der kindlichen Pneumonie. – *Engel* (Dortmund): Die Pathogenese der croupösen Pneumonie. – *Noeggerath* (Freiburg): Über schwer diagnostizierbare Kinderpneumonien unter Einbeziehung des akuten infektiösen Lungenödems. – *Nocht* (Hamburg): Die Krankheiten der Kinder in den Tropen.

Zum Thema der *Einrichtung von Kinderkrankenhäusern* sprachen: *Feer* (Zürich): Bau und Einrichtung des Kinderkrankenhauses. – *Nobel* (Wien): Betriebsorganisation des Kinderkrankenhauses. – *Schlossmann* (Düsseldorf): Über die Versorgung infektionskranker Kinder. – *Bessau* (Leipzig): Das Ambulanzproblem.

Die Autoren lieferten reichlich Material sowie Grundrisse, die die optimale Einrichtung von Kinderkrankenhäusern ermöglichen sollten. Im Vordergrund stand die Isolierung bei infektionskranken Kindern, sowie die Freilufttherapie der pneumoniekranken Kinder. *Feer* schloß seinen Bericht über Bau und Einrichtung des Kinderkrankenhauses mit folgenden Worten: „Aber die Verantwortung ist zu groß, als daß wir es übernehmen dürften, mit unzureichenden Mitteln eine Kinderklinik zu führen. Wenn die Baukosten auch hoch kommen, so darf man nicht übersehen, daß die Kosten des Betriebes noch viel mehr ins Gewicht fallen, daß aber gute Einrichtungen viele Arbeitskräfte einsparen und gute Erfolge erleichtern. Wo es sich darum handelt, unser wertvollstes Gut, unsere Kinder, gesund zu machen und kräftig zu erhalten, da wäre kleinliche Sparsamkeit schlecht angewendet. Ein gut eingerichtetes Kinderkrankenhaus ist, volkswirtschaftlich betrachtet, die beste Kapitalanlage der Gemeinden und des Staates. Zu einem guten Erfolg braucht es aber nicht nur ein gut eingerichtetes Spital, sondern noch wichtiger ist ein tadelloser Betrieb."

Gleichzeitig mit der Tagung der Gesellschaft für Kinderheilkunde fand die Ärztekonferenz über die Bekämpfung der Frühsterblichkeit unter dem Vorsitz von *Seitz* (München) statt. Sie wurde von der „Deutschen Vereinigung für Säuglings- und Kleinkinderschutz" veranstaltet.

Folgende Vorträge wurden gehalten: *Rott* (Berlin): Die Bedeutung der Frühsterblichkeit für die Säuglingssterblichkeit. – *Küstner* (Leipzig): Die Bedeutung und Verhütung der Geburtsschädigungen. – *Thomas* (Duisburg): Begriff und Klinik der Lebensschwäche. – *Langer* (Berlin): Der Aufzuchtswert der Frühgeborenen. – *Cörper* (Köln): Die Einstellung der Schwangerenfürsorge auf die Bekämpfung der Frühsterblichkeit.

1929   In Wiesbaden fand 1929 die 40. Tagung statt. Den Vorsitz hatte Prof. *Noeggerath* (Freiburg).
Im Vordergrund standen die Themen:
1. Ekzemerkrankungen;
2. Ernährungs- und Stoffwechselfragen;
3. die nicht eitrigen Encephalitiden;
4. die Heilserumbehandlung.

Außerdem wurden noch zahlreiche Einzelfragen behandelt.
Vorträge zum 1. Thema: Ekzemerkrankungen: *Gröer* (Lemberg): Die kindliche Haut als Reaktionsorgan. – *Bloch* (Zürich): Das Ekzem vom Standpunkt der Idiosynkrasie. – *Moro* (Heidelberg): Ekzema infantum. – *Rost* und *Keller* (Freiburg): Über die Spätperiode der exsudativen Diathese.
Zum Thema Ernährungs- und Stoffwechselfragen: *Hamburger* (Graz): Zur Behandlung der Zuckerkrankheit. – *Jundell* (Stockholm): Schädigungen durch antirachitische Mittel. – *Siegert* (Köln): Pseudoathyreosis, ein bisher unbekanntes Krankheitsbild. – *Widowitz* Graz): Über plötzliche natürliche Todesfälle im Pubertätsalter. – *Beck* (Tübingen): Über die Bedeutung kohlehydratreicher Nahrungsgemische für die Ernährung im Fieber. – *Catel* (Leipzig): Tierexperimentelle Untersuchungen über den Einfluß von Frauen- und Kuhmilch, sowie ihrer Molken auf die Peristaltik. – *Paffrath* (Düsseldorf): Versuche über Spaltung und Resorption von Milchzucker. – *Jochims* (Kiel): Klinisch experimentelle Untersuchungen über das Molkenzuckerfieber. – *Meyer* (Kiel): Über die Wirkungsweise des Labfermentes. – *Brock* (Marburg): Zur Chemie des Säuglingsstuhles. – *Nitschke* (Freiburg): Bedeutung des lymphozytogenen Gewebes für die Pathogenese der Säuglingsspasmophilie. – *Fanconi* (Zürich): Das Kochsalzbedürfnis des Kindes. – *Pockels* (Hamburg): Organextrakte in ihrer Wirkung auf immunbiologische Vorgänge.
Mit den nichteitrigen Encephalitiden im Kindesalter befaßten sich: *Doerr* (Basel), *Eckstein* (Düsseldorf) und *Spielmeyer* (München). *Doerr* faßte sein Referat folgendermaßen zusammen: „Praktisch läßt sich die derzeitige Situation wie folgt präzisieren: Die Vakzination ist eine Infektionsimpfung; der Ersatz durch eine gleichwertige Antigenimpfung ist bisher nicht gelungen. Die Risiken einer Infektionsimpfung lassen sich naturgemäß nie auf Null reduzieren; sie sind aber bei der Vakzination auch jetzt noch minimal, sowohl absolut betrachtet, als auch besonders im Vergleich zu ihrer Bedeutung für die Pockenabwehr. Daß wir heute eine wirkliche Errungenschaft aufgeben sollen, kann nicht ernstlich in Erwägung kommen." Über die Therapie der nichteitrigen Encephalitiden sagte *Eckstein*: „Sieht man von der Anwendung des Rekonvaleszentenserums bei der epidemischen Encephalitis ab, über

dessen Wirkung eine größere Erfahrung noch nicht besteht, so muß man sich im allgemeinen auf eine symptomatische Therapie beschränken. Sie besteht vor allem in der Anwendung von Narkotika, sowie von Skopolamin in hohen Dosen. Von sonstigen medikamentösen Mitteln wird das Urotropin und seine Derivate, sowie die intravenöse Anwendung von Trypaflavinlösung empfohlen."

Heilserumbehandlung: Serumbefunde an Diphtherierekonvaleszenten. – Schutzserum und Heilserumbehandlung bei Masern, Scharlach, Diphtherie. – Diphtherie-Serumtherapie und Schutzimpfung. – Tuberkulinstudien; – Vergleichende Immunisierungsversuche mit abgetöteten Tuberkelbazillen und BCG; – Zur Frage der Vaccine-Encephalitis; – Bedeutung der Encephalographie für die Differentialdiagnose cerebraler Erkrankungen; – Zur gesetzlichen Neuordnung des ärztlichen Schulwesens; – Kurzer zusammenfassender Bericht über Untersuchungen zur Pathologie und Therapie der Typhusbazillenausscheider; – Untersuchungen über Verteilung, Ausscheidung und bakterizide Wirkung des Salyrgan. – Klinische Erfahrungen über Behandlung von Typhobazillenausscheidern; – Über medikamentöse Ansäuerung bei Infektionskrankheiten; – Weitere Untersuchungen zum Problem des Stenosenwetters. – Verlauf des Scharlachs bei Behandlung mit Scarlaserin. – Das lokale Blutbild. – Studien über das Ausbruchalter und die Hereditärverhältnisse des kindlichen Diabetes.

1930   Die 41. Versammlung wurde wieder in Wiesbaden, unter Vorsitz von Prof. *Ibrahim* (Jena) 1930 abgehalten.
Die *Hauptvorträge* waren den *extrapyramidalen Erkrankungen im Kindesalter* gewidmet: *Lotmar* (München) sprach über den pathologisch-anatomischen und pathophysiologischen Teil; *Ibrahim* über den klinischen Teil.
Weitere Vorträge: *Moro* (Heidelberg): Beobachtungen bei Ekcema infantum. – *Becker* (Bonn): Über den Ablauf und spezifische Entzündungen bei Infektionskrankheiten im Kindesalter. – *Ullrich* (München): Congenitale, atonisch-sklerotische Muskeldystrophie. – *Budde* (Marburg): Einfluß der Verdauung auf den Lösungszustand von Kalk und Phosphat der Milch. – *Stransky* und *Wasitzky* (Wien): Über die biologische Bedeutung der Darmbakterien beim Brustkind. – *Paffrath* (Düsseldorf): Die Bedeutung der Permeabilität der Dünndarmmukosa für die Pathogenese der Dyspepsie und der Intoxikation. – *Nitschke* (Freiburg): Die Beeinflussung des Grundumsatzes durch Thymus und Milzextrakt. – *Bischoff* (Göttingen): Der Einfluß verschiedener Milcharten und Mischungen auf die Koprosterinbildung im Säuglingsdarm. – *Höppner* (Göttingen): Zur Ergosterinsysthese im Tierkörper. – *Thoenes* (Köln): Über den Einfluß des Nahrungsmilieus auf die Wirkung des Vitamin D. – *Meyer* (Münster): Die Verkalkung rachitischen Rattenknorpels in vitro unter verschiedenen Bedingungen. – *Hesse* (Breslau): Kalkresorption und Kalkretention. – *Heymann* (Freiburg): Über die besondere Lokalisation und die quantitativen Verhältnisse einiger Phosphatasen im Darm gesunder und rachitischer Ratten. – *Nobel* (Wien): Beitrag zur Rachitisprophylaxe. – *Mayer* (Berlin): Gicht bei einem 5 Wochen alten Säugling. – *Catel* (Leipzig): Einfluß der Nebennierenrinde auf das Blutbild. –

Bernuth (Jena): Zur Beurteilung der Herzgröße des Kindes nach dem Röntgenbild. — *Grävinghoff* (Münster): Schwachzeichen der Lues am Skelett sonst erscheinungsfreier Säuglinge. — *Beck* (Tübingen): Über den Grundumsatz bei zuckerkranken Kindern. — *Fernbach* (Leipzig): Allergie und Paraallergie. — *Langer* (Charlottenburg): Über toxische Diphtherie. — *Hentschel* (München): Bisherige Erfahrungen über die Wirkung von Rekonvaleszentenserum bei Diphtherie. — *Scheer* (Frankfurt a. M.): Eine Epidemie des *Pfeiffer'* schen Drüsenfiebers. — *Kramsztyk* (Warschau): Über eine neue Vakzinebehandlung des Keuchhustens.

Auch die „Deutsche Vereinigung für Säuglings- und Kleinkinderschutz" hielt ihre Tagung ab. Besprochen wurden die Beziehungen zwischen Konstitution und Morbidität im Kindesalter in ihrer Bedeutung für die Gestaltung der Gesundheitsfürsorge.

Themen waren unter anderem die Einstellung des Arztes zur konstitutionellen Neuropathie als Ursache von Nährschäden; die Einwirkung der erblichen Disposition bei den ansteckenden Krankheiten; die angeborene Muskelschwäche und die ärztlich fürsorgerischen Möglichkeiten zu ihrer Beeinflussung; lassen sich konstitutionelle Fehler durch die Verschickungsfürsorge beeinflussen; die Einstellung der Gesundheitsfürsorge des Kindesalters auf die konstitutionellen Besonderheiten. — Vortragende waren: *Kleinschmidt* (Hamburg), de *Rudder* (Würzburg), *Schiff* (Berlin), *Langer* (Berlin) und *Coerper* (Köln).

1931   1931 fand die Tagung in Dresden statt. Es war die 42. ordentliche Versammlung, Vorsitzender war Prof. *Stoeltzner* (Königsberg).

Man befaßte sich mit der Sexualität im Kindesalter; mit dem Phosphorstoffwechsel; mit den Infektionskrankheiten und verschiedenen Einzelthemen.

Gleichzeitig fand die Sitzung der „Deutschen Vereinigung für Säuglings- und Kleinkinderschutz" statt. Hier war das Leitthema: Die Voraussetzung und Gestaltung der Kinderfürsorge für das seelisch und geistig abnorme Kind.

54 Vorträge wurden gehalten: *Gött* (Bonn): Physiologie und Pathologie der Sexualität. — *Friedjung* (Wien): Die Physiologie und Pathologie der kindlichen Sexualität. — *Boenheim* (Berlin): Onanie und Nervensystem beim Kind.

K. *Friedjung* aus Wien schloß sein Referat über die Physiologie und Pathologie der kindlichen Sexualität mit folgenden bemerkenswerten Worten: „Die seelischen Begleiterscheinungen der kindlichen Sexualität brauchen unser Verständnis; allzu leicht können sie Anlaß zu Störungen geben; Quellen des Schuldbewußtseins bei Onanie infolge verfehlter Erziehungsmaßnahmen — *Rohleder* hält sie immer noch für empfehlenswert — Angst vor den sinnlos angedrohten Folgen, vor der Kastration, das hilflose Grübeln um das Werden des Kindes, die Rolle des Vaters dabei, zehrende Eifersucht, der Kummer unerwiderter Liebe oft schon in frühen Jahren, Haßregungen gegen sonst geliebte Personen, insbesondere die Eltern, Kränkung über Herabsetzung vor dem geliebten Menschen, Ratlosigkeit in seelischen Konflikten, insbesondere auch nach einer nun schon einmal geschehenen kriminellen Tat — alles das kann zu Störungen der Stimmung, des Verhaltens zur Familie, Umwelt, Schule, Lehre führen. Auch schwere Störungen des körperlichen Wohlbefindens und Gedeihens können aus solchen Bedingungen erwachsen. Hier

bedarf unser bisher geübtes kinderärztliches Wirken der Ergänzung, wollen
wir dem kranken Kinde nicht Wichtiges schuldig bleiben." Im Referat zum
gleichen Thema sagte *Gött* (Bonn) bezüglich der Behandlung von Kindern
mit Anomalien der Sexualität: „Nur die Erziehung kann solchen Kindern
bieten, was die Natur ihnen versagt hat; die Sicherheit, die ihnen abgeht,
müssen sie aus der Erziehung schöpfen, von ihren Erziehern übernehmen können. Die Erziehung kann vieles in solchen Fällen erreichen, wenn der, dem
sie anvertraut ist, drei Forderungen an sich selber stellt: Wachsein, Offenheit,
Takt."

Weitere Vorträge: *Doxiades* (Berlin): Das Wesen der choreatischen Bewe-
gungsstörungen. — *Lenart* (Budapest): Die endokrinen Beziehungen der
Chorea minor. — *Heymann* (Freiburg): Organphosphatasen und organische
Milchphosphate in ihrer Beziehung zur Rachitis. — *Mai* (München): Über
die Phosphorverbindungen in der Milch. — *Mommsen* und *Eltz* (Frankfurt):
Über den Nachweis von Giftstoffen in der Milch laktierender Frauen während
der Menstruation. — *Kerpel-Fronius* (Budapest): Die Nierenfunktion bei der
Exsiccose. — *Rosenbaum* (Leipzig): Die Bedeutung der großen Atmung bei
der Säuglingsintoxikation. — *Freund* (Dresden): Niedrige Frühgeburtensterb-
lichkeit im Krankenhaus.

Weitere Vorträge: Langfristige Untersuchungen des Mineral- und Wasserstoff-
wechsels bei Frühgeburten; zum Eisenstoffwechsel der Frühgeborenen; Gas-
stoffwechsel frühgeborener Kinder. — Aktive Immunisierung gegen Diphtherie. — Erfahrungen bei toxischer Diphtherie. — Wert der Elektrokardiographie in der Klinik der Diphtherie. — Beeinflussung des Diphtherie-Anti-
toxintiters durch Reizkörper. — Über die Bedeutung der positiven und der
negativen Schickschen-Reaktion bei nicht immunisierten und mit Anatoxin
immunisierten Kindern. — Über die Entstehung des Magenverschlusses bei der
spastischen Pylorusstenose der Säuglinge. — Über Liquorbefunde und ihre
Deutung bei Meningoencephalismus im Kindesalter. — Beiträge zur Therapie
der croupösen Pneumonie der Säuglinge und Kleinkinder mit Optochin. —
Das Blutbild beim Drüsenfieber. — Zur Frage des Keuchhustenrezidives. —
Beitrag zur Pathogenese der Generalisierung des Vakzinevirus. — Die allgemeine zelluläre Reaktivität gemessen am Zellbild der Hautblase und des
Blutes. — Blutplasmaveränderungen bei alimentärem Fieber der Säuglinge. —
Klinisch experimentelle Untersuchungen zur Kreislaufphysiologie im Kindesalter. — Orthostatische Kreislaufreaktion bei älteren Kindern. — Ernährungs-
behandlung beim kindlichen Basedow. — Ösophagusmessungen im Kindesal-
ter. — Grundsätzliches zur intravenösen Urographie im Kindesalter. — Ver-
kalkungsversuche in vitro. — Ossifikationsfragen. — Beobachtungen über die
Behandlung und Verhütung der Rachitis mit der Wolframlampe. — Über
weitere Stoffwechselwirkungen der P-Substanz aus lymphatischen Geweben.
— Untersuchungen zur Atmungsregulation bei der Tetanie. — Über den
Einfluß roher und autoklavierter Milch auf Wachstum und Stoffwechsel. —
Über enterale Resorption. — Acetonämisches Erbrechen. — Chirurgische
Behandlung kindlicher Bronchiektasen. — Serodiagnostik der aktiven Tuber-
kulose. — Zur Klinik der spezifischen Nierenerkrankung bei congenital lueti-
schen Säuglingen. — Die Entstehungsbedingungen und die Bedeutung des
asthenischen Typus. — Vortragende waren unter anderem *Lorenz* (Kiel),
Jensen (Kopenhagen), *Samson* (Dortmund), *Scheer* (Frankfurt), *Redlich*
(Lemburg), *Jochims* (Kiel), *Meyer* (Kiel), *Nobel* (Wien), *Bischoff* (Rostock),

Viethen (Freiburg), *Stettner* (Erlangen), *Gerstenberger* (USA), *Brühl* (Marburg), *Catel* (Leipzig), *Gräfinghoff* (Münster), *Wiese* (Landshut), *Klinke* (Breslau), *Weiss* (Prag) und *Abels* (Wien).

Die Vorträge über Voraussetzung und Umgestaltung der Kinderfürsorge für das seelisch und geistig abnorme Kind waren folgende:

Villinger (Hamburg): Die Fürsorgebedürftigkeit des seelisch und geistig abnormen Kindes. – Über die Klinik des seelisch und geistig abnormen Kindes und die Möglichkeiten für die Prophylaxe sprachen: *Pototzky* (Berlin): Die Bedeutung der endogenen Faktoren. – *Benjamin* (Ebenhausen bei München): Die Bedeutung der exogenen Faktoren. – *Tugendreich* (Berlin) sprach über die fürsorgerische Erfassung und Betreuung des seelisch und geistig abnormen Kindes.

<table><tr><td>

1932

</td><td>

1932 fand die 43. ordentliche Versammlung in Wien statt. Den Vorsitz hatte Prof. *Freund* (Wien).
Die Themen waren sehr verschiedenartig. Es sprachen unter anderem: v. *Pfaundler* (München): Kinderärztliche Fragen im Lichte der Genetik. – *Noeggerath* (Freiburg): Entstehung und Behandlung der kindlichen Pyurien oder Zystopyelitiden. – *Lichtenberg* (Berlin): Über die kindliche Pyurie. – *Amfrick* (Gießen): Zur Verbesserung der urographischen Methoden im Kindesalter. – *Göttche* (Budapest): Masernähnliche Endemie in einer Säuglingsabteilung. – *Teveli* (Budapest): Zur Bakteriologie der Säuglingsgrippe. – *Leitner* (Cluj, Rumänien): Über den praktischen Wert der Schutzimpfung und Heilserumtherapie bei Scharlachkindern. – *Bayer* (Berlin): Zur Injektionstherapie des Keuchhustens. – *Wiskott* (München): Über infektiöse Pneumonien bei jüngsten Säuglingen. – *Kiss* (Budapest): Über die Herzstörungen im Verlauf der Säuglingsgrippe. – *Geldrich* (Budapest): Über die chronischen Nephritiden im Kindesalter. – *Fanconi* (Zürich): Spontane Galaktosurie bei einem Kinde mit Neurofibromatose von Recklinghausen. – de *Rudder* (Greifswald): Atmosphärische und klimatische Einflüsse auf den kindlichen Organismus für die Auslösung von Krankheiten. – *Moll* (Wien), über das gleiche Thema in Bezug auf die Heilung der Krankheiten. – *Köppe* (Gießen): Wirkung des Lichts auf Jod in der Atmosphäre und Jod im Organismus. – *Mommsen* (Frankfurt): Die Entstehung croupöser Pneumonien und ihre Abhängigkeit von atmosphärischen Bedingungen. – *Jenny* (Aarau): Die tagesperiodischen Schwankungen der Geburtenfrequenz. – *Brock* (Marburg): Weiterer Beitrag zur Kenntnis der kindlichen Gestalt. – *Opitz* (Mainz): Die Immuntransfusion. – *Ullrich* (München): Blutbild und retikuloendotheliales System.

</td></tr></table>

Des weiteren wurde über folgende Themen gesprochen: Die Zurichtung des Kleinkindes für das Röntgenverfahren. – Vergleichende Untersuchungen über das morphologische Verhalten der braunen und der weißen Fettspeicher im Säuglingsalter. – Über gehäufte Absencen. – Zur hormonellen Differentialdiagnostik der Epilepsie. – Untersuchungen über die Bedeutung der Schilddrüse für die Pathogenese der Rachitis. – Die Bedeutung der Gallesekretion und Resorption für die Rachitis. – Rachitis hepatica. – Über experimentelle Darmentzündungen und die Reizbarkeit des entzündeten Darmes. – Viskositätsstudien bei Säuglingstoxikose. – Über die Pathogenese der organischen Acidose bei Säuglings- und Kinderkrankheiten. – Die Chloraufnahme aus dem strömenden arteriellen Blut bei der Atrophie. – Über die pathologische Bedeutung der Hypochlorämie im Säuglingsalter.

Im Rahmen der Sitzung der Gesellschaft für Kinderheilkunde wurde die 5. Ärztekonferenz veranstaltet von der „Deutschen Vereinigung für Säuglings- und Kleinkinderschutz". Hauptthema war: „Die Auswirkung neuerer Erkenntnisse in der Kindertuberkulose auf die praktische Fürsorgearbeit."

Hamburger (Wien): Heredität, natürliche Resistenz und Immunität in ihrem Einfluß auf den Verlauf der Kindertuberkulose. – *Opitz* (Mainz): Die fürsorgerische Bedeutung der offenen Lungentuberkulose im Kindesalter. – *Langer* (Berlin): Abgrenzung der Behandlungsbedürftigkeit bei Bronchialdrüsentuberkulose. – *Duken* (Jena): In welchem Rahmen ist die Verschickungsfürsorge zur Bekämpfung der Kindertuberkulose notwendig.

1933 wurde keine Tagung abgehalten.

1934 1934 fand die 44. Tagung der Deutschen Gesellschaft für Kinderheilkunde, die Jubiläumstagung zum 50-jährigen Bestehen (1933) in Braunschweig statt. Vorsitzender war Prof. *Stolte* (Breslau). Er hielt die Festansprache zum 50-jährigen Jubiläum. Auf diese Ansprache sind wir im Teil der historischen Entwicklung der Deutschen Gesellschaft für Kinderheilkunde bereits näher eingegangen (s. S. 37).
Folgende Vorträge wurden danach gehalten: *Kleinschmidt* (Köln): Die Bakterienbesiedlung des Darmes beim neugeborenen Kinde. – *Malyoth* (München): Über ein neues Dextrinmaltosegemisch und seine klinische Auswirkung. – *Fasold* (Göttingen): Über einige Beziehungen zwischen Vitaminhaushalt und Schilddrüsenfunktion. – *Nitschke* (Berlin): Untersuchungen über die Abhängigkeit der Knochenbildung junger saugender Ratten von der Schilddrüsen- und Nebenschilddrüsentätigkeit des Muttertieres. – *Jochims* (Kiel): Über Wachstumswirkungen des langwelligen Anteils des UV-Lichtes. – *Aehle* (Leipzig): Über den Einfluß autoklavierter Milch auf Fortpflanzungsfähigkeit und Grundumsatz. – *Reiche* (Braunschweig): Innersekretorische Störungen im Kindesalter und die Untersuchung auf Abwehrfermente mittels der interferometrischen Methode nach P. *Hirsch*. – *Kleinschmidt* (Leipzig): Untersuchungen über den Kreatin- und Kreatininstoffwechsel bei gesunden und muskelkranken Kindern. – *Stolte* (Breslau): Allgemeine Konvulsionen bei Spasmophilie. – *Bennholdt-Thomsen* (Greifswald): Epidemiologisch-serologische Untersuchungen beim Keuchhusten. – *Bormann* (Würzburg): Vergleich der therapeutischen Wirksamkeit und des nativen und des gereinigten und konzentrierten Diphtherieheilserums anhand der konjunktivalen Diphtherie der Tiere. – *Beck* (Karlsruhe): Über die Veränderungen des Kohlenhydratstoffwechsels bei toxischer Diphtherie und deren Behandlung mit Traubenzucker und Insulin. – *Noeggerath* (Freiburg): Die Behand-

lungsaussichten des kindlichen Wundstarrkrampfes. – *Knauer* und andere (Breslau): Wechselseitige Beeinflussung von Fetten und Kohlenhydraten im Stoffwechsel des Kindes. – *Mommsen* (Frankfurt): Zur Frage des Menstruationsgiftes. – *Schall* (Homburg): Topographische Röntgenstudien am kindlichen Thorax. – *Verschuer* (Berlin): Die heutige Erblehre des Menschen. – *Bauer* (Breslau): Über angeborene chirurgische Erkrankungen und Mißbildungen im Lichte erbbiologischer Betrachtungsweise. – *Ibrahim* (Jena): Die Bedeutung krankhafter Anlagen für die Erkrankungen des kindlichen Nervensystems. – *Birk* (Tübingen): Über familiäre Erkrankungen. – De *Rudder* (Greifswald): Die Familiarität postinfektiöser Komplikationen. – *Brehme* (Castrop Rauxel): Aufgaben und Bedeutung der Kinderheilkunde im neuen Deutschland. – *Orel* (Wien): Der Einfluß der Blutsverwandtschaft der Eltern auf die Kinder. – *Hamburger* (Wien): Psychische Ethismen. – *Doxiades* und andere (Berlin): Neue klinische Befunde an Zwillingen. – *Lehmann* (Berlin): Erbuntersuchungen an rachitischen Zwillingen. – *Tönnis* (Würzburg): Neurochirurgie des Kindes und Wachstumsalter. – *Schwenk* (Tübingen): Ein Beitrag zur Strahlenbehandlung der kindlichen Hirngeschwülste.
Gleichzeitig fand die Tagung der „Deutschen Vereinigung für Säuglings- und Kleinkinderschutz" statt. Hierbei sprach *Rott* (Berlin) über die Aufgaben der Gesundheitsfürsorge für Mutter und Kind unter Berücksichtigung der Ergebnisse der letzten 25 Jahre und der gegenwärtigen Problematik.
Wie man aus den obigen Themen ersehen kann, stand besonders die Vererbbarkeit von Erkrankungen, sowie deren Familiarität im Vordergrund der gehaltenen Vorträge.
1935 wurde keine Tagung abgehalten.

1936 1936 fand die 45. ordentliche Versammlung der Deutschen Gesellschaft für Kinderheilkunde in Würzburg unter Vorsitz von Prof. *Rietschel* (Würzburg) statt.
Die Zahl der Vorträge übertraf die des letzten Kongresses. Im Vordergrund standen: Infektionskrankheiten, besonders Diphtherie; Blutkrankheiten, besonders Anämie; Rachitis; Pylorospasmus und Ernährungsfragen.
Es sprachen unter anderem: *Gundel* (Berlin): Antitoxische und baktericide Sera. – *Kleinschmidt* (Köln): Über das gleiche Thema. – *Müller* (München): Über die therapeutische Wirkung von Diphtherieheilserum bei Sensibilisierten. – *Joppich* (Köln): Untersuchungen über den Ablauf der croupösen Pneumonie. – *Schmidt* (Burbach): Zur Frage der Schutzimpfung gegen Diphtherie. – *Tönnis* (Würzburg): Vorstellung operierter Hirngeschwülste. – *Keller* (Mainz): Grundsätzliches zur Frage der Keuchhustenvaccination. – *Birk* (Tübingen): Über das sogenannte Prodromalstadium der spinalen Kinderlähmung. – *Emmerich* (Tübingen): Spina bifida und Bettnässen. – *Ullrich* (Essen): Zur Phänogenese kombinierter Mißbildungen. – *Schreck* (Tübingen): Über das zahlenmäßige Verhältnis der symptomatischen zur genuinen Epilepsie. – *Schaltenbrand* (Würzburg): Epilepsie nach Röntgenbestrahlung des Kopfes im Kindesalter.

Vorträge über Blutkrankheiten: Themen waren unter anderem: Theoretische Grundlagen der Anämien im Kindesalter. – Die primären Anämien und Erythroblastosen im Kindesalter. – Die sekundären Anämien im Kindesalter. – Differentialdiagnose der hämorrhagischen Diathesen. – Der Einfluß des A-Vitamins auf die Zahl der Thrombozyten. – Beiträge zur Therapie der Werlhof-Krankheit. – Familiärer angeborener Morbus Werlhof. – Ikterus hämolytikus mit erhöhter Erythrozytenresistenz. – Der Kapillarfaktor bei hämorrhagischen Diathesen. – Der jetzige Platz des Bantischen Syndroms und der Bantischen Krankheit zwischen den splenomegalischen Anämien des Kindesalters. – Ergebnisse der Knochenmarkpunktion bei Anämie und hämorrhagischer Diathese. – Die zerstörten Kerne der weißen Blutkörperchen. – Über die Klebefähigkeit der Leukozyten bei Neugeborenen. – Das rote Blutbild bei gesunden schwedischen Säuglingen.
Vortragende waren: *Fanconi* (Zürich), *Rominger* (Kiel), *Catel* (Leipzig), *Lorenz* (Graz), *Wiskott* (München), *Frontali* (Padua), *De Toni* (Modena), *Willi* (Zürich), *Krebs* (Dresden), *Junghans* (Halle), *Faxen* (Gothenburg).

Weitere Vorträge: *Beumer* (Göttingen): Über die Cystinkrankheit. – *Hässler* (Leipzig): Das Krankheitsbild der Dysostosis enchondralis. – *Oberniedermayer* (München): Grenzen des Normalen in der Urologie im Kindesalter. – *Behrens* (Göttingen): Über das Verhalten von normalen und rachitischen Ratten unter Bedingungen veränderten Luftdrucks. – *Chiari* (Wien): Beitrag zur Röntgendiagnose der floriden Rachitis. – *Schirmer* (Berlin): Rachitisbehandlung mit einmaliger Vitamingabe [1]. – *Mai* (München): Körpereigene Ultraviolettbestrahlung und Rachitis. – *Knauer* (Bonn): Über die Bedeutung der Umstimmung durch die Haut auf den Ablauf von Infektionen, insbesondere des zentralen Nervensystems. – *Wieland* (Basel): Über den gutartigen partiellen Spontanpneumothorax bei Frühgeburten. – *Wallgren* (Göteborg): Kongenitale Pylorusstenose ohne klinische Symptome. – *Brendle* (Stuttgart): Familiäres Vorkommen von Pylorospasmus. – Über Ernährungsfragen: *Bessau* (Berlin): Zur Physiologie der künstlichen Ernährung. – *Blaurock* (Berlin): Zur Physiologie der Bifidusbakterien. – *Scheer* (Frankfurt): Zur Behandlung der Dyspepsie mit Agarmilch. – Frau *Kaiser* (Erfurt): Erfahrungen aus der Erfurter Frauenmilchsammelstelle. – *Linneweh* (Berlin): Zur Differentialdiagnose der Hepatomegalien. – *Müller* (Kiel): Kohlehydratreiche Ernährung und Kohlehydrattoleranz beim kindlichen Diabetes. – *Falck* (Kiel): Über Kohlehydratverdauung und Darmmotilität. – *Schönfeld* (Berlin): Antagonismus von Fett und Kohlehydrat in der Leber. – *Camerer* (Stuttgart): Zur Todesursachenstatistik im Säuglingsalter. – *Meyer* (Kiel): Gasstoffwechseluntersuchungen beim Säugling. – *Jochims* (Kiel): Erfahrungen mit der Abderhalden'schen Reaktion bei gesunden und kranken Kindern. – *Baumann* (Basel): Untersuchungen über den C-Vitaminstoffwechsel lactierender Frauen. – *Wiedenbauer* (Danzig): Der Vitamin-C-Verbrauch von Stillenden und Brustkindern. – *Brock* (Bad Dürrheim): Über die biologische Wertigkeit einiger Ekzemnahrungen.

---

1 Von *Schirmer* (Berlin) und unabhängig davon von *Harnapp* (Leipzig) wurde damals der erfolgreiche Vitamin-D-Stoß entwickelt.

Gleichzeitig mit der Tagung wurde die 7. Ärztekonferenz der „Deutschen Vereinigung für Säuglings- und Kleinkinderschutz" veranstaltet.

Es sprach *Fenner* (Berlin): Die Entwicklung und Organisation der Kinderfürsorge. — *Reiche* (Braunschweig): Vereinheitlichung der Säuglingsfürsorge. — *Husler* (München): Die Stillfrage als zentrales Problem der Säuglingsfürsorge. — *Thomas* (Duisburg): Säuglingsschutz in Anstalten.

Viele der Vortragenden waren aus dem Ausland gekommen, so zum Beispiel aus der Schweiz *Fanconi* und *Willi*, aus Italien *Frontali* und *De Toni*, aus Österreich *Lorenz*, aus Schweden *Faxen*. Dies unterstreicht die Bedeutung der Sitzungen der Deutschen Gesellschaft für Kinderheilkunde.
1937 fand keine Tagung statt.

1938   Auf der 46. Tagung, 1938 in Wiesbaden, unter Vorsitz von Prof. *Hamburger* (Wien), wurden 3 Sitzungen abgehalten:
Hauptthema der 1. Sitzung war „Kinderkrämpfe".
Birk (Tübingen): Kinderkrämpfe. — *Scholz* (München): Krämpfe im Kindesalter, pathologisch-anatomischer Teil. — *Schaltenbrand* (Würzburg): Über das Epilepsieproblem. — *Wittermann* (München): Beeinflussung frühkindlicher Krampfkrankheiten durch Röntgenstrahlen. — *Liebe* (Leipzig): Nachuntersuchungen an Kindern mit und ohne intracranielle Geburtsblutung. — *Grüninger* (Düsseldorf): Untersuchungen über die Schlafmittelverträglichkeit im Kindesalter. — *Hassmann* (Wien): Rezidivierende Darmerkrankungen im Kindesalter. — *Dietrich* (Wien): Hautreaktionen nach Ungezieferbissen. — *Jochims* (Kiel): Klinisch-experimentelle Untersuchungen der Atmung bei der Frischluftbehandlung. — *Peiper* (Wuppertal-Barmen): Pendelinduktion zwischen Atemzentrum und Saugzentrum.
In der 2. Sitzung wurden Tuberkulose, andere Infektionskrankheiten und Einzelthemen besprochen: *Bennholdt-Thomsen* (Frankfurt/M.): Bevölkerungsschichtung und Entwicklungsbeschleunigung der Jugend. — *Hofmeier* (Berlin): Über die erbliche Bedingtheit infektiöser Erkrankungen des Nervensystems. — *Gröer* (Lemberg): Neue Grundlagen der rationellen Tuberkuloseprophylaxe im Kindesalter. — *Gröer* (Lemberg): Blutallergometrie bei Kindertuberkulose. — *Chiari* (Wien): Über Tuberkulinempfindlichkeit bei rheumatischen Erkrankungen. — *Steinmaurer* (Wien): Virusnachweis bei Rubeolen, Parotitis epidemica und Stomatitis aphthosa. — *Hässler* (Leipzig): Antitoxinbildung nach Injektion von Ditoxoid-Asid und Al.FT. *Behring*. — *Kurz* (Chemnitz): Erfahrungen mit dem Masernschutzextrakt S S Dresden. — *Hansen* (Düsseldorf): Agglutininbildung bei Keuchhusten. — *Windorfer* (Frankfurt/M.): Zur Rachitisprophylaxe bei unreifen Kindern mit dem Vitamin-D-Stoß. — *Graser* (Frankfurt/M.): Zur Handwurzelentwicklung bei Rachitis. — *Meyer* (Kiel): Über das Tetanieproblem. — *Friederichsen* (Kopenhagen): Hypocalcämie bei einem Brustkind und Hypercalcämie bei der Mutter. — *Loeschke* (Köln): Klinische und experimentelle Beiträge zur Pathogenese der renalen Wachstumsstörung. — *Schwartzer* (Göttingen): Zum

Symptomenbild des hypophysären Zwergwuchses. — *Hungerland* (Freiburg): Über den Einfluß der Körperhaltung auf die Harnzusammensetzung bei gesunden, herzinsuffizienten und adipösen Kindern. — *Krebs* (Dresden): Frühbehandlung des Pylorospasmus durch Harneinläufe. — *Simon* (Wien): Bericht über 4 Fälle mit eigenartigen Randdefekten des Schlüsselbeins. — *Doxiades* (Berlin): Über Purpura cerebri im Säuglingsalter.

Die 3. Sitzung wurde gemeinsam mit der Deutschen Gesellschaft für Innere Medizin abgehalten und befaßte sich besonders mit Herz- und Kreislauferkrankungen.

1939 fand wegen des Kriegsbeginns keine Tagung statt.

1940   Unter Vorsitz von Prof. *Birk* (Tübingen) wurde 1940 die 47. ordentliche Tagung in Wien abgehalten.

Die Vorträge wurden auf 3 Sitzungen verteilt. In der 1. Sitzung kamen hauptsächlich Themen des Vitaminstoffwechsels zur Sprache. Außerdem Rachitis und Calciumstoffwechsel. In der 2. Sitzung sprach man über Ernährungsfragen, über Bakteriologie, sowie über Chemotherapie von Pneumonien und Pneumokokken-Peritonitis. — Die 3. Sitzung war wieder verschiedenen Einzelthemen gewidmet; so den neurologischen Grundlagen, der psychischen Entwicklung in Bezug auf Erziehungsberatung, Wachstum und Reife; ferner Viruskrankheiten und Zentralnervensystem.

Widenbauer (Posen): Vitamin C. — *Rietschel* (Würzburg): C-Vitamin und klinische Erfahrung. — *Gagyi* (Pécs): Pathogene Bakterien und Vitamin C. — *Kollath* (Rostock): Über Notwendigkeit, die Mitwirkung der nahrungseigenen Fermente beim Verdauungsakt zu berücksichtigen. — *Dam* und *Plum* (Kopenhagen): Über Vitamin K und Vitaminose bei Neugeborenen. — *Scheer* (Frankfurt/M.): Rachitisbekämpfung durch Milchbestrahlung. — *Frick* (Mainz): Über einen Großversuch mit der D2-Stoßprophylaxe. — *Harnapp* (Bonn): Die Calciumionenkonzentration in den biologischen Flüssigkeiten. — *Vogt* (Münster): Kritischer Bericht über die neueren Ernährungsverfahren. — *Keller* (Gießen): Zur Frage der Frauenmilchnot. — *Bayer* (Hamburg): Zur Aufzucht der Frühgeborenen, Wert der Milch aus Frauenmilchsammelstellen. — *Bayer* (Hamburg): Über die Behandlung der alimentären Toxikose bei Säuglingen des 1. Lebensvierteljahres. — *Dieckhoff* (Köln): Zur Pathogenese toxischer Krankheitszustände. — *Ujsaghy* (Pécs): Stickstoff- und Schwefelstoffwechsel des Säuglings bei verschiedenen Ernährungsformen. — *Brehme* (Braunschweig): Der Ertragswert des Kinderkrankenhauses unter neuen volkswirtschaftlichen Gesichtspunkten. — *Dischreit* (Leipzig): Hormondosierungsfragen. Betrachtung über die Therapie mit Hypophysen-Vorderlappenpräparaten. — *Schwartzer* (Göttingen): Kritischer Bericht über die neueren Arzneimittel. — *Goeters* (Düsseldorf): Beitrag zur Bakteriologie, Epidemiologie und Therapie der Meningokokkeninfektionen. — *Duzar* (Pécs): Zur Therapie der Meningokokkenmeningitis-Epidemie nach 1939/40 in Ungarn. — *Frank* (Pécs): Über die Chemotherapie der Pneumonien im Säuglings- und Kindesalter. — *Nadrai* (Pécs): Beiträge zur Chemotherapie der Pneumokokkenperitonitis.

Dies sind die ersten Vorträge, die über Chemotherapie auf der Tagung der Deutschen Gesellschaft für Kinderheilkunde gehalten wurden. 1935 war von *Domagk* das erste Sulfonamid „Prontosil" entdeckt worden.

Die Berichte über die Chemotherapie der Meningokokkenmeningitis, sowie über die Chemotherapie der Pneumonien endeten jeweils sehr optimistisch. *Puzar* beendete sein Referat über die Meningokokkenmeningitis mit folgenden Worten: „Ohne Zweifel ist jedoch die Behandlung der Meningitis cerebrospinalis der heutigen Epidemiewelle durch die neuen Sulfapyridin- und besonders durch die Sulfathiazol-Präparate vollkommen erfolgreich und die Entdeckung dieser Präparate müssen wir als eine der schönsten Errungenschaften der modernen Medizin bezeichnen." — *Nadrai* sagte zur Behandlung der Pneumokokkenperitonitis: „Die Chemotherapie bedeutet in der Behandlung der Pneumonien einen sehr großen und erfolgreichen Fortschritt."
Peiper (Wuppertal): Die neurologischen Grundlagen der psychischen Entwicklung. — *Kroh* (München): Die anthropologische Wendung in der deutschen Jugendpsychologie. — *Seitz* (München): Über Erziehungsberatung. — *Asperger* (Wien): Zur Erziehungstherapie in der Jugendfürsorge. — *Grimm* (Breslau): Wachstum und Reife bei auslandsdeutschen Kindern und Jugendlichen. — *Coerper* (Köln): Beobachtungen aus der Erholungspflege des Kindes. — H. *Müller* (München): Zur Frage der Disposition zu Poliomyelitis. — *Duken* (Heidelberg): Über Lebertranwickel. — *Kleinschmidt* (Köln): Viruskrankheiten und Zentralnervensystem. — *Voss* (Heidelberg): Zur Verhütung der Serumkrankheit. — *Bonell* (Bozen): Bluttransfusion und Allergielage. — *Krebs* (Dresden): Masernabschwächung durch Rekonvaleszentenharn. — *Panoff* (Sofia): Die Pubertätsphthise. — *Weber* (München): Über erbliche Grundlagen der Tuberkulosedisposition.
Von 1941 bis 1947 fanden wegen des 2. Weltkrieges keine Tagungen statt.

1948   Erst nach 7-jähriger Pause, die durch schwerste Kriegs- und Nachkriegsjahre bedingt war, wurde 1948 wieder eine Tagung der Deutschen Gesellschaft für Kinderheilkunde abgehalten. Es war die 48., sie fand in Göttingen unter Vorsitz von Prof. *Kleinschmidt* (Göttingen) statt.
Er sagte in seiner Eröffnungsansprache: „Das zentrale Problem, mit dem wir uns auch auf dieser Tagung zu beschäftigen haben, lautet: Wie können wir Kinderärzte der ungeheuren Not steuern, die uns umgibt? Nach den Feststellungen des internationalen Kinderhilfswerks der Vereinten Nationen hungern in Europa und im fernen Osten mindestens 60 Millionen Kinder und befinden sich in unmittelbarer Gefahr. Erschüttert stehen wir vor den Folgen dieses Hungers, insbesondere der seuchenhaften Ausbreitung der Tuberkulose und nicht zuletzt der Schrecken der Demoralisierung."

Da von 1948 ab die Kongreß-Referate und -Vorträge in der Monatsschrift für Kinderheilkunde vorliegen — im sogenannten „Kongreßheft" des folgenden Jahres — wird hier aus räumlichen Gründen nur auf die Hauptthemen und einzelne Vorträge zum Thema eingegangen. Sie zeigen am deutlichsten die aktuellen Probleme, die die Kinderheilkunde beschäftigten.

Folgende *Hauptthemen* wurden abgehandelt:
1. Wachstumsprobleme;
2. Eisenstoffwechsel;
3. Tuberkulose.

Es fanden 3 wissenschaftliche Sitzungen statt.
Das Referat der 1. Sitzung hielt *Bennholdt-Thomsen* (Köln) über *„Wachstumsprobleme"*. Weitere Vorträge waren: *Mayer* (Hamburg): Die Einwirkungen des Hungers auf das Kind. — *Ewerbeck* (Köln): Zur Methodik des Nachweises von Hungerschäden im Kindesalter. — *Schreier* (Heidelberg): Die physiologische Bedeutung der Zitronensäure und ihre Beziehung zum Calciumstoffwechsel. — *Hess* (Bremen): Das Marfan'sche Epiphysensymptom als Früherscheinung der Rachitis. — *Giese* (Bremen): Die Morphologie der Marfan'schen Zeichen bei der Rachitis. — *Gerstenberger* (Cleveland, Ohio): Die Protektion des Phosphorstoffwechsels mit automatischer Verhütung der Rachitis durch eine einmalige kleine neonatale parenterale Injektion von Vitamin D3 in Öl. — *Scheer* (Frankfurt/M.): Der Stand der Rachitisbekämpfung durch Milchbestrahlung.
2. Sitzung. Das Referat hielt *Schäfer* (Göttingen) über „Eisenstoffwechsel".
Einige weitere Vorträge: *Brehme* (Braunschweig): Zur Organisation des Blutspenderwesens in einer Kinderklinik. — *Wolff* (Bremen): Ikterus neonatorum gravis und Rhesusfaktor. — *Rüger* (Berlin): Über totalen Blutaustausch bei Neugeborenen — Erythroblastose. — *Linneweh* (Marburg): Zur Therapie der thrombopenischen Purpura.

Köttgen (Münster): Infektiöse Kolitis. — *Jochims* (Lübeck): Über Darmbrand im Kindesalter. — *Adam* (Erlangen): Zur Eiweiß- und Kohlenhydratdiät bei Ernährungsstörungen. — *Joppich* (Berlin): Untersuchungen zur Eiweißfrage bei der künstlichen Ernährung des Säuglings.

Zum Hauptthema 3, Tuberkulose, hielt *Wallgren* (Stockholm) das Referat über „Grundsätze bei der Calmette-Impfung". — *Catel* (Mammolshöhe): Über die Behandlung der kindlichen Tuberkulose mit Thiosemicarbazon. — *Schiff* (New York): Streptomycinbehandlung der Tuberkulose. — *Hoen* (Heidelberg): Zur Streptomycinbehandlung der tuberkulösen Meningitis. — *Noack* (Stralsund): Wismuthinjektion bei Skrophulose. — v. *Harnack* (Hamburg): Einseitige Ventilstenose bei Bronchialdrüsentuberkulose. — *Öberg* (Stockholm): Die Behandlung der Influenzameningitis. — *Weisse* (Frankfurt): Penicillinbehandlung der occulten Mastoiditis bei akuter Ernährungsstörung. — *Schall* (Bremen): Die Flankenatmung der Frühgeburten und die interstitielle plasmazelluläre Pneumonie. — *Hilber* (München): Zur Behandlung der interstiellen Pneumonie. — *Brock* (Hamburg): Zur Pathogenese, Differentialdiagnose und Therapie des kindlichen Bronchialasthma. — *Dörlöchter* (Hamburg): Probleme bei der Behandlung kindlichen Bronchialasthmas mit autogenem Training.
Im Anschluß an die erste Nachkriegstagung der Deutschen Gesellschaft für Kinderheilkunde wurde die Tagung der „Deutschen Vereinigung für Säug-

lings- und Kleinkinderschutz" abgehalten. *Weber* (München) referierte über die augenblickliche Situation der Säuglinge in Bayern und *Rupprecht* (Remscheid) über die augenblickliche Situation der Säuglinge in Nordrhein-Westfalen.

   Die 49. Tagung, 1949, fand unter Vorsitz von Prof. *Goebel* (Düsseldorf) in Düsseldorf statt.

Der Vorsitzende stellte fest, daß „noch niemals in den 25 Jahren, während denen ich die Ehre hatte, die Geschäfte der Gesellschaft zu führen, Vortragsanmeldungen in so hoher Zahl eigegangen" seien; deshalb müsse „zum 1. Mal in der Geschichte der Gesellschaft ein 4. Kongreßtag eingeschoben werden." — Voll Zufriedenheit erklärte er weiterhin: „Ein Blick auf unser Vortragsprogramm zeigt, daß das Problem des Hungers nicht mehr erscheint. Es ist dies ein, für das Wohl unserer Kinder, bedeutsames Zeichen dafür, daß die wirtschaftliche Not seit der Währungsreform geringer geworden ist." — Interessant ist die Auffassung des Vorsitzenden, der offenbar gebeten worden war, eine Sitzung den praktischen Bedürfnissen der Diagnostik und Therapie zu widmen: „Ich weiß mich mit dem Vorstand in der Auffassung einig, daß dafür die großen Jahreskongresse unserer Gesellschaft nicht geeignet sind. Ihre Aufgabe ist die Pflege der Forschung. Den Bedürfnissen der Praxis dienen die örtlichen und landschaftlichen Gesellschaften, die überall wieder in Deutschland erstanden sind. Aber wenn das große Programm der Tagung abgewickelt sein wird, werden unsere Kollegen aus der Praxis sehen, daß die meisten Referate und Vorträge viel von Diagnostik und Therapie gebracht haben."

Hauptthemen waren:
1. Diphtherie;
2. Tuberkulose;
3. Poliomyelitis;
4. Bekämpfung der Säuglingssterblichkeit.

Zum 1. Thema *Diphtherie* folgende Referate und Vorträge: *Ströder* (Würzburg): Zur Pathogenese der toxischen Diphtherie im Kindesalter. — *O'Meara* (Dublin): Die Zusammensetzung des Diphtherietoxins, seine Auswirkung auf den klinischen Verlauf der Diphtherie und die Folgerungen für die Antitoxintherapie. — *Paschlau* (Göttingen): Über die Blutinfektion mit Diphtheriebazillen im Krankheitsgeschehen der toxischen Diphtherie. — *Dieckhoff* (Düsseldorf): Zur Pathogenese und Therapie toxischer Krankheitszustände. — *Koch* (Graz): Bemerkungen zur Behandlung der Diphtherie. — *Rudolph* (Köln): Streptomycin und Diphtherie. —
Die 2. Sitzung betraf die damals sehr aktuelle *Poliomyelitis*. Referate und Vorträge zum Thema: W. *Keller* (Freiburg): Poliomyelitis, theoretischer Teil. — *Joppich* (Berlin): Poliomyelitis, klinischer Teil. — *Nohlen* (Berlin): Aktuelle Fragestellungen bei der Poliomyelitis. — *Windorfer* (Frankfurt/M.): Vergleichende Untersuchungen zur Poliomyelitis-Epidemiologie.

In der 3. Sitzung stand als Hauptthema wieder die *Tuberkulose* zur Besprechung. Hierzu referierten und trugen vor unter anderem *Brügger* (Wangen): Die großen gutartigen Lungenverschattungen bei der kindlichen Primärtuberkulose und ihre Pathogenese. – *Schmid* (Heidelberg): Zur Pathogenese der Miliar-Tuberkulose. – *Weingärtner* (Leipzig): Der heutige Verlauf der tuberkulösen Primärinfektion. – *Zöbisch* (Potsdam): Zur Behandlung der Lymphdrüsen- und Lungentuberkulose im Kindesalter mit hohen Dosen von Vitamin A und D. – *Jochims* (Lübeck): Zur Frage der Wirksamkeit des Conteben[1] bei Meningitis tuberkulosa. – *Pothmann* (Düsseldorf): Tbc-Antikörpernachweis im Liquor. – *Blume* und andere (Dortmund): Vitamin B_1 im Liquor bei entzündlichen Veränderungen des Gehirns und seiner Häute. – *Hockerts* (Würzburg): Die Kälteagglutination im Blut bei kindlicher Tuberkulose. – *Ewerbeck* (Köln): Das Elektrophorese-Diagramm bei der kindlichen Tuberkulose.

Bei der Sitzung am 4. Kongreßtag ging es um Probleme der Bekämpfung der *Säuglingssterblichkeit*; denn diese war mit 8% noch sehr hoch.

Droese (Kiel): Klinisch-experimentelle Untersuchungen über die Fettintoleranz bei Säuglingsdystrophie. – *Berthold* (Hamburg): D_2 und D_3 Frühstoßergebnisse bei parenteraler Injektion. – *Klinke* (Berlin): Probleme des Kalziumstoffwechsels und der Rachitis. – *Brugsch* (Berlin): Kolpokeratosetest bei latentem Vitamin A-Mangel. – *Nissler* (Halle): Die Wirkung von intravenös zugeführtem menschlichen Serum auf die Stickstoffbilanz des Säuglings. – *Hungerland* (Freiburg): Beitrag zur Frage des Chlorstoffwechsels. – *Genz* (Berlin): Stoffwechseluntersuchungen bei verschiedenartigen Wachstumsstörungen im Kindesalter. – *Simon* (Würzburg): Der pharmakologische Darmeffekt des Streptomycin. – *Poetschke* (Marburg): Desinfektion und Konservierung von Rohmilch mit Streptomycin. – *Doerks* (Kiel): Klinisch-experimentelle Untersuchungen über die Streptomycinwirkung bei den Durchfallstörungen der Säuglinge. – *Adam* (Erlangen): Das Problem der künstlichen Bifidumflora. – *Mayer* (Hamburg): Die Bifidummilch und ihre Erfolge.

1950   Die 50. ordentliche Tagung, 1950, wurde in Lübeck abgehalten, unter Vorsitz von Prof. *Rominger* (Kiel). Über die Themen der früheren Kongresse sagte er: „Wenn man die Verhandlungsberichte aufmerksam durchliest, dann scheint mir eine Tatsache besonders bemerkenswert: nämlich die einer ständigen Berichterstattung von in der Klinik und von im Laboratorium und Experiment gewonnenen neuen Beobachtungen. Man kann geradezu eine Ausgewogenheit von Erkenntnissen aus der praktischen und der theoretischen Kinderheilkunde feststellen. Neben den verwickelten Fragen der Anatomie, der Neurologie und der pathologischen Physiologie werden stets auch solche aus der Kinderfürsorge, der Krankheitsprophylaxe und der Erziehung der Kinder erörtert. Einen breiten Raum nehmen naturgemäß die Ernährung, die Konstitution und Erblehre, und die Infektionskrankheiten ein. Der

---

1   Das von *Domagk* entwickelte 1. Tuberculostaticum.

wichtige Einfluß von Licht, Freiluft- und Wasseranwendungen auf den wachsenden Organismus wird immer wieder betont und erforscht. Das Kapitel Klima, Wetter und Krankheit grundlegend bearbeitet und der Rhythmus aller Lebenserscheinungen beim Kinde untersucht, aber auch jedes neu erscheinende Arzneimittel wird streng kritisch auf seinen Wert oder Unwert hin für die Kinderheilkunde geprüft."

Die drei *Hauptthemen* dieser Tagung waren:
1. Antibiotika in der Kinderheilkunde;
2. Pädiatrie und Milchwissenschaft;
3. Zur Psychopathologie des Kindesalters.

Referate und Vorträge zum 1. Thema:
Hirsch (Basel): Antibiotika in vitro und in vivo. — *Jochims* (Lübeck): Klinisches über Antibiotika bei Kindern. — *Frontali* (Rom): Erfahrungen mit Streptomycin bei Kindertuberkulose. — *Ruczizka* (Wien): Elektronenoptisch faßbare Wirkung der Antibiotika. — *De Toni* (Genua): Bemerkungen über 235 im Streptomycin-Zentrum behandelte Fälle von Meningitis-Tbc. — *Weingärtner* (Leipzig): Über Verteilung, Ausscheidung und Wirkung von Depot-Penicillinen. — *Seelemann* (Hamburg): Keuchhustenbehandlung mit Aureomycin. — *Urban* (Düsseldorf): Heilungsaussichten und Folgen der Pneumokokkenmeningitis.

Zum 2. Thema: *Pädiatrie und Milchwissenschaft* sprachen unter anderem:

Mohr (Kiel): Heutige Milchwissenschaft und Versorgung der Bevölkerung mit einwandfreier Kindermilch. — *Förg* (München): Die Milchversorgungsbetriebe im Dienste der Kinderernährung. — *Adam* (Erlangen): Pädiatrie und neuzeitliche Milchwissenschaft. — *Reuss* (Wien): Stillförderung in Entbindungsanstalten. — *Roos* (Göttingen): Über Rohkonservierung von Frauenmilch. — *Schäfer* (Göttingen): Elektrophoretische Untersuchungen zum Milcheiweißproblem. — *Schreier* und *Plückthum* (Heidelberg): Die Bedeutung der mikrobiologischen Aminosäurebestimmungsmethoden für die Erforschung der Milchproteine und das Studium des Eiweißstoffwechsels im Kindesalter. — *Thurau* (Erlangen): Die Bedeutung verschiedener Eiweiße für die Regeneration des Serumeiweißes bei chronischen Ernährungsstörungen. — *Hellbrügge* (München): Untersuchungen über den Einfluß von UV-Bestrahlung auf Milchserumeiweißkörper. — *Wodsack*: Die Bedeutung einer wasserlöslichen Vitamin-D-Milcheiweißverbindung in der Bekämpfung der Rachitis. — *Hövels* (Frankfurt): Die Verteilung des D-Vitamins in bestrahlter Milch.

Zum 3. Hauptthema „*Psychopathologie des Kindesalters*" referierten:
De Rudder (Frankfurt): Zur Psychopathologie des Kindesalters. Allgemeines und Aufgaben vom kinderärztlichen Standpunkt. — *Villinger* (Marburg): Abnorme seelische Reaktionen im Kindesalter. — v. *Stockert* (Frankfurt): Psychosen im Kindesalter. — *Asperger* (Wien): Die medizinischen Grundlagen

der Heilpädagogik. – *Koch* (Tübingen): Organisch bedingte Schwererziehbarkeit und ihre Behandlung. – *Bonell* (Bozen): Beitrag zur Erkenntnis des nervösen Kindes. – *Biermann* (Hamburg): Über die Behandlung psychogener Reaktionen in Kinderkliniken.

1951 Die 51. ordentliche Tagung der Deutschen Gesellschaft für Kinderheilkunde wurde in Heidelberg 1951 abgehalten, unter Vorsitz von Prof. *Opitz.*
Der Vorsitzende brachte seine Sorge zum Ausdruck, daß die Programmgestaltung wegen der großen Zahl von angemeldeten Vorträgen immer schwieriger werde. „So erfreulich das ist, so sind doch Beschränkungen erforderlich, wenn die Tagung nicht über die üblichen 3 Tage ausgedehnt werden soll .... Wir haben in diesem Jahr in Deutschland zum *ersten Mal* den *Versuch* gemacht, die Vortragsbeschränkung auszugleichen durch eine *wissenschaftliche Ausstellung*, nach dem Vorbild der letzten beiden internationalen Pädiaterkongresse. Diese Form der Darstellung hat gegenüber dem Vortrag den Vorteil, daß Tabellen und Kurven, die bei der Projektion meist nur ungenügend erfaßt werden, in Ruhe studiert werden können. Ich muß es dem Urteil der Teilnehmer überlassen, ob eine derartige wissenschaftliche Ausstellung eine Bereicherung unserer Tage bedeutet."

Die *Hauptthemen* waren:
1. Angeborene Herzfehler;
2. Die sogenannten abakteriellen Encephalomeningitiden;
3. Elektroencephalographie im Kindesalter.

Referate und Vorträge unter anderem zum 1. Thema „Die angeborenen Herzfehler": *Doerr* (Heidelberg): Pathologische Anatomie typischer Grundformen angeborener Herzfehler. – *Janker* (Bonn): Die Röntgendiagnostik der angeborenen Herzfehler. – *Grosse-Brockhoff*: Klinische Diagnostik der wichtigsten angeborenen Herz- und Gefäßmißbildungen. – *Derra* (Düsseldorf): Chirurgie der angeborenen Vitien des Herzens und seiner großen Gefäße. – *Schmidt-Voigt* (Eppstein): Herzschalldiagnostik bei angeborenen Herz- und Gefäßmißbildungen im Kindesalter. – *Nitsch* (Bad Orb): Die Leistungsfähigkeit der Brustwandelektrokardiographie bei der Diagnostik der angeborenen Angiokardiopathien. – *Steinlein* (Bonn): Beitrag zur Ätiologie der angeborenen Herzmißbildungen auf Grund von Zwillingsuntersuchungen. – *Schaede* (Bonn): Zur Differentialdiagnose der angeborenen Herzfehler, die mit einer Erweiterung der Pulmonalgefäße einhergehen. – *Betke* (Freiburg): Der Abbau des fetalen Hämoglobins bei Kindern mit angeborenen Herzfehlern.

Zum 2. Thema: *„Die sogenannten abakteriellen Encephalomeningitiden"* sprachen:
Wallgren (Stockholm): Encephalomeningitiden bei Kindern. – *Pette* (Hamburg): Die abakteriellen Meningoencephalomyelitiden. – *Keller* (Freiburg): Die Ätiologie und Epidemiologie der sogenannten abakteriellen Encephalo-

meningitiden. – *Hempel* (Leipzig): Vorkommen und differentialdiagnostische Bedeutung von Augenhintergrundsveränderungen bei abakteriellen Entzündungen des kindlichen zentralen Nervensystems. – *Vivell* (Freiburg): Über eine serologische Methode zum Nachweis einer Infektion mit murinen Poliomyelitis-Viren. – *Swoboda* (Wien): Wachstumsstörungen bei chronischer Encephalomeningitis serosa. – *Bappert* (Stuttgart): Über psychische Erscheinungen bei Poliomyeloencephalitis. – *Siegert* (Frankfurt): Experimentelle Vaccine-Encephalitis. – *Krücke* (Frankfurt): Pathologische Anatomie der Vaccinevirus-Encephalitis.

Zum Thema 3 *„Elektro-Encephalographie im Kindesalter"* hielt R. *Jung* (Freiburg) das Referat: Physiologie, Pathologie und Entwicklung des Hirnstrombildes. – Weitere Vorträge: *Melin* (Stockholm): Die Verwertbarkeit der Elektroencephalographie bei kindlichen Krampfzuständen. – *Garsche* (Kiel): Das EEG bei akut entzündlichen cerebralen Erkrankungen und deren Folgezustände im Kindesalter. – *De Toni* (Genua): Unsere Erfahrungen mit über 350 elektroencephalographischen Untersuchungen im Kindesalter. – *Janzen* und andere (Hamburg): Hirnbioelektrische Befunde bei Neugeborenen. – *Pache* (München): Zum frühkindlichen Elektroencephalogramm unter dem Einfluß von Narkose und Schlaf. – *Schönenberg* (Münster): Elektro- und Pneumoencephalographische Untersuchungen bei kindlichen Krankheitsbildern.

1952   Die 52. ordentliche Tagung wurde unter Vorsitz von Prof. *Adam* (Erlangen) 1952 in Bayreuth abgehalten.

Adam appellierte an die jungen Kollegen: „Im dunklen Drang, den rechten Weg suchend, arbeitet diese Jugend, um nicht zu verzweifeln; arbeitet nicht selten in schwerem Existenzkampf" .... „Ich erlaube mir, an die junge Forschergeneration unseres Faches den Appell zu richten, in ihrem Arbeitseifer nicht nachzulassen und nicht zu verzweifeln. Dann helfen Sie mit, auch die Zukunft unseres Standes mit neuer Hoffnung zu erfüllen und der Gefahr eines bürokratischen Gigantismus vorzubeugen."

Die *Hauptthemen* des Kongresses waren:
1. Die akuten Ernährungsstörungen des Säuglings;
2. Aufzucht und Ernährung der Frühgeborenen;
3. Pharmakologie des D-Vitamin;
4. Der Scenotest.

Zum 1. Thema: *„Die akuten Ernährungsstörungen des Säuglings".*
Braun (Heidelberg) und *Böhm-Aust* (Erlangen): Die Bakteriologie der akuten Ernährungsstörungen des Säuglings. – *Ilgner* (Erlangen): Pathologische Anatomie der Ernährungsstörungen des Säuglings. – *Hungerland* (Gießen): Stoffwechselvorgänge bei akuten Ernährungsstörungen. – *Kleinschmidt* (Göttingen): Therapie der akuten Ernährungsstörungen. – *Wright* (London): Vorkommen von E. coli 055, B5, H2, H6 und H7 Stämmen bei durchfall-

erkrankten Säuglingen. – *Scheer* (Frankfurt): Zur Infektiosität pathogener Coli-Stämme. – *Krepler* (Wien): Zur klinischen Bedeutung bestimmter Coliserotypen bei der Säuglingsenteritis. – H. *Müller* (Bethel): Beobachtungen zur sogenannten Hausdyspepsie. – *Marget* (Freiburg): Über die Bedeutung pathogener Keime der Escherichiagruppe für die Entstehung sporadischer und endemischer Säuglingsenteritis. – *Loeschcke* (Darmstadt): Über die Wirkungsweise einiger Chemotherapeutika bei Ernährungsstörungen. – *Quaiser* (Graz): Zur Symptomatologie und Klinik der Enterocolitis im Säuglingsalter. – *Grundler* (Tübingen): Vergleichende Beobachtungen über den Verlauf der alimentären Intoxikation. – *Sudhoff* (Marburg): Orale Flüssigkeitszufuhr bei unstillbarem Erbrechen.

Zum 2. Thema: *„Aufzucht und Ernährung des Frühgeborenen"*.
Willi (Zürich): Aktuelle Probleme der Frühgeborenenaufzucht. – *Rominger* (Kiel): Stoffwechsel und Ernährung des frühgeborenen Kindes. – *Ewerbeck* (Köln): Fortschritte der Frühgeborenenaufzucht. – *Giese* (Bremen): Die Ätiologie der interstitiellen plasmazellulären Säuglingspneumonie. – *Schaper* (Münster): Zum Hirnstrombild bei schlafenden Frühgeborenen. – *Zeisel* (Würzburg): Die Kortikoide und 17-Ketosteroide im Harn von Frühgeborenen. – *Schäfer* (Hamburg): Die Geburt als Eingriff auf den kindlichen Organismus. – *Orel* (Wien): Die von der Welt-Gesundheitsorganisation ausgearbeiteten Definitionen der Lebendgeburt und des Todes der Leibesfrucht.

Zum 3. Thema *„Pharmakologie des Vitamin D"* sprachen *Grab* (Wuppertal): Pharmakologie des Vitamin D. – *Ruziczka* (Wien): Beobachtungen bei gehäuft auftretender D Hypervitaminose. – *Hövels* (Frankfurt): Die chemische Bestimmung des D-Vitamin in der UV-bestrahlten Milch. – *Hanssler* (Tübingen): Untersuchungen an der Nebenschilddrüse über die Beziehungen zwischen Funktion und Zellstruktur.

4. Thema. Über den *„Scenotest"* wurden unter anderem folgende Referate und Vorträge gehalten. *Staabs* (Berlin): Der Scenotest in Diagnostik und Therapie. – *Wunderlich* (Mainz): Das Umweltproblem im Scenotest. – *Wechselberg* (Köln) und andere: Der Scenotest als Mittel zur Erforschung veränderter Verhaltensweisen bei klinisch geheilten Tuberkulose-Meningitiskindern. – *Hasselmann-Kahlert* (Erlangen): Über den diagnostischen und therapeutischen Wert spontaner Malereien des Kleinkindes. – *Poten* (Tübingen): Die Beurteilung kindlicher Defektpersönlichkeiten mit Hilfe des Scenotestes. – *Biermann* (Heidelberg): Die psychologische Situation des Asthmakindes. – v. *Harnack* (Hamburg): Soziale Herkunft und neurotische Störung.

1953   In Bad Kissingen war 1953 die 53. ordentliche Tagung der Deutschen Gesellschaft für Kinderheilkunde unter Vorsitz von Prof. *De Rudder* (Frankfurt).

Mit Bezug auf vielerlei Kritik der sogenannten „Schulmedizin" erklärte er:
„Ich glaube aber, daß wir gut daran tun, die bisherige Medizin des letzten
Jahrhunderts als richtungsweisend anzuerkennen, in ihrer Richtung weiter-
zubauen, sie zu verbessern, aber gedanklich und erkenntnismäßig für Neues
stets aufnahmebereit zu bleiben. Wir haben längst gelernt, daß alte Lehren,
die als abgeschlossen galten, wie die Lehre von den belebten Krankheitsur-
sachen vor etwa 20 Jahren es schien, ganz plötzlich in ein neues Blütestadium
von unvorstellbaren theoretischen und praktischen Erkenntnissen treten
können.... Virologie und Antibiotika haben uns das unlängst demonstriert."

Die *Hauptthemen* waren:
1. Krämpfe im Kindesalter;
2. Hämatologie;
3. Nichtrheumatische Knochen- und Gelenkerkrankungen.

Zum 1. Thema „*Krämpfe im Kindesalter*": *Pache* (München): Die Klinik der
kindlichen Krampfleiden. — *Bierich* (Hamburg): Zur Entstehung der spontan-
hypoglycämischen Krämpfe. — *Gött* (Bonn): Das Elektroencephalogramm
im Verlauf organischer Hirnerkrankungen im Kindesalter. — *Harnapp* (Leipzig): Die Formenzustände des Blutcalciums in ihrer Beziehung zu Krämpfen.
— *Garsche* (Kiel): Zur Therapie der Anfallsleiden des Kindes. — *Melin* (Stockholm): Zur Prognose der Infektkrämpfe. — *Schaper* (Münster): Hirnelektri-
sche Spätuntersuchungen bei rachitogener Tetanie. — *Gädeke* (Freiburg):
Experimentelle Untersuchungen über das Gehirnödem nach ACTH-Gabe
unter besonderer Berücksichtigung der therapeutischen Effekte gefäßabdich-
tender und blutdrucksenkender Substanzen. — *Strotzka* (Wien): Erfahrungen
bei kindlicher Epilepsie. — *Matthes* (Heidelberg): Die Blitz-Nick- und Salaam-
krämpfe und ihre Prognose. — *Schmuttermeier* (Wien): Die Hydantoinkörper-
therapie der Petit mal-Anfälle im Kindesalter.

Zum 2. Thema „*Hämatologie*" sprachen: *Roka* (Frankfurt): Physiologie und
Pathologie der Blutgerinnung. — *Koch* (Gießen): Antithrombinbestimmung
im Blut bei intracranieller Druckerhöhung. — *Künzer* (Würzburg): Erythropoese. — *Betke* (Freiburg): Die biologischen Eigenschaften des fetalen Blutfarbstoffes und ihre klinische Bedeutung. — *Hagberg* (Uppsala): Der Plasma-
transport von Eisen im Säuglingsalter. — *Seelemann* (Hamburg): Differentialdiagnose hämolytischer Zustände mit Hilfe der *Ashby*-Technik. — *Menzel*
(Münster): Der diagnostische Wert einer Erythrozytenresistenzbestimmung
mit radioaktiven Isotopen. — *Schäfer* (Hamburg): Verlauf einer Thalassämia
minor, Typ Fanconi-Patrassi. — *Ewerbeck* (Köln): Die Hämatopoese bei der
dynamischen Milzdekompensation. — *Kölbl* (Wien): Erythroblastosis foetalis
bei Anti-P-Immunisierung. — *Vivell* (Freiburg): Ergebnisse virologischer
Studien bei Fällen von akuter hämolytischer Anämie. — *Dude* (Essen):
Neurologische Erscheinungen bei megaloblastärer Anämie im Säuglingsalter.
— *Vogt* (München): Zur intravenösen Behandlung kindlicher Anämien mit
dreiwertigem Eisen. — *Ballowitz* (Berlin): Über die Wirkung von Immunseren

auf Knochenmarkskulturen. – *Opitz* (Heidelberg): Das Leukämie-Problem. – *Huth* (Düsseldorf): Zur Pathogenese der Leukämie. – *Althoff* (Bonn): Beobachtungen bei tumorbildenden Leukämien im Kindesalter. – *Kosenow* (Münster): Praktische Funktionsprüfung lebender Leukozyten.

Zum Thema 3 *„Nichtrheumatische Knochen- und Gelenkerkrankungen"* sprachen: *Wiedemann* (Krefeld): Ausgedehnte und allgemein erblich bedingte Bildungs- und Wachstumsfehler des Knochengerüstes. – *De Toni* (Genua): Die regressive deformierende osteoblastische diaphysäre Krankheit des Foetus, des Neugeborenen und des Säuglings. – *Oberniedermayer* (Oberammergau): Chirurgische, nicht tuberkulöse Leiden des kindlichen Skelettsystems. – *Krepler* (Wien): Pyogene Osteomyelitis der Wirbelsäule bei einem Säugling mit Pyocyaneus-Infektion. – *Brügger* (Wangen): Zur Pathogenese, Diagnose und Therapie der Skelett-Tuberkulose. – *Hellbrügge* (München): Vergleichende statistische Erhebungen über den Erfolg verschiedener Methoden der Rachitis-Prophylaxe. – *Zeisel* (Würzburg): Osteoporotisch-osteomalacische Osteopathie bei zwei Schwestern. – *Scheppe* (München): Studien zur Cöliakierachitis. – *Theopold* (Marburg): Tierexperimentelle Untersuchungen über den Vitamin-D-Gehalt ultraviolettbestrahlter Milch. – *Gleiss* (Düsseldorf): Zur Vitamin-D-Dosierung bei Frühgeborenen. –

1954 Die 54. ordentliche Tagung der Deutschen Gesellschaft für Kinderheilkunde 1954 in Essen, wurde unter Vorsitz von Prof. *Bossert* (Essen) abgehalten.

Der Vorsitzende bezog sich auf die seit 3 Jahren durchgeführten, sehr gut beschickten und interessanten wissenschaftlichen Ausstellungen. Hierzu erklärte er: „In der Frage, was eigentlich zu einem Vortrag vor einem großen Publikum geeignet ist, scheint die wissenschaftliche Ausstellung eine Entscheidung herbeizuführen.... Hier ist der Platz für eingehende Diskussionen, besonders, wenn es sich um schwierige, den meisten fremde Materie handelt, und jeder kann, seinem Interessengebiet entsprechend, sich in Muße in Einzelheiten vertiefen. Es schien uns deshalb nützlich, den Ausstellungsführer schon geraume Zeit vor dem Kongreß den Teilnehmern zur Orientierung und Vorbereitung auszuhändigen."

Die 4 *Leitthemen* waren:
1. Der Einfluß der Präpubertät auf die Entwicklung des Kindes;
2. Die Bedeutung der Kriegs- und Nachkriegszeit für die Entwicklung des Kindes;
3. Der kindliche Rheumatismus;
4. Erkrankungen des Magen-Darmtraktes und der Bauchspeicheldrüse.

Zum Thema 1: *Bennholdt-Thomsen* (Köln): Der Einfluß der Präpubertät auf die Entwicklung des Kindes; als Koreferent: van *Krevelen* (s'Gravenhage/Holland): – *Klüwer* (München): Der Aktivitätsschub in der Vorpubertät. – *Leuner* (Marburg): Phasenspezifische Faktoren bei abnormen Erlebnisreaktionen der Präpubertät. – *Baader* (Köln): Bedeutsame psychische und soziale

Ursachen des Selbstmordes bei Kindern und Jugendlichen. – *Stutte* (Marburg): Pubertätseinflüsse beim Zustandekommen jugendlicher Gewaltverbrechen. – *Zierl* (Freiburg): Zur seelischen Entwicklung des diabetischen Kindes. – *Gött* (Bonn): Katamnestische Untersuchungen bei Präpubertätsfettsucht. – *Borsche* (Frankfurt): Abnorme psychische Reaktionen bei Pneumoniekindern in der Präpubertät. – *Förster* (Marburg): Kriegsschäden, Vorpubertät und Neurosenverlauf. – Ferner wurde ein öffentlicher Vortrag über „Die Bedeutung der Massenmedien für die Entstehung kindlicher Neurosen" gehalten (H. *Mosse*, New York).

Zum 2. Thema sprachen: *Villinger* (Marburg): Kriegsgeschädigte Kinder und Jugendliche. – *Bossert* und andere (Essen): Zum gleichen Thema. – *Siwe* (Lund): Zur Frage der Folgen des Krieges auf die heranwachsende Jugend. – *Maier* (Hannover): Beobachtungen über die Menarche nach dem Krieg.

Im Rahmen des 2. Themas wurde eine Sonderveranstaltung der deutschen *Vereinigung für Jugendpsychiatrie* abgehalten. – *Göllnitz* (Rostock): Welche Kinder werden von Kriegs- und Nachkriegsschäden besonders betroffen? – *Lange-Cosack* (Berlin): Untersuchungen über die Entwicklung hirnverletzter Kinder. – *Weber* (Marburg): Pubertätseinflüsse in der Symptomatologie jugendlicher Schizophrenien.

Referate und Vorträge zum 3. Thema *„Der kindliche Rheumatismus"*: *Böhmig* (Karlsruhe): Pathogenese und Pathologie des Rheumatismus. – *Klein* (Düsseldorf): Die Bedeutung der Streptokokken für die Pathogenese des rheumatischen Fiebers. – *Küster* (Düsseldorf): Pathogenese und Klinik des rheumatischen Fiebers. – *Leichtentritt* (Cincinnati/Ohio): Die Prophylaxe und Therapie der rheumatischen Erkrankungen. – *Stoeber* (Garmisch): Heilfürsorge beim kindlichen Rheumatismus. – *Rossi* (Zürich): Die Differentialdiagnose der rheumatischen Pericarditis. – *Wiesener* (Berlin): Zur Bedeutung der tonsillogenen Herdinfektion beim akuten Rheumatismus im Kindesalter. – *Pache* und andere (München): Bestehen Beziehungen der Pupura Schönlein-Henoch und der Periarteriitis nodosa zum rheumatischen Formenkreis? – *Scheppe* (München): Hat sich das Bild des rheumatischen Fiebers in der antibiotischen Ära gewandelt?

4. Hauptthema *„Erkrankungen des Magen-Darm-Traktes und der Bauchspeicheldrüse"*. Referate und Vorträge: *Schäfer* und andere (Hamburg): Rezidivierende Leibschmerzen nach Art von Nabelkoliken beim Kinde. – *Bodian* (London): Fortschritte auf dem Gebiet der Hirschsprung'schen Krankheit. – *Kosenow* (Münster): Baucherkrankungen des Säuglingsalters im Röntgenbild. – *Dittrich* (Leipzig): Die Bedeutung der Röntgenuntersuchung für die Differentialdiagnose des großen Bauches. – *Grundler* (Tübingen): Schwere Motilitätsstörungen am Magen-Darm-Kanal Neugeborener. – *Gross* (Wien): Beitrag zu den angeborenen Innervationsstörungen des Magen-Darm-Traktes. – *Nitsch* (Hannover): Anfallsweise Bauchschmerzen ohne faßbare morphologische Veränderungen. – *Schaper* (Münster): EEG bei

Nabelkoliken. – *Schmid* (Heidelberg): Klinische Folgen der intestinalen Fehlrotation. – *Stenger* (Göttingen): Klinik und Röntgendiagnostik der oesophagealen Hiatushernie und Hiatusinsuffizienz beim Säugling und Kleinkind.

Zum Thema Pankreas: *Freudenberg* (Basel): Die zystische Fibrose des Pankreas. – *Schulze-Jena* (Münster): Neue Erkenntnisse über die Pankreasfibrose.

1955 Die 55. Tagung der Deutschen Gesellschaft für Kinderheilkunde war 1955 in Freiburg/Breisgau unter Vorsitz von Prof. *Keller* (Freiburg).

Der Vorsitzende meinte erklärend, ,,nachdem auf der diesjährigen Tagung die theoretischen Referate den klinischen Anteil zu überwiegen scheinen: Der Weg vom Laboratorium zurück zur Klinik und Praxis des ärztlichen Denkens und Handelns ist gewiß nicht immer leicht zu finden, wenn auch die ursprüngliche Fragestellung, was ich für selbstverständlich halte, vom Krankenbett auszugehen hat.... 2 Tage sind mit ihren Referaten sehr wichtigen Fragen aus dem Gebiet der klinischen Virologie, wie wir sie einmal gegenüber der theoretischen Virologie bezeichnen wollen, gewidmet. Vielleicht kommt in dieser Bezeichnung gerade das, was wir vorhin als eine Art Synthese zwischen der Heilkunde und Naturwissenschaft in der Persönlichkeit des Arztes bezeichnet haben, zum Ausdruck."

Hauptthemen der Verhandlungen waren:
1. Influenza und andere Viruserkrankungen des Respirationstraktes;
2. Bericht über den Stand der aktiven Schutzimpfung gegen Poliomyelitis;
3. Pubertas praecox und das adrenogenitale Syndrom.

Zum 1. Thema Influenza und andere Viruserkrankungen des Respirationstraktes: *Haas* (Marburg): Die Grippe. – *Lippelt* (Hamburg): Viruserkrankungen des Respirationstraktes. – *Germer* (Tübingen): Diagnose und Differentialdiagnose der Virus- und Rikettsien-bedingten Erkrankungen der oberen und unteren Luftwege. – *Borsche* (Frankfurt): Klinische, serologische und epidemiologische Erfahrungen während der Influenza-B-Epidemie 1954/55. – *Berlin-Heimendal* (München): Mikroskopische Epithelveränderungen an den oberen Luftwegen bei Erkältungskrankheiten. – v. *Harnack* (Hamburg): Zur Abgrenzung der sogenannten Brech- und Darmgrippe von der Influenza.

Zum Thema 2: *,,Bericht über den Stand der aktiven Schutzimpfung gegen Poliomyelitis".*
Vivell (Freiburg): Bericht über den Salk-Impfstoff. – *Hennessen* (Düsseldorf): Erfahrungen mit dem Deutschen Impfstoff gegen Poliomyelitis. – *Günther* (Frankfurt): Neue Gesichtspunkte zur Unschädlichkeitsprüfung der Poliomyelitis-Impfstoffe. – *Keller* (Freiburg): Über Poliomyelitis-Antikörper-Untersuchungen in der Bevölkerung und über die praktische Bedeutung des Antikörpernachweises für die Poliomyelitis-Schutzimpfung. – Martin du *Pan* (Genf): Bericht über die Antikörper gegen Kinderlähmung in bestimmten Genfer Familien. – *Bommer* (Würzburg): Bericht über die bisherigen Ergeb-

nisse der Poliomyelitis-Schutzimpfungen an der Würzburger Kinderklinik. – *Hertl* (Heidelberg): Zum klinischen Bild der encephalen Lokalisation der Heine-Medin'schen Krankheit. – *Droese* (München): Störungen des Säure-Basen-Haushaltes, ein Problem in der Behandlung atemgelähmter Poliomyelitis-Kranker in der eisernen Lunge.

Zum Thema 3: *„Pubertas praecox und das adrenogenitale Syndrom"* sprachen: *Prader* (Zürich): Der Einfluß der Nebennierenrinde auf Wachstum und Geschlechtsentwicklung. – *Seckel* (Chicago): Frühnormale Geschlechtsentwicklung und Pubertas praecox. – *Bierich* (Hamburg): Das adrenogenitale Syndrom, seine Klinik und seine Pathogenese. – *Zeisel* (Würzburg): Untersuchungen zur Physiologie und Pathophysiologie der Nebennierenrinde des Kindes. – *Schwenk* und andere (Köln): Untersuchungen zur normalen Endokrinologie der Präpubertät und Pubertät. – *Orel* (Wien): Katamnestische Untersuchungen an 5 Fällen von Pubertas präcox.
1956 fand keine ordentliche Versammlung statt, da der Internationale Pädiaterkongreß in Kopenhagen abgehalten wurde.

1957 1957 war die 56. ordentliche Tagung der Deutschen Gesellschaft für Kinderheilkunde in Düsseldorf, unter Vorsitz von Prof. *Klinke* (Düsseldorf).

Hauptthemen waren:
1. Physiologie und Pathologie des Flüssigkeitshaushaltes im Säuglingsalter;
2. Industrielle Behandlung der Lebensmittel und ihre ärztliche Bedeutung;
3. Die kindliche Niere und ihre Erkrankungen.

Referate und Vorträge zum 1. Thema „Flüssigkeitshaushalt im Säuglingsalter": *Heller* (Bristol): Die Hypophysenhinterlappen- und Nebennierenrindenhormone während der ersten Lebenszeit im Zusammenhang mit der Regulation des Wasserhaushaltes. – *Rodeck* (Düsseldorf): Die Entwicklung der neurosekretorischen Regulation des Wasserhaushaltes beim Säugling. – *Hungerland* (Gießen): Klinik des Flüssigkeitshaushaltes beim Säugling. – *Kerpel-Fronius* und andere (Pécs): Renale Faktoren in der Entstehung von Körperwasserverlusten nach primärer Salzentziehung. – *Bierich* und andere (Hamburg): Beiträge zur hormonalen Regulation des Wasserhaushaltes. – *Stolley* und andere (München): Die funktionelle Unreife der Säuglingsniere als begrenzender Faktor der künstlichen Ernährung. – *Schulz* (Gießen): Die Bedeutung des onkotischen Druckes im Serum für die Flüssigkeitsverteilung im Extrazellulärraum. – *Graser* (Mainz): Der Einfluß des Wasserhaushaltes auf den Kreislauf im frühen Kindesalter. – *Loudon* und andere (Wien): Die Wirkung fraktionierter Vitamin-D-Gaben auf verschiedene Nierenfunktionen.

Referate und Vorträge zum Thema 2:
„Industrielle Behandlung der Lebensmittel und ihre ärztliche Bedeutung".
Heimann (Karlsruhe): Industrielle Behandlung der Lebensmittel als Problem des Lebensmittelchemikers. – *Cremer* (Gießen): Industrielle Behandlung

der Lebensmittel als Problem des Ernährungsphysiologen. – *Schreier* (Heidelberg): Industrielle Behandlung der Lebensmittel in ärztlicher Sicht. – *Koch* (Halle): Das Verhalten von Proteinen in Kindernahrungsmitteln nach industrieller Behandlung. – *Ewerbeck* (Köln): Der Einfluß der Konservierung auf die Eignung der Milch zur Säuglingsernährung. – *Sager* (Kiel): Die Gefriertrocknung als natürliche Konservierungsmethode von Frauenmilch.

Zum Thema 3: *„Die kindliche Niere und ihre Erkrankung".*
Fanconi (Zürich): Moderne Auffassung des Nephrons. – *Dost* (Berlin): Gedankliche und methodische Betrachtungen zum Clearence-Verfahren. – *Friederiszick* (Mainz): Praktische Ergebnisse der Clearance-Untersuchungen. – *Erdmann* (Rostock): Experimentelle Nephritis des Jungtieres. – *Catel* (Kiel): Die Pathogenese der akuten diffusen Glomerulonephritis. – *Fanconi* (Zürich): Der heutige Stand zur Therapie der Lipoidnephrose. – *Bickel* (Marburg): Störungen der Aminosäuren- und Zuckerrückresorption im proximalen Tubulus. – *Falk* (Graz): Nephrose und Nebenniere. – *Swoboda* (Wien): Die genuine Vitamin-D-resistente Rachitis. – *Fanconi* (Zürich): Henle'sche Schleife und Sammelrohr. – *Linneweh* (Marburg): Diabetes insipidus renalis. – *Hungerland* (Gießen): Nierenfunktion und Harn-Jonogramm. – *Droese* (München): Die Regulation bei Alkalose und Acidose. – *Fanconi* (Zürich): Hyperkalzämie und Nierenfunktion. – *Stapleton* (London): Hyperkalzämie und Nierenfunktion. – *Gautier* (Bern): Behandlung der anurischen Nephropathien. – *Zetterström* (Stockholm): Die Nierenfunktion bei Pyelonephritis. – *Jochims* (Lübeck): Pyelonephritis und Hydronephrose als Ursache von tubulären Störungen. – *Loeschke* (Berlin): Über Minderwuchs mit okkulter Mißbildung der ableitenden Harnwege ohne Niereninsuffizienz. – *Löhr* (Göttingen): Zum Problem der Nephrocalcinose. – *Hielt* und andere (Helsinki): Das Nephrose-Syndrom beim Neugeborenen. – *Werner* (Berlin): Indikationen zur Conteben-Behandlung des nephrotischen Syndroms im Kindesalter. – *Vogt* (München): Zur Behandlung der Nephrose mit Reisdiät nach *Kemper*. – *Gutheil* (Erlangen): Epidemiologische Beobachtungen über Nephritis bei Kindern. – *Zapp* (Homburg): Zum Problem der bakteriologischen Diagnostik der Harnwegsinfektionen.

1958 1958 war die 57. ordentliche Tagung in Graz, unter Vorsitz von Prof. *Lorenz* (Graz).
Einleitend sagte er: „Bei der diesjährigen Tagung brauchen wir den Einwand nicht zu fürchten, daß unser Vortragsprogramm Gefahr laufe, in höhere und weltfremde Regionen zu entschweben. Es steht sozusagen mit beiden Beinen mitten im ärztlichen Berufsleben.... Mögen Sie das Programm als den Wunsch ansehen, eine alte bewährte Tradition fortzusetzen und alle Errungenschaften der praktischen Kinderheilkunde und der exakten experimentellen Forschung immer enger zusammenzuschließen, bis sie eins werden im Wesen wahren Arzttums."

Hauptreferatsthemen waren:
1. Pathologie der Neugeburtsperiode;
2. Die akuten Leukosen im Kindesalter;
3. Die Röntgenologie im Kindesalter.

Zum Thema 1: *„Pathologie der Neugeburtsperiode"*.
Willi (Zürich): Metabasisgefahren und -schäden. – *Zacherl* (Wien): Die Geburtsverletzungen beim Neugeborenen vom Standpunkt des Geburtshelfers. – *Kundratitz* (Wien): Die Geburtsverletzungen beim Neugeborenen vom Standpunkt des Pädiaters. – *Leiber* (Frankfurt): Zur Physiologie und Pathologie der Schwangerschaftsreaktion des Neugeborenen. – *Karte* (Göttingen): Immunelektrophoretische Befunde bei Neugeborenen und Frühgeborenen. – *Künzer* (Würzburg): Zur Blutgerinnung bei Frühgeborenen. – *Bierich* und andere (Hamburg): Untersuchungen zur postnatalen Involution der Nebennierenrinde und ihrer klinischen Bedeutung. – *Fischer* (Hamburg): Diagnose und Therapie der fetalen Erythroblastose des ABO-Systems unter Berücksichtigung einer neuen serologischen Untersuchungsmethode. – *Plückthum* (Heidelberg): Diagnostische und therapeutische Probleme der Erythroblastose im ABO-System. – *Schellong* (Münster): Morbus haemolyticus neonatorum durch kombinierte Unverträglichkeit im ABO- und Rh-System. – *Krebs* und andere (Bonn): Klinische Erfahrungen über die Behandlung von 168 Erythroblastosen. – *Sinios* (Hamburg): Über die Indikation zur Austauschtransfusion bei Neugeborenen. – *Wiesener* (Berlin): Experimentelle und klinische Untersuchungen zur Prophylaxe des Kernikterus von Frühgeborenen durch Prednison.

Zum Thema 2: *„Die akuten Leukosen im Kindesalter"*.
Ratzenhofer (Graz): Pathologie der Leukämie im Kindesalter. – *Gasser* (Zürich): Klinik und Differentialdiagnose der akuten Leukosen im Kindesalter. – *Oehme* (Marburg): Therapie der Leukämie. – *Ortolani* (Ferrara): Darf man von einem epidemischen Verlauf der akuten Leukose des Kindes sprechen? – *Bobeff* (Sofia): Über die Häufigkeit der kindlichen Leukosen in Bulgarien. – *Quaiser* (Leoben): Zur Frühdiagnose der Leukämie im Kindesalter. – *Hertl* (Heidelberg): Cytochemische Untersuchungen an Leukosezellen und ihre Abgrenzung von Monozyten und Lymphozyten. – *Dietzsch* (Dresden): Zur Klinik und Therapie der aleukämischen Reticulosen. – *Plenert* (Greifswald): Ergebnisse zytochemischer Reaktionen der Leukozyten bei Leukämien im Kindesalter.

Zum 3. Thema: *„Röntgenologie im Kindesalter"*:
Schmid (Heidelberg): Die Röntgenologie der Thoraxorgane. – *Wolf* (Wien): Röntgendiagnostik des Abdomen beim Neugeborenen und jungen Säugling. – *Lassrich* (Hamburg): Röntgendiagnostik des Magen-Darm-Traktes beim Schulkind. – *Swoboda* (Wien): Grenzen des Normalen und Anfänge des Pathologischen im Röntgenbild des kindlichen Skelettes. – *Schäfer* (Hamburg): Die Indikationsstellung zur röntgenologischen Magen-Darm-Diagnostik

beim Klein- und Schulkind. – *Kirchhoff* (Homburg): Zur Röntgendiagnostik
des kindlichen Herzens. – *Schad* (Zürich): Über einige angiographische Besonderheiten bei congenitalen Vitien. – *Klausberger* (Wien): Funktionsdiagnostik aus der cerebralen Angiographie beim Kind durch den Bewegungs-
film. – *Schall* (Bremen): Die heutige Situation der Röntgendiagnostik im
Kindesalter. – *Hartung* (Mainz): Strahlenbelastung und Strahlenschutz in
der pädiatrischen Röntgendiagnostik. – *Knorr* (München): Über die Gona-
denbelastung durch übliche Röntgenuntersuchungen im Kindesalter. –
Russ (Gelsenkirchen): Verbesserungen des Strahlenschutzes in der pädiatrischen Röntgendiagnostik. – *Geffert* (Budapest): Über die Röntgendiagnostik der beiderseitigen durch strahlendurchlässige Hindernisse verursachten
Ventilationsstörungen der Lunge. – *Lober* (Sheffield): Neuroröntgenologie
der Folgezustände nach Meningitis tuberculosa.

1959 1959 fand die 58. Tagung der Deutschen Gesellschaft für Kinderheilkunde
in München statt; Vorsitzender war Prof. *Wiskott* (München).
Er erklärte: „Die Forschung der Kinderheilkunde ist wie jedes andere klinische Fach heute bemüht, die erweiterten Grundlagenkenntnisse zur Lösung
physiologischer Probleme ebenso wie zur Klärung ätiologischer und patho-
genetischer Fragestellungen heranzuziehen. Die so erworbenen neuen Erkenntnisse wirken sich laufend auf die klinische Medizin aus...” Aber er
mahnte: „Vergessen wir nicht, daß der Arzt auch als Naturwissenschaftler
es mit den Menschen zu tun hat. Das gilt insbesondere für den Arzt des Kindes, das ob seiner ihm eigenen Hilfsbedürftigkeit erhöhte Ansprüche an ihn
stellt.”

Die *Hauptthemen* dieses Kongresses waren:
1. Ärztliches zur Welt des Kindes;
2. Die interstitielle plasmazelluläre Pneumonie des Säuglings;
3. ACTH und Cortison bei infektiös-bedingten Erkrankungen und Notfallsituationen;
4. ACTH und Cortison beim rheumatischen Formenkreis.

Zum Thema 1: *„Ärztliches zur Welt des Kindes”* referierten *De Rudder*
(Frankfurt) und *Bennholdt-Thomsen* (Köln).

Zum Thema 2: *„Die interstitielle plasmazelluläre Pneumonie des Säuglings”*.
Hamperl (Bonn): Die pathologische Anatomie der interstitiellen Pneumonie.
– *Jirovec* (Prag): Das Problem der Pneumocystis-Pneumonien vom para-
sitologischen Standpunkt. – *Nitschke* (Tübingen): Zur Frage des histolo-
gischen Nachweises von Pneumocysten bei der interstitiellen Pneumonie. –
Bustamente (Santiago): In Chile beobachtete interstitielle plasmazelluläre
Pneumonien mit Nachweis von Pneumocystis carinii. – *Bommer* (Würzburg):
Untersuchungen zur Ätiologie der interstitiellen Pneumonie. – *Vivell* (Frei-
burg): Die Serologie der interstitiellen Pneumonie. – *Paschlau* (Stuttgart):
Epidemiologische Beobachtungen mit Hilfe der Komplementbindungsreaktion

gegen den Erreger der interstitiellen Pneumonie. – *Gädeke* (Freiburg): Morphologische Antigen-Antikörper-Lokalisation mittels fluoreszierender Antikörper im Lungengewebe bei interstitieller Pneumonie. – *Schultze-Jena* (Münster): Histochemische Untersuchungen zur interstitiellen Pneumonie. – *Kändler* (Leipzig): Die Bedeutung von Infektionsketten für die Verbreitung der interstitiellen Pneumonie. – v. *Harnack* (Hamburg): Organisatorische Probleme bei der Bekämpfung der interstitiellen Pneumonie. – *Kaloud* (Graz): Zur Behandlung der interstitiellen plasmazellulären Pneumonie mit hydrierten Mutterkornalkaloiden.

Zum Thema 3: *„ACTH und Cortison bei infektiös bedingten Erkrankungen"*. *Wettstein* (Basel): Nebennierenrindenhormone und ihre Derivate. – *Bierich* (Hamburg): Zur Klinik der ACTH- und Cortison-Behandlung. – *Dieckhoff* (Leipzig): Klinische und experimentelle Untersuchungen zur Wirksamkeit der Glukokorticoide bei antigenen Körperreaktionen. – *Schönberg* und andere (Leipzig): Untersuchungen zum Verhalten synthetischer Korticosteroide im menschlichen Organismus. – *Heise* (Würzburg): Stoffwechseluntersuchungen bei der therapeutischen Anwendung von Dexamethason. – *Grüttner* und andere (Hamburg): Untersuchungen zur hormonalen Regulation des Kupfertagesrhythmus im Serum.

Zum Thema 4: *Stoeber* (Garmisch): „Die *ACTH- und Kortisonanwendung beim rheumatischen Formenkreis"* [1].
Wolf (Heidelberg): Phonocardiographische Verlaufsformen der Cortisonbehandelten Endocarditis rheumatica im Kindesalter. – *Kirchhoff* (Homburg): Kritische Bemerkungen zur Cortison-Therapie.

Wegen der Aktualität schlossen sich Vorträge über die Cortison- bzw. ACTH-Behandlung bei anderen Erkrankungen an: *Erichson* (Hamburg): ACTH, Kortison und Derivate in der Behandlung der Tuberkulose des Kindes. – *Spiess* (Göttingen): Die Glucokortikoidwirkung auf den Ablauf der experimentellen Tuberkulose und der Chemotherapie. – *Renovanz* (Aprath): Die Wirkung von Kortison und seinen Derivaten auf die Lungenverschattung bei kindlicher Primärtuberkulose. – *Janssen* (Düsseldorf): Zur Problematik einer Dauertherapie mit Kortison bei schweren Tbc-Formen. – *Hanssler* (Regensburg): Klinische Erfahrungen mit Kortisonbehandlung bedrohlicher Encephalitisformen. – *Palitzsch* (Chemnitz): Die Steroidtherapie der Meningitis und Encephalitis. – *Souchon* (Bremen): Zur Frage der Anwendung von Kortikosteroiden bei der Polioencephalitis. – *Biesalski* (Mainz): Kortikosteroide in der Behandlung von HNO-Erkrankungen im Kindesalter. – *Thomas* (Heidelberg): Zur Glucokortikoidwirkung bei hämatologischen Erkrankungen. – *Nagel* (Halle): Über die Bedeutung der Prednison-Therapie bei Hepatitis infectiosa.

1960   Die 59. ordentliche Tagung fand 1960 in Kassel unter Vorsitz von Prof. *Joppich* (Göttingen) statt.

---

1 Die antirheumatische Wirkung des Cortison wurde 1948 von *Hench* und *Kendall* entdeckt.

Der Vorsitzende bezog sich auf die Entdeckung Emil v. *Behrings* Diphtherie-Heilserum und den Umweg, wie es erforscht worden war, „um mit Nachdruck zu betonen, daß Wissenschaft nicht nur aus Ziel- und Planforschung besteht. Es muß Stätten der Forschung geben, in denen auch spielend experimentiert und zuweilen etwas versucht wird, was nicht den sicheren Keim des Gelingens in sich schließt. Denn Wissenschaft sucht ja zu ergründen, was noch niemand weiß. Die legitimen Stätten solcher freier Forschung sind seit alten Zeiten Deutschlands Universitäten." Und er stellte der wissenschaftlichen Sitzung ein Motto des Stifterverbandes für die Deutsche Wissenschaft voran: „Eine Entdeckung folgt der anderen, aber nichts kann als Kraft mit der einzigen Kraft verglichen werden, die das alles zuwege brigt – des Menschen schöpferischer Geist!"

Die *Hauptthemen* des Kongresses waren:
1. Kardiologie;
2. Störungen der primären und sekundären Geschlechtsentwicklung;
3. Tuberkulose;
4. Fett in der Säuglingsernährung.

Zum Thema 1: „*Kardiologie".* *Rossi* und *Rentsch* (Bern): Die nicht kongenitalen Herzerkrankungen. – *Beuren* (Göttingen): Grundlagen der klinischen Diagnostik angeborener Herzfehler. – *Taussig* (Baltimore): Die Auswahl cyanotischer Patienten zur Operation. – *Heck* (Göttingen): Die medikamentöse Therapie der Herzinsuffizienz. – *Graser* (Mainz): Zur Behandlung der Herzinsuffizienz in den ersten Lebenswochen. – *Hockerts* (Würzburg): Untersuchungen über den Zellstoffwechsel des suffizienten und insuffizienten Herzmuskels, sowie dessen Beeinflussung durch Strophantin. – *Haber* (Los Angeles): Autopsiebefunde bei Herzleiden bei Kindern unter einem Jahr. – *Wenner* (Bonn): Untersuchungen über die Hypoxie des Gehirns bei Säuglingen mit angeborenen Herzfehlern. – *Müller* (Hamburg): Die praktische Bedeutung der Frühdiagnose einiger angeborener Herzfehler. – *Kundratitz* und andere (Wien): Der Amylnitrit-Test in der Differentialdiagnostik kindlicher Herzfehler. – *Heintzen* (Kiel): Das Phonokardiogramm als Spiegel der Herzdynamik. – *Wolf* (Heidelberg): Funktionelle diastolische Geräusche in Abhängigkeit von der Schlagfrequenz. – *Landtman* (Helsinki): Zur Psychosomatik der angeborenen Herzfehler. – *Berger* (Mainz) und andere: Kardiologische Untersuchungen bei der rheumatoiden Arthritis. – *Burgemeister* (Berlin): Kriterien zur Früherfassung der Karditis rheumatica im Kindesalter. – *Salvioli* (Bologna): Das Vorkommen der rheumatischen Herzkrankheiten bei Schülern von Bologna. – *Kolrep* (Berlin): Zur Frage der Diagnostik und Operation angeborener Herzfehler mit Karditis rheumatica. – *Knolle* (Halle): Die Endokardfibroelastose.

Zum 2. Thema: „*Störungen der sekundären und primären Geschlechtsentwicklung".*

Schwenk (Köln): Störungen der Geschlechtsentwicklung, anatomische und endokrinologische Grundlagen. – *Lenz* (Hamburg): Störungen der primären Geschlechtsentwicklung. – *Bierich* (Hamburg): Störungen der sexuellen Reifung. – *Mayer* (München): Kryptorchismus und Retentio testis. – *Knorr* und andere (München): Das Verhalten der hypophysären Gonadotropine und des HCG-Testes bei Hodenaplasie und Kryptorchismus. – *Kosenow* (Münster): Drumstick-Untersuchungen bei Mongolismus, Pelger- und Klinefelter-Syndrom, sowie bei gesunden Familien. – *Wallis* (Hamburg): Psychopathologische Gesichtspunkte bei der Behandlung von Intersexen. –

Zum Thema 3: *„Tuberkulose"*:
Spiess (Göttingen): Neuere Ergebnisse der Tuberkuloseforschung. – *Glander* (Hamburg): Problematik der angeborenen Tuberkulose. – *Ruziczka* (Wien): Vorbeugende Behandlung der Tuberkulose im Kindesalter. – *Esposti* (Bologna): Der VDS-Test als Mittel zur Diagnose und zur Schätzung der biologischen Schwere der tuberkulösen Krankheit. – *Dietzsch* (Dresden): Zur endobronchialen Behandlung der Lymphknotenperforation bei kindlicher Primärtuberkulose. – v. *Gröer* (Warschau): Behandlung der unspezifischen und hyperergischen Erscheinungen im Verlaufe der Kindertuberkulose. – *Renovanz* (Aprath): Ergebnisse der Behandlung der kindlichen Primärtuberkulose mit Prednison und Dexamethason unter besonderer Berücksichtigung von Nachuntersuchungen nach 3 Jahren. – *Niggemeyer* (Würzburg): Experimentelle und klinische Beobachtungen zur Frage der Notwendigkeit oder Zweckmäßigkeit intrathecaler Corticoid- und Tuberkulostatica-Zufuhr bei TB-Meningitis. – *Sarvan* und andere (Serajevo): Der Einfluß nicht-therapeutischer Faktoren auf die Ergebnisse der Behandlung tuberkulöser Meningitis.

Zum Thema 4: *„Fett in der Säuglingsernährung"*.
Rafsted (Ängelholm): Die Blutlipoide im Säuglingsalter in ihrer Bedeutung zum Nahrungsfett. – *Wiesener* (Berlin): Über das Vorkommen von Linol und Linolsäure in Frauenmilch, Tiermilch und Pflanzehfetten. – *Plenert* und andere (Greifswald): Der Einfluß des Nahrungsfettes auf die Serumlipide im Kindesalter. – *Löhr* (Göttingen): Ergebnisse langfristiger Versuche über den Einfluß der Nahrungsfette auf die Serumlipide des Säuglings. – *Corsini* und andere (Bologna): Einfluß des Diätgehaltes an Linolsäure auf den Blutspiegel der mehrfach ungesättigten Fettsäuren beim Säugling. – *Huber* und andere (Innsbruck): Die Fettresorption bei verschiedenen Säuglingsnahrungen.

1961 Die 60. ordentliche Tagung fand unter Vorsitz von Prof. *Bamberger* in Heidelberg 1961 statt.
Er betonte, daß es das Verdienst der Pädiatrie sei, „lange bevor andere Fachdisziplinen die Notwendigkeit dazu erkannt haben, der Prophylaxe ihre besondere Aufmerksamkeit zugewendet zu haben".... Von Bedeutung sei ferner, daß „die Zahlen für die Säuglingssterblichkeit, sowie die Todesfälle an den

üblichen Infektionskrankheiten des Kindesalters einerseits und die der tödlichen Unfälle andererseits sich im Großen und Ganzen gegensinnig verhalten. So ist es verständlich genug, daß gerade wir Kinderärzte uns aufgerufen fühlen, nicht nur die Initiative zu ergreifen, sondern an der Lösung der hieraus entstehenden Aufgaben mitzuwirken."

Die *Themen* der Veranstaltung waren:
1. Cerebrale Anfälle;
2. Angeborene Stoffwechselanomalien;
3. Maligne Tumoren.

Ferner wurden noch *2 Symposien* abgehalten: Über die diagnostische Bedeutung der Serumfermentbestimmung für die Pädiatrie (Leitung *Schreier* – Heidelberg) und Physiologische Besonderheiten im Säuglingsalter (Leitung *Linneweh* – Marburg).

Zum Thema 1: „*Cerebrale Anfälle*".
Pache (München): Die Klinik der Epilepsie im Kindesalter. – *Mathes* (Heidelberg): Leistungsfähigkeit und Grenzen des EEG in der Diagnostik cerebraler Anfälle im Kindesalter. – *Gross* (Wien): Therapie der Epilepsie im Kindesalter. – *Scheffner* und andere (Kiel): Beziehungen zwischen generalisierten und Herdepilepsien. – *Stolecke* (München): Zur Behandlung von BNS-Krämpfen mit ACTH. – *Doose* (Kiel): Gelegenheitskrämpfe. – *Bickel* (Marburg): Metabolisch genetische Krampfleiden. – *Nordio* und andere (Genua): Seltene Krankheiten, die einer Behandlung mit Pyridoxin zugänglich sind. – *Weinmann* (München): Pneumencephalographische Befunde bei malignen Kleinkinderkrämpfen. – *Schweier* und andere (München): Die Bedeutung des Krampfanfalls für die Diagnose des subduralen Hämatoms im Säuglingsalter. – *Wallis* und andere (Hamburg): Schulkatamnesen von Kindern mit cerebralen Anfallsleiden. – *Joppich* und andere (Göttingen): Passive Immunisierung bei überalterten Erstimpflingen als Versuch einer Impfencephalitis-Prophylaxe. – *Erdmann* (Rostock): Experimentelle Krämpfe durch INH und ihre therapeutische Beeinflussung, auch im Hinblick auf INH-bedingte Veränderungen des EEG bei Kindern. – *Schulte* (Göttingen): Reaktionsformen des peripheren und des zentralen Nervensystems bei Tetanie und Spasmophilie. – *Stephan* (Erlangen): Niederfrequente synchronisierte Rindenaktivität im 1. und 2. Trimenon.

Zum 2. Thema: „*Angeborene Stoffwechselanomalien*".
Schreier (Heidelberg): Die angeborenen Störungen des Eiweißstoffwechsels. – *Fanconi* (Zürich): Die angeborenen Anomalien des Kohlenhydratstoffwechsels. – *Zöllner* (München): Die angeborenen Anomalien des Lipoidstoffwechsels. – *Betke* (Freiburg): Die angeborenen Anomalien der Erythrozyten und des Blutfarbstoffes. – *Emmet Holt* junior (New York): Ahorn-Sirup-Urin-Krankheit. – *Schäfer* (Hamburg): Beobachtungen bei Galaktosämie. – *Szabo* (Szeged): Die Crigler-Naijar-Krankheit. – *Rosenkranz*

(Wien): Angeborene Störungen des Fruktosestoffwechsels. – *Rotthauwe* (Bonn): Zur Glykogenspeicherkrankheit. – *Duckert* (Berlin): Langzeitbeobachtung bei Spontanhypoglykämie.

Zum Thema 3: „*Maligne Tumoren*".
Weicker (Bonn): Die bösartigen Tumoren in der Sicht des Kinderarztes. – *Singer* (München): Die bösartigen Geschwülste aus der Sicht des Kinderchirurgen. – *Bickel* (Halle): Statistisch-katamnetische Untersuchungen zum Sarkom im Kindesalter und Jugendalter. – *Falk* (Graz): Zur Frühdiagnose des kindlichen Hirnkrebses. – *Oehme* (Marburg): Tumormeningitis. – *Huth* (Düsseldorf): Die Entzündungsfähigkeit bei malignen Tumoren des Kindesalters. – *Graser* (Mainz): Lebertumoren im Kindesalter. – *Lassrich* (Hamburg): Röntgendiagnostik bei retroperitonealen Tumoren. – zum *Winkel* (Heidelberg): Isotopen-Nephrographie bei retroperitonealen Tumoren. – *Weithofer* (Stuttgart): Bemerkungen zum Phäochromocytom im Kindesalter. – *Dragojlovic* (Zagreb): Eosinophiles Leukämoid. – *Spiess* und andere (Göttingen): Strahleninduzierte Knochentumoren nach Thorium-X-Behandlung. – *Ruziczka* und andere (Wien): Zur Klinik und Pathologie des Chondroblastoma „benignum".
1962 war wegen des internationalen Pädiaterkongresses in Lissabon keine Tagung der Deutschen Gesellschaft für Kinderheilkunde in Deutschland.

1963   1963 wurde die 61. ordentliche Tagung in Köln unter Vorsitz von Prof. *Bennholdt-Thomsen* (Köln) abgehalten.
Der Vorsitzende erklärte: „Die Tagung wurde angekündigt mit der Überschrift: „Aktuelle diagnostische und therapeutische Probleme der Pädiatrie", das heißt es fehlten Rahmenthemen. „Außerdem fällt auf, daß unter den Rednern mit wenigen Ausnahmen alle deutschen Lehrstuhlinhaber des Faches Kinderheilkunde vertreten sind. Seit dem Wiederbeginn der Tagungen der Deutschen Gesellschaft für Kinderheilkunde nach dem Kriege war die Zahl der Ordinarien als Redner im Verhältnis zum akademischen Nachwuchs auf jeder Sitzung etwa an den Fingern einer Hand abzählbar. Und auf dieser 61. Tagung kommen alle, und zwar mit vollen Händen. Zusätzlich Redner aus England, Japan, Österreich, Schweden und der Schweiz". „Da schien mir der Kongreß einen weiteren Sinn zu bekommen, bietet er doch die Möglichkeit, daß die große Pädiaterfamilie ihre wissenschaftlichen Betreuer kennenlernen kann."
Vorträge: *Joppich* (Göttingen): Wirkungen und Nebenwirkungen der oralen Poliomyelitis-Schutzimpfung. – *Herrlich* (München): Die Pockenschutzimpfung des Überalterten. – *Ehrengut* (Hamburg): Therapie von Impfschäden mit inaktiviertem Vaccine-Virus. – *Siwe* (Lund): Zur Ätiologie und Therapie der Lipoidnephrose. – *Hungerland* (Bonn): Über die Bedeutung des Jonogramms in der Kinderheilkunde. – *Bamberger* (Heidelberg): Moderne Gesichtspunkte zur Therapie chronischer Anfallsleiden. – *Takay* (Osaka): Stabile Isotopen bei Stoffwechseluntersuchungen im Kindesalter. – *Schäfer* und andere (Hamburg): Thrombocytär bedingte hämorrhagische Diathesen. –

Betke (Tübingen): Anämiebehandlung im Kindesalter. – *Künzer* (Freiburg): Zur thromboplastischen und fibrinolytischen Aktivität der roten Blutkörperchen. – *Marguth* (Köln): Symptomatische Anfallsleiden im Kindesalter: Diagnostik und neurochirurgische Behandlung. – J.B. *Mayer* (Homburg): Die Osteomyelitis im Säuglings- und Kleinkindesalter. – *Kaufmann* (Basel): Die diagnostische Bedeutung der röntgenologischen Erfassung des Beckens. – *Wiskott* (München): Über die Grenzen der Anwendbarkeit des ätiologischen Prinzips für die Kennzeichnung frühkindlicher Pneumonien. – *Goetz* und andere (München): Cortison-Langzeitbehandlung und interstitielle Pneumonie. – *Loeschke* (Berlin): Diagnose und Therapie der rheumatoiden Arthritis im Kindesalter. – *Tanner* (London): Methodische und therapeutische Studien des menschlichen Wachstumshormons in der Pädiatrie. – *Linneweh* (Marburg): Fortschritte in der Diagnostik heterocygoter Merkmalsträger bei erblichen Stoffwechselkrankheiten. – *Bickel* (Marburg): Über Zucker und Aminosäuregehalt von Säuglingsstühlen, physiologische Grundlage zur Diagnose von Resorptionsstörungen. – *Prader* und andere (Zürich): Die hereditäre Saccharose und Isomaltose-Malabsorption. – *Windorfer* (Erlangen): Die Coxsackievirus-Infektionen im Kindesalter. – *Luthardt* (Freiburg): Poliomyelitisähnliche Erkrankungen bei Infektion mit Coxsackievirus Typ A9. – *Wiedemann* (Kiel): Die Bedeutung der Chromosomenanalyse für die praktisch klinische Diagnostik. – *Spiess* und andere (Göttingen): Injektion ohne Nadel. – *Bossert* (Essen): Wesen und Bedeutung von UNICEF. – *Mai* (Münster): Sogenannte Entwicklungshilfe im Blick eines Kinderarztes. – *Köttgen* (Mainz): Lebenshilfe für das geistig behinderte Kind. Aufgabe und Entwicklung. – *Asperger* (Wien): Diagnostische und heilpädagogische Probleme bei autistischen Kindern. – *Hirai* (Tokio): Accelerationsprobleme im heutigen Japan. – *Harbauer* (Marburg): Kindliches Weglaufen und seine Prognose. – *Biermann* (München): Vom Umgang mit Eltern verhaltensgestörter Kinder. – *Nitsch* (Hannover): Zur Behandlung der Extrasystolie bei herzgesunden Kindern. – *Beuren* (Göttingen): Ein neues Syndrom, supravulväre Aortenstenose, multiple periphere Pulmonalstenose, geistige Retardierung, ähnliche Gesichtszüge und identische Zahnmißbildungen. – *Heintzen* (Kiel): Aktuelle diagnostische Probleme der pädiatrischen Kardiologie. – *Ball* und andere (Mainz): Bisherige Erfahrungen mit der Isotopen-Nephrographie und Nierenszintigraphie im Kindesalter. – *Rutenfranz* (München): Untersuchungen zur Standardisierung der Leistungsprüfung im Kindesalter. – v. *Harnack* (Hamburg): Der Eiweißbedarf der Frühgeborenen. – *Schall* (Bremen): Kind und Röntgenstrahlen. – *Fendel* (Tübingen): Patienten-Dosimetrie bei Röntgenuntersuchungen im Kindesalter. – *Gleiss* (Düsseldorf): Beitrag zur gasanalytischen Diagnostik der Atemstörung unreifer Neugeborener. – *Stephan* (Erlangen): Anfallsauslösende Nebenwirkungen von Medikamenten. – *Rind* und andere (Gießen): Pharmakokinetische Untersuchungen zur Sulfonamidtherapie bei Trimenonkindern. – *Diemer* (Bonn): Über die Entwicklung der Gefäßversorgung des Gehirns im Säuglingsalter. – *Wenner* (Bonn): Über die Entwicklung des O_2-Verbrauchs und der Durchblutung des Gehirns im Säuglingsalter. – *Pfeiffer* (Münster): Die

Grundlagen des familiären Mongolismus. — *Matthes* (Heidelberg): Die Bedeutung der Schädeltransillumination für die pädiatrisch-neurologische Diagnostik. — *Scheffner* und andere (Homburg): Zur Diagnose und Prognose der akuten Hemiplegie im Kindesalter. — *Schellong* (Münster): Beobachtungen bei familiärem nichthämolytischen Ikterus. — *Paul* (Erlangen): Behandlung der Athetose beim Kind — ein Modellfall.

1964

1964 wurde die 62. ordentliche Tagung in München unter Vorsitz von Prof. *Weber* (München) abgehalten.

Der Vorsitzende wies auf die Neuorientierung in der Kinderarztpraxis hin: „Mit dem beispiellosen Rückgang der schweren Erkrankungen im Kindesalter hat sich die Tätigkeit auch des in der Praxis stehenden Kinderarztes immer mehr in Richtung der Prophylaxe und der Gesundheitserziehung verschoben. Bei völlig ungehindertem Zugang zu allen Zweigen der ärztlichen Tätigkeit fällt der überwiegende Teil der Gesamttätigkeit eines praktizierenden Kinderarztes in das Gebiet der Prophylaxe, die aber bei uns von den Krankenkassen nicht honoriert wird."

Hauptthemen der Tagung:
1. Immunität-Allergie-Schutzimpfung;
2. Psychodiagnostik, Psychotherapie;
3. Wachstums- und Entwicklungsprobleme.

Zum Thema 1: *„Immunität-Allergie-Schutzimpfung".*
Miescher (New York): Experimentelle Grundlagen und klinische Bedeutung der Autoimmunisierung. — *Emmet Holt* (New York): Eczema infantum. — *Bandmann* (München): Eczema infantum oder Neurodermitis constitutionalis. — *Svejcar* (Prag): Über die Möglichkeit der Staphylokokkenwirkung bei der Entstehung der rheumatoiden Arthritis. — *Bonin* (Frankfurt): Grundlagen der Masernschutzimpfung. — *Emmet Holt* (New York): Diskussion über Masernimpfung. — *Berger* und andere (Basel): Weitere Untersuchungen über Gliadin-Antikörper. — *Strauss* (Sao Paulo/Brasilien): Milch-Allergie, klinische und immunbiologische Daten von 120 Kindern. —*Erdmann* (Mainz): Arzneimittelallergie im Kindesalter. — *Lorenz* und andere (Graz): Zur Frage der Resistenzverminderung bei Masern. — *Kienitz* (Münster): Immunbiologische Probleme der Staphylokokkeninfektion. — *Marget* und andere (Tübingen): Thymushyperplasie und Antikörperbildung. — *Oehme* (Marburg): Fremdzellensensibilisierung als Folge materno-fetaler Transfusion. — *Damerow* (Erlangen): Zur Prognose des Morbus haemolyticus neonatorum infolge isolierter sogenannter seltener Sensibilisierungen. — *Cremer* (Freiburg): Zur Purpura necrotica. — *Fischer* und andere (Hamburg): Ein Beitrag zur Immunfluorescenztechnik zum Nachweis cellulär fixierter Antikörper. —*Sachtleben* (Homburg): Zellelektrophoretischer Antikörpernachweis bei ABO-Erythroblastose. — *Stück* (Berlin): Nachweis spezifischer Antigene bei experimentellen Leukosen. — *Brüster* (Düsseldorf): Die allergischen Thrombopenien, ihre Diagnostik und ihre Behandlung nach Infektionskrankheiten und Imp-

fungen. – *Windorfer* und andere (Erlangen): Zur Frage der Poliomyelitis-Schluckimpfung cerebralgeschädigter Kinder. – *Vivell* und andere (Freiburg): Klinische, virologische und serologische Untersuchungen bei Masern-Schutzimpfung. – *Simon* (Kiel): Zur Spezifität der Tuberkulinreaktion. – *Janssen* und andere (Düsseldorf): Die Entwicklung der natürlichen Durchseuchung und der Einsatz der BCG-Impfung. – *Erdös* (Budapest): Meningitis tuberculosa bei mit BCG geimpften Kindern. – *Joppich* und andere (Göttingen): Die Virämie bei Simultanimpfung gegen Pocken und die Entwicklung der Vaccinationsimmunität. – *Ehrengut* (Hamburg): Erfolglose Pockenschutzimpfung unter neuem Aspekt. – *Stickl* (München): Vegetative und zentralnervöse Funktionsstörungen nach der Pockenschutzimpfung und nach Infektionskrankheiten. – *Gädeke* und andere (Freiburg): Untersuchungen über soziologische Einflüsse auf die Bereitschaft zur Pockenschutzimpfung. – *Hartung* (Frankfurt): Faktoren, die den Pockendurchimpfungsgrad der Bevölkerung neuerdings verändern. – *Köttgen* junior (Göttingen): Die derzeitige Immunität gegen Diphtherie an Hand der Schickreaktion in verschiedenen Altersklassen. – *Goetz* (München): Fluorescenzmikroskopische Untersuchungen bei interstitieller plasmacellulärer Pneumonie.

Zum 2. Thema: *„Psychodiagnostik, Psychotherapie"*.
Wewetzer (Gießen): Grundzüge und Aufgaben der kindlichen Psychologie. – *Biermann* (München): Psychotherapie im Kindes- und Jugendalter. – *Sramota-Kos* (Wien): Zur Rolle der sexuellen Aufklärung in der Kinderpsychotherapie. – *Hertl* (Heidelberg): Die Bedeutung des physiognomischen Umfeldes für das Zustandekommen des mimischen Ausdruckes. – *Paul* (Erlangen): Pathologie des Raumbewußtseins bei Kindern. – *Maisch* und andere (Hamburg): Ein psychosomatisches Modell, gezeigt an der einfachen Adipositas im Kindesalter. – *Huber* (Wien): Zur Prognose der kindlichen Fettsucht. – *Geisler* und andere (Würzburg): Psychische Veränderungen bei Kindern mit Hirntumoren. – *Kujath* (Berlin): Familienkonstellationen bei verhaltensgestörten, neurotischen und cerebralgeschädigten Kindern. – *Biesalski* und andere (Mainz): Die Bedeutung psychologischer Gesichtspunkte für die Beurteilung und Behandlung sprachgestörter Kinder. – *Elschenbroich* (München): Spiel-Atemtherapie bei sprechgehemmten Kindern. – *Diesing* (Homburg): Formen und Indikationen therapeutischer Maßnahmen bei Enuretikern. – *Stoermer* und andere (Göttingen): Die psychische Situation und psychologische Führung der Eltern und ihrer Kinder mit angeborenen Herzfehlern. – *Specht* und andere (Göttingen): Erfahrungen mit dem Symboldrama bei Kindern und Jugendlichen. – *Rosenmayer* und andere (Wien): EEG-Untersuchungen bei Kindern im Autogenen Training.

Zum Thema 3: *„Wachstums- und Entwicklungsprobleme"*.
Hellbrügge (München): Zeitliche Strukturen in der kindlichen Entwicklung. – *Vogt* (München): Wachstum und Krankheit. – *Bierich* (Hamburg): Ätiopathogenese und klinisches Bild hypothalamischer und hypophysärer Wachs-

tumsstörungen. – *Gleiss* (Düsseldorf): Entwicklung von Kindern diabetischer Mütter. – *Keuth* und andere (Köln): Katamnestische Untersuchungen einschließlich EEG zur perinatalen Schädigung von Zwillingen. – *Diemer* (Bonn): Der Einfluß chronischen Sauerstoffmangels auf die Capillarentwicklung im Gehirn des Säuglings. – v. *Harnack* (Hamburg): Skelettreife und Entwicklungsdiagnostik. – *Fendel* (Tübingen): Das Karpogramm als Hilfsmittel bei der Behandlung von Schilddrüsenfunktionsstörungen im Kindesalter. – *Knorr* (München): Über den Aussagewert der Bestimmung der 17-Ketosteroide bei Reifungsstörungen. – *Wechselberg* und andere (Köln): Zur Acceleration des Hirn- und Gesichtsschädels beim Adiposogiganten. – *Schuster* und andere (München): Über die normale Entwicklung der Schädelnähte im Säuglingsalter und die klinische Verwertbarkeit der röntgenologischen Nahtbefunde. – *Ströder* (Würzburg): Über fibrinstabilisierenden Faktor in den verschiedenen Lebensabschnitten. – *Stehr* und andere (München): Untersuchungen über den pränatalen Blutzuckerspiegel bei Mutter und Kind. – *Bachmann* und andere (Köln): Simultanbestimmung der enzymatisch ermittelten Glucose beim Neugeborenen und seiner Mutter. – *Hosenfeld* (Heidelberg): Aminoxydasewerte im Blut von Säuglingen und Kindern. – *Gladtke* und andere (Gießen): Der Stoffwechsel als werdende Funktion beim Kinde. – *Porath* und andere (Heidelberg): Untersuchungen zur Entwicklungsphysiologie der Glucuronidierung. – *Kübler* (Kiel): Kinetische Untersuchungen zur Entwicklung der Lipoidresorption im Zusammenhang mit der Lymphstromzeit. – *Wolf* und andere (Göttingen): Dynamik des Blutfettspiegels im Säuglingsalter bei verschiedenen Ernährungen. – *Girard* und andere (Basel): Der Russel-Zwerg. – *Török* (Veszprém): Wachstumshemmung übergroßer Mädchen mit Oestrogenen. – *Oster* (Nürnberg): Zwergwuchs infolge Thyreotropinmangels. – *Dragojlovic* (Tanger/Marokko): Kwashiokor-Probleme. – *Dittrich* (Marburg): Längen- und Skelettwachstum unter phenylalaninarmer Diät. – *Bauer* (Freiburg): Ergebnisse einer kombinierten diätetischen und medikamentösen Cystinosebehandlung. – *Helge* (Berlin): Minderwuchs nach Operationen am Dünndarm. – *Butenandt* (München): Die Wachstumsstörungen bei der ulcerativen Colitis.

1965 Die 63. Tagung der Deutschen Gesellschaft für Kinderheilkunde wurde 1965, unter Vorsitz von Prof. *Mai* (Münster), in Norderney abgehalten.
Unter Hinweis auf das wissenschaftliche Programm stellte er fest: „Wenn das 1. Hauptreferat heute mit einem juristischen Inhalt ein Novum für einen Kinderärztekongreß darstellt, so wird uns der 3. Tag ebenfalls eine Neuigkeit bringen, insofern er zum größten Teil der Kinderchirurgie gewidmet ist. Wir Pädiater wollen damit sehr deutlich die Notwendigkeit dieses besonderen Faches zum Ausdruck bringen. Schon ein Blick in das Programm zeigt, wie wichtig diese chirurgischen Themen für Kinderärzte sind."
Seither tagt die Deutsche Gesellschaft für Kinderchirurgie regelmäßig mit der Deutschen Gesellschaft für Kinderheilkunde.

Hauptthemen waren:
1. Kinderpsychiatrie;
2. Akute Infektionskrankheiten;
3. Fortschritte in der Endokrinologie;
4. Vererbungslehre und Kinderheilkunde;
5. Erbliche Formen der tubulären Nierenerkrankung.

Ferner fand ein Symposion über generalisierte Anomalien des Skelettes (*Lenz*) und eines über Morbus hämolyticus neonatorum (*Schellong–Fischer*) und über Klimatherapie (*Menger*) statt.

Zum Thema 1: *„Kinderpsychiatrie".*
Englisch (München): Arzt und Patient im Recht der Gegenwart, grundsätzliche Überlegungen. – *Asperger* (Wien): Das Kind und seine Schwierigkeiten in der Situation der heutigen Zeit. Psychotherapie des praktischen Kinderarztes. – *Paul* (Erlangen): Störungen des kindlichen Zeitbewußtseins. – *Geisler* (Würzburg): Endogene Depression und depressive Fehlhaltung bei Kindern. – *Biermann* (München): Der psychohygienische Auftrag des Kinderklinikers. – *Wolff* und andere (Tübingen): Krankheitsbilder bei physisch-psychischen Störungen. – *Rosenmayr* (Wien): Die Bedeutung der EEG-Untersuchungen bei verhaltensgestörten Kindern. – *Rath* (Wien): Frühsymptome bei 75 Fällen von Hirntumoren im Kindesalter.

Zum 2. Thema: *„Akute Infektionskrankheiten".*
Zischinsky (Wien): Der gegenwärtige Stand der akuten Infektionskrankheiten. – *Friederiszick* (Mainz): Das gewandelte Bild der eitrigen Meningitis unter dem Einfluß der modernen Therapie. – *Simon* und andere (Kiel): Antagonismus bei Antibiotica-Kombinationen? – *Sachtleben* (Homburg): Ein Schnelltest zur Differenzierung von tuberkulöser und viraler Meningitis. – *Ehrengut* (Hamburg): Fieberkrämpfe nach Pockenschutzimpfung und Lebensalter. – E. *Schmidt* (Köln): Katamnestische Untersuchungen bei akuter encephalotoxischer Enteritis.

Zum 3. Thema: *„Fortschritte in der Endokrinologie".*
Bierich (Hamburg): Fortschritte der Endokrinologie unter pädiatrischem Aspekt. – *Schäfer* (Berlin): Zur Problematik der Schilddrüsenfunktionsprüfung mit Radio-Jod in der Pädiatrie. – *Knorr* (München): Über den Nachweis von Testosteron im Urin von Kindern nach Gabe anaboler Steroide. – *Helwig* (Heidelberg): Die Behandlung des adrogenitalen Syndroms im Kindesalter. – *Dönges* und andere (Essen): Beitrag zur funktionellen Nebennierenrindendiagnostik mit ACTH im Säuglings- und Kindesalter. – *Stolecke* und andere (Essen): Veränderungen des Cortisolmetabolismus nach Depot-ACTH-Gabe bei gesunden und BNS-krampfkranken Kindern. – *Werner* und andere (Berlin): Metopiron-Test bei Kindern. – *Eckler* und andere (Hamburg): Pseudotumor cerebri infolge Corticosteroid-Therapie.

Zum 4. Thema: *„Vererbungslehre und Kinderheilkunde"*.
Prader (Zürich): Fortschritt und Bedeutung der Genetik in der Pädiatrie;
hereditäre Encymdefekte. – *Murken* (München): Erbe und Umwelt als wirk-
same Faktoren bei der Entstehung körperlicher Fehlbildungen. – *Neuhäuser*
(München): Das Katzenschrei-Syndrom. – *Jörgensen* und andere (Göttingen):
Genetische und cytogenetische Untersuchungen bei supravalvulären Aorten-
stenosen. – *Luthardt* (Freiburg): Phlebectasia congenita generalisata mit
Progerie-Zeichen.

Zum Thema 5: *„Erbliche Formen der tubulären Nierenerkrankung"*.
Bickel (Marburg): Erbliche Formen der tubulären Nierenerkrankung; Fortschritte in Diagnostik und Therapie. – *Genton* (Lausanne): Doppelbildungen
von Niere und Harnwegen-Physiopathologie und therapeutische Maßnahmen.

Weitere Vorträge befaßten sich besonders mit der Säuglingsernährung.

Gemeinsame Sitzung mit der Deutschen Gesellschaft für Kinderchirurgie.

Oberniedermayr (München): Die Entwicklung der Kinderchirurgie in Deutschland. – v. *Ekesparre* (Hamburg): Allgemeine Gesichtspunkte zur Chirurgie
der Früh- und Neugeborenen. – *Hecker* und andere (Heidelberg): Bedeutsame prognostische Faktoren in der Behandlung der Ösophagusmißbildungen.
– *Hartl* (Linz): Pleuropulmonale Eiterungen des Säuglings und Kleinkindes.
– *Helbig* (Köln): Das akute Abdomen in der Neugeborenen-Periode. –
Huth (Mannheim): Die hypertrophische Pylorusstenose. – *Rosenthal* (Bo-
chum): Konservative und operative Behandlung des Nabelbruches. – *Bay*
(Hamburg): Leistenbruch im Säuglingsalter. – *Jensen* (Würzburg): Die chi-
rurgische Behandlung des frühkindlichen Hydrocephalus. – *Maier* und an-
dere (Karlsruhe): Angeborene Mißbildungen des Rückenmarks und seiner
Häute. – *Pfeifer* (Hamburg): Die Entwicklungsgeschichte der Lippen-Kiefer-
Gaumenspalten als Leitspur für die Behandlung. – *Eckstein* (London):
Chirurgische Aspekte der Harninfektion. – *Büscher* (Hannover): Urologische
Indikationen beim Kind aus der Sicht des Erwachsenen-Alters. – *Bischoff*
und andere (Hamburg): Argumente für eine Frühoperation der Harnwegs-
mißbildungen im Kindesalter. – *Lassrich* (Hamburg): Röntgendiagnostik
bei Blutungen aus dem Magen-Darm-Trakt. – *Hasse* (Berlin): Ergebnisse
der Invaginationsbehandlung. – *Joppich* jun. und andere (Heidelberg): Die
tödlich verlaufenden kindlichen Ileusfälle, Analyse und Folgerungen für die
Therapie.

1966 1966 fand die 64. ordentliche Tagung unter Vorsitz von Prof. *Loeschke*
in Berlin statt.
Der Vorsitzende spielte auf den Genius loci an, wenn er sagte: „Berlin weist
niemanden zurück, der zu ihm als Gast kommen will.... am allerwenigsten
sollte unsere akademische Jugend, für die wir zum großen Teil leben, eine
Einengung erfahren. Es wird an so vielen Kliniken und Laboratorien mit
einer in dieser Zeit seltenen selbstlosen Hingabe gearbeitet. Berlin ist der
rechte Ort, das Erarbeitete vorzuzeigen und es der Kritik zu unterwerfen."
Zu den Themen erklärte er: „Bedrückend mag es erscheinen, daß wir morgen
auch über Kindesmißhandlung sprechen müssen. Doch auch hier ist uns

keine Wahl gegeben, wenn unsere Gesellschaft ihre Verpflichtung, Hüter von Leben und Gesundheit der Kinder zu sein, erfüllen will."

Hauptthemen:
1. Materno-fetale Beziehungen;
2. Grenzen der Therapie bei Kindern;
3. Kindsmißhandlungen;
4. Der sogenannte hirnatrophische Prozeß;
5. Das menschliche Wachstumshormon.

Zum Thema 1: *„Materno-fetale Beziehungen".*
Hörmann (Berlin): Die Bedeutung der Placenta-Diagnostik für Fetus und Neugeborenes. – *Wulf* (Kiel): Der Gasaustausch in der Placenta. – *Saling* (Berlin): Mikroblutuntersuchungen am Feten. – *Brent* (Southhampton): Transplantationsimmunität als potentielles Graviditätsphänomen. – *Kleihauer* und andere (Tübingen): Die materno-fetale Transfusion. – *Fischer* und andere (Hamburg): Zum Nachweis mütterlicher Erythrocyten im Neugeborenenblut. – *Oehme* (Braunschweig): Das Schicksal der transplacentar übergetretenen mütterlichen Lymphocyten im Organismus des Kindes. – *Gartner* (New York): Hormonelle Beziehungen zwischen Mutter und Kind mit besonderer Berücksichtigung der Frauenmilch. – *Kaufmann* (Basel): Folgen von an die Mutter verabreichten Pharmaka, für Fetus und Neugeborenen. – *Lemtis* (Berlin): Materno-fetale Kreislaufbeziehungen in der menschlichen Placenta. – *Hickl* (München): Materno-fetale Wechselbeziehungen bei Anämie und Blutverlust. – *Haupt* (Essen): Frühzeichen, erscheinungsarmes Zwischenstadium und Spätstadium nach fetaler Hypoxie. – *Busch* (Berlin): Morphologische Placentabefunde bei blutgasanalytisch definierten Asphyxien. – *Brüster* (Düsseldorf): Gerinnungsanalytische Untersuchungen zum akuten Defibrinierungssyndrom bei Mutter und Kind. – *Stave* (Yellow Springs/ Ohio): Stoffwechselreaktionen bei neonataler Hypoxie. – *Nelson* und andere (Boston): Der Diffusionsfaktor und das effektive Capillarblutvolumen der Lunge beim idiopathischen Atemnotsyndrom des Neugeborenen. – *Mentzel* (Göttingen): Der Einfluß pränataler, geburtsbedingter und postnataler Faktoren auf der Höhe der postnatalen Serumkaliumkonzentration beim Frühgeborenen. – *Keuth* (Neunkirchen): Untersuchungen zum Aussagewert von Apgar-Note und Nachgeburt-Kind-Gewichtsindex bei Frühgeborenen. – *Gladtke* und andere (Gießen): Bilirubinstoffwechsel beim Neugeborenen. – *Schellong* (Münster): Über die Brauchbarkeit des Polacek-Diagramms für die Indikation der Austauschtransfusion. –

Zum 2. Thema: *„Grenzen der Therapie bei Kindern".*
Bennholdt-Thomsen (Köln) als Kinderarzt – *Blei* (Berlin) als Strafrechtler – *Heitmann* (Berlin) als Theologe.

Zum Thema 3: *„Kindsmißhandlung".*
Köttgen (Mainz) als Kinderarzt – *Nau* (Berlin) als Gerichtsmedizinerin und

Jugendpsychiaterin. — *Falk* (Graz): Klinisch-pädiatrische und forensische Aspekte der Kindsmißhandlungen. — *Manzke* und andere (Kiel): Traumatische Knochenveränderungen beim Säugling, insbesondere nach Mißhandlungen. — *Staak* und andere (Kiel): Zur Diagnostik und Sozialtherapie des vernachlässigten Kindes. — *Paul* (Erlangen): Die Mißhandlung von hirngeschädigten Kindern.

Zum Thema 4: *„Der sogenannte hirnatrophische Prozeß"*.
Joppich (Göttingen): Die neurologische Differentialdiagnostik. — *Hagberg* (Uppsala): Die metachromatische Leukodystrophie. — *Bickel* (Marburg): Hirnatrophie und Störungen des Aminosäurenstoffwechsels. — *Seitelberger* (Wien): Diagnostische Bedeutung der Nervengewebs- und Muskelbiopsien. — *Harbauer* (Marburg): Infantile Demenz und Hirnatrophie. — *Jensen* und andere (Würzburg): Postmeningitische Hirnatrophie aus der Sicht des Neurochirurgen. — *Stephan* (Erlangen): Atypische EEG-Befunde bei Hirnatrophien. — *Jacobi* (Frankfurt): Die Bedeutung der Darstellung der dorsalen Zisternen im Luftencephalogramm. — *Palm* (Münster): Katamnestische Untersuchungen nach frühkindlichen Subduralergüssen.

Zum 5. Thema: *„Das menschliche Wachstumshormon"*.
Quabbe (Berlin): Physiologie. — *Werner* und *Helge* (Berlin): Klinische Bedeutung. — *Lübke* (Berlin): Über die Möglichkeiten zur Gewinnung wirksamer STH-Präparationen. — *Poley* und andere (Zürich): Die Behandlung des hypothalamo-hypophysären Kleinwuchses mit menschlichem Wachstumshormon. — *Knorr* (München): Erfahrungen mit dem Stickstoff-Retentionstest mit humanem, hypophysärem Wachstumshormon (nach *Prader*) HGH bei verschiedenen Formen des Zwergwuchses. — *Bierich* und andere (Hamburg): Neue Untersuchungen zur Entstehung der Thymushyperplasie. — *Burmeister* (Homburg): Der menschliche Zellmassenbestand während und nach dem Wachstum. — *Teller* (Marburg): Die Ausscheidung einzelner Steroid-Metaboliten bei pathologischer Nebennierenrindenfunktion.

1967 Die 65. Tagung wurde 1967 unter Vorsitz von Prof. *Asperger* in Wien abgehalten.
Auf Wissenschaft und Forschung in der Pädiatrie anspielend, erklärte der Vorsitzende: „Unselige Zeitläufe schnitten von den dreißiger Jahren an die deutsche und die österreichische Pädiatrie von der lebendigen Entwicklung der Welt ab, da doch vor allem in den USA durch die Hereinnahme der biochemischen Methodik, aber auch anderer großartiger neuer wissenschaftlicher Ideen stürmische Fortschritte erzielt wurden. Unserer Generation war und ist es vorbehalten, dieses Wissen zu rezipieren und auch selbständig weiterzuentwickeln. Auch die österreichische hat so wie die deutsche Pädiatrie nunmehr wieder das internationale Niveau erreicht und ist in neue Gebiete vorgestoßen."

Hauptthemen waren:
1. Pränatale Erkrankungen;
2. Früherkennung, Frühbehandlung neurologischer Sinnes- und geistiger Defekte;
3. Kind und Kinderkrankenhaus.

Abgehaltene Symposien:
Adipositas und Diabetes (*Schreier*, Nürnberg);
Statistik und Dokumentation in der Kinderheilkunde (*Müller*, Bethel);
Erythrocyten-Encyme (*Schröter*, Hamburg);
Psychopharmaka im Kindesalter (*Brücke*, Wien);
Mucoviscidose (*Windorfer*, Erlangen).

Zum 1. Thema: „*Pränatale Erkrankungen*".
Töndury (Zürich): Embryonale und fetale Viruserkrankungen. — *Thalhammer* (Wien): Fetale und angeborene Cytomegalie. — Zur Bedeutung der pränatalen Inkubationszeit. — *Kräubig* (Minden): Fetale Infektionen mit Bakterien und Protozoen. — v. *Harnack* (Düsseldorf): Fetale Vergiftungen mit endokrinen Folgezuständen. — *Schellong* und andere (Münster): Pränatale diagnostische und therapeutische Möglichkeiten bei fetaler Erythroblastose. — *Pfeiffer* und andere (Münster): Skelettmißbildungen der unteren Körperhälfte bei Kindern diabetischer Mütter. — *Petersen* (Kopenhagen): Diabetogene Fetalkrankheit und ihre Verhütung. — *Kloos* (Berlin): Zur pathologischen Anatomie von Feten und Neugeborenen. — *Bachmann* und andere (Köln): Zur Frage der pränatalen Erkrankung an malignen Tumoren. — *Niederhoff* und andere (Freiburg): Fetopathia pseudodiabetica. — *Brunecky* (Brünn): Erbkrankheiten des Kindesalters in der Tschechoslowakei. — *Saxl* und andere (Brünn): Neue biochemische Befunde beim Mongolismus. — *Kucera* (Prag): Verhütbare pränatale Bildungsfehler. — *Käckell* (Göttingen): Okkulte connatale Cytomegalie. — *Stahl* und andere (Münster): Verhütung der Rh-Erythroblastose durch Anti-D-Applikation bei der Mutter. — *Damerow* (Erlangen-Nürnberg): Geburtenfolge und Verlauf des Morbus haemolyticus neonatorum. — *Rosta* und andere (Budapest): Bilirubinspiegel des Nabelschnurblutes nach inkompatiblen Schwangerschaften. — *Fisch* und andere (Hamburg): Zur Verhütung des intrauterinen Fruchttodes bei Rh-Erythroblastose durch pränatale Bluttransfusion.

Zum 2. Thema: „*Früherkennung und Frühbehandlung neurologischer und geistiger Defekte*".
Prechtl (Groningen): Die neurologische Frühsymptomatik cerebraler Schäden. — *Seitelberger* (Wien): Neuropathologie kindlicher cerebraler Bewegungsstörungen. — *Kämg* (Bern): Die Frühbehandlung cerebraler Bewegungsstörungen. — *Beckmann* (Marburg): Die frühe Erfassung und Behandlung des hörgeschädigten Kleinkindes. — *Loewe* (Heidelberg): Früherziehung hörgeschädigter Kinder. — *Wurst* (Klagenfurt): Die Spracherziehung cerebralparetischer, aphasischer und schwachsinniger Kleinkinder. — *Huth* und

andere (Mannheim): Phenylketonurie, ihre Auffindung und Kontrolle in
der Dünnschichtchromatographie. – *Berg* und andere (Göttingen): 3 1/2-
jährige Erfahrungen mit dem Guthrie-Test zur Früherkennung der Phenylketonurie in Niedersachsen. – *Lütcke* und andere (Marburg): Hirnelektri-
sche Untersuchungen bei der Phenylketonurie.

Zum 3. Thema: *„Kind und Kinderkrankenhaus".*
Riethmüller (Tübingen): Einige Gesichtspunkte zur organisatorischen und
baulichen Struktur der Kinderabteilung im größeren Krankenhaus. – *Ströder*
(Würzburg): Kind und Kinderkrankenhaus. – *Rodeck* (Datteln): Einige
Gedanken zur Organisation einer Kinderklinik. – *Biermann* (München):
Die psychologische Situation der Kinder im Krankenhaus. – *Harbauer*
(Frankfurt): Kind und Kinderkrankenhaus. – *Stemann* (Hamburg): Kind
und Kinderkrankenhaus. – *Kienitz* (Offenbach): Pädiatrische Aspekte der
Krankenhausinfektion. – *Flamm* (Wien): Kind und Kinderkrankenhaus. –
Marget (München): Ärztliche Gesichtspunkte zur Einrichtung einer modernen Gemeinschaftsmilchküche. – *Rind* (Fulda): Chemische Sterilisierung
in der Milchküche. – *Neidhardt* und andere (Mainz): Intensivpflegeeinheit
im Kinderkrankenhaus. – *Krienke* (Berlin): Einrichtung und Aufgabe einer
Giftinformationszentrale im Rahmen eines Kinderkrankenhauses. – *Simon*
und andere (Kiel): Gefahren des infektiösen Hospitalismus. – *Dittrich* und
andere (Marburg): Die Auswirkungen des Klinikaufenthaltes auf das Verhalten des Kindes nach seiner Rückkehr in die Familie. – *Strahl* (Berlin):
Nützliches Heimweh. – *Wolf* und andere (Wien): Erste Erfahrungen mit
ausgedehnter Besuchszeit in einem Wiener Kinderspital. – *Pechstein* (München): Entwicklungsphysiologische Untersuchungen an Säuglingen und
Kleinkindern in Heimen. Beitrag zur Frage der frühkindlichen Deprivation. –
Gädeke und andere (Freiburg): Der Geräuschpegel im Kinderkrankenhaus
und die Wecklärmschwelle von Säuglingen. – *Biermann* und andere (München): Die Balint-Gruppe – ein Weg psychotherapeutischer Fortbildung in
der kinderärztlichen Praxis.

1968   Die 66. ordentliche Tagung fand in Bonn 1968 unter Vorsitz von Prof.
Hungerland (Bonn) statt.
Der Vorsitzende nahm Bezug auf die vielfältigen Behandlungsmöglichkeiten
der zu besprechenden Erkrankungen, die freilich nicht immer zu echter
Heilung führen. Er berichtete über ein Erlebnis aus seiner Assistentenzeit:
„Es werden mehr als 30 Jahre her sein, daß, gelegentlich einer Visite, Herr
Noeggerath erzählte, wie es ihm gelungen war, ein mit schwerer Diphtherie
erkranktes Kind mit Diphtherie-Serum zu behandeln, obwohl die Mutter
des Kindes es zunächst nicht zulassen wollte. Die alte Schwarzwaldbäuerin
hatte ihm gesagt, daß es sicher Gottes Wille sei, das Kind zu sich zu rufen,
und es möge der Mensch nicht störend dazwischentreten. Prof. *Noeggerath*
erklärte ihr, daß derselbe Gott, der das Kind so schwer erkranken ließ, auch
den Arzt und das rettende Serum geschickt hätte, und daß die Mutter sich
nicht weigern dürfe, daß man jetzt ihrem Kind helfe"…. Der Vorsitzende

schloß daran folgende Überlegung: „Wir, die Ärzte denken im allgemeinen nicht daran, daß unsere ärztliche Hilfe in ein menschliches Leben eingreift und seinen Ablauf ändert, weil wir uns und unser Eingreifen in das Schicksal einbeziehen." — Diese Gedankengänge betreffen besonders solche Maßnahmen, die zu den sogenannten Defektheilungen führen, wie sie bei schweren angeborenen Anomalien oft zustande kommen.

Hauptthemen:
1. Angeborene Herz- und Gefäßmißbildungen im ersten Lebensjahr;
2. Kinderurologie — Megaureter;
3. Angeborene Erkrankungen;
   Hypoglycämie,
   Neonatologie,
   Immunologie,
   Glomeruläre Nierenerkrankungen.

Zum 1. Thema: *„Angeborene Herz- und Gefäßmißbildungen im 1. Lebensjahr"*.
Graham (London): Indikation und Methoden kardiologischer Untersuchungen bei Säuglingen mit angeborenen Herzfehlern. — *Beuren* (Göttingen): Die Beurteilung der Fallot'schen Tetralogie und der Transposition der großen Gefäße im Laufe der Entwicklung von 1944 bis 1968. — *Riegel* (München): Der Einfluß hämodynamischer Veränderungen bei angeborenen Herzfehlern auf die Lungenfunktion des Säuglings. — *Stoermer* und andere (Göttingen): Häufigkeit kongenitaler Herzfehler im Säuglingsalter und entsprechende therapeutische Konsequenzen. — *Capek-Schachner* und andere (Wien): Der Ductus Botalli im Säuglingsalter. — *Kallfelz* (Bonn): Zur Klinik und Prognose des Ventrikelseptumdefekts im ersten Lebensjahr. — *Wesselhoeft* (Göttingen): Totale Lungenvenenfehlmündungen. — *Gutheil* (Erlangen): Beurteilung elektrokardiographischer Befunde bei angeborenen Herzfehlern im Säuglingsalter. — *Wolf* (Heidelberg): Charakteristische Veränderungen des Herzschallbildes angeborener Angiokardiopathien im ersten Lebensjahr. — *Heintzen* und andere (Kiel): Moderne Methoden zur Diagnostik angeborener Herzfehler im Säuglingsalter. — *Schwarz* (Zürich): Palliativoperation bei angeborenen Herzfehlern im Säuglingsalter. — *Brode* und andere (Hamburg): Eigene Erfahrungen mit Herz- und Gefäßoperationen bei Säuglingen. — *Kafka* und andere (Prag): Unsere Erfahrungen mit Palliativoperationen am Herzen im frühen Kindesalter. — *Hockerts* (Würzburg): Indikation zur Operation des Ductus Botalli im Säuglings- und Kleinkindesalter. — *Keck* und andere (Hamburg): Ventrikel-Septum-Defekt mit Herzinsuffizienz bei Säuglingen: Operative und konservative Therapie. — *Kreutzberg* (Bonn): Pulmonalisbändelung: Technik und Ergebnisse. — *Bühlmeyer* (München): Erfahrungen mit der Atrioseptostomie nach Rashkind bei der Transposition der großen Gefäße. — *Bircks* und andere (Düsseldorf): Behandlungsmöglichkeiten bei Transposition der großen Arterien im Säuglingsalter. — *Rautenberg* (Gießen): Septostomie nach Rashkind bei einem jungen Säugling mit totaler

Fehleinmündung der Lungenvenen. – *Walgren* (Helsinki): Komplikationen der Herzkatheterisierung und Angiokardiographie bei Kindern.
Es wurden noch weitere Vorträge zum Thema gehalten, die hier nicht alle aufgeführt werden können.

Zum 2. Thema: *„Kinderurologie – Megaureter"*.
Singer (München): Der Megaureter im Kindesalter. – *Mildenberger* (Tübingen): Experimentelle Untersuchungen zur Entstehung des Hydroureters bei kongenitalen subvesicalen Harnwegsobstruktionen. – *Ebel* und andere (Köln): Zur Röntgensymptomatik von vesicoureteralem Reflux und Megaureter. – *Willich* und andere (Bremen): Megaureter infolge Urethralstenosen. – *Wiltschke* (Wien): Megaureter bei Bauchdeckenaplasie. – *Rehbein* und andere (Bremen): Megaureter infolge Ureterostiumstenose. – *Boehncke* (Hamburg): Reflux und Megaureter. – *Gütgemann* und andere (Bonn): Organerhaltende Eingriffe im Kindesalter wegen pelviureteraler Obstruktion. – *Moormann* und andere (Homburg): Zur Diagnostik und Therapie kindlicher Megaureteren. – *Hohenfellner* und andere (Mainz): Zur Therapie des kongenitalen Megaureters. – *Flach* und andere (Tübingen): Fehler und Gefahren bei der Ureterneueinpflanzung nach Leadbetter-Politano. – *Eckstein* (London): Stenose des unteren Harnleiters. – *Kerstin* (Hamburg): Stenosen des distalen Ureters. – *Boix-Ochoa* und andere (Barcelona): Megaureter. – *Flach* und andere (Tübingen): Die Ureterocele im Kindesalter. – *Hattingberg* und andere (Gießen): Der Ersatz des motorisch funktionslosen Megaureters durch Dünndarm. – *Heiming* (Köln): Ureterhautfistel bei Megaureter.

Zum Thema 3: *„Angeborene Erkrankungen"*.
Kohlenhydratstoffwechsel-Hypoglycämie: *Domagk* (Göttingen): Neuere Ergebnisse auf dem Gebiet des Kohlenhydratstoffwechsels. – *Rossi* und andere (Bern): Hypoglykämien im Kindesalter. – *Bachmann* (Köln): Die Hypoglykämien des Neugeborenen. – *Wagner* und andere (Kiel): Kongenitaler Zellmangel als Ursache einer chronischen infantilen Hypoglykämie. – *Wiedemann* (Kiel): Über ein neues Syndrom mit Hypoglykämie. – *Jonxis* (Groningen): Der Energiestoffwechsel bei hypoglykämischen Neugeborenen. – *Raivio* (Helsinki): Spätrezidive bei Neonatal-Hypoglykämie. – *Gladtke* (Gießen): Versuche zur systematischen Beeinflussung der Pharmakokinetik der Glucose beim Neugeborenen. – *Heck* und andere (Bremen): Ist bei Neugeborenen diabetischer Mütter eine Behandlung der Hypoglykämie erforderlich? – *Schlack* und andere (Münster): Der Einfluß rezidivierender Hypoglykämien auf das EEG des diabetischen Kindes. – *Bierich* und andere (Hamburg): Zur Homöostase des Blutzuckers; Untersuchungen am Modell des i.v.-Insulintoleranztests. – *Schröter* (Hamburg): Glucose- oder Fructosebehandlung der Hypoglykämie bei Neugeborenen diabetischer Mütter? – *Bartels* (Lübeck): Das Enzym- und Metabolitmuster des Energiestoffwechsels in der Leber bei Glykogenose Typ VI. – *Matschke* und andere (Göttingen): Stoffwechseluntersuchungen bei Kindern und jungen Erwachsenen mit Glykogenosen. – W. *Toussaint* (Mainz): Ketolytische Wirkung und Meta-

bolisierung von Zuckeralkoholen bei Kindern. – *Barthelmai* (Marburg): Fehlerquellen bei enzymatischen Blutglucosebestimmungen. – *Schröter* und andere (Hamburg): Hinweis zur Enteiweißung bei der Glucosebestimmung im Neugeborenenblut. – *Keuth* und andere (Neunkirchen): Untersuchungen zur Ursache der neonatalen Tetanie. – *Spranger* (Kiel) und *Schuster* (Erlangen): Diagnose und Differentialdiagnose der Morquioschen-Krankheit.

Zum Thema: *„Nierenerkrankungen"*.
Olbing (Essen): Über die Indikation zur Infusionsurographie. – *Krepler* (Wien): Klinische röntgenologische und cystometrische Beobachtungen beim vesico-ureteralen Reflux. – *Reischauer* und andere (Essen): Wie häufig verschwindet ein vesicorenaler Reflux bei konservativer Behandlung? – *Lassrich* (Hamburg): Röntgendiagnostik des Megaureter. – *Bruns* und andere (Hamburg): Beobachtungen bei der Cystographie mit Miktion. – *Hauke* (Bonn): Die radiologische Diagnostik der obstruktiven Erkrankungen des unteren Harntraktes. – *Fuchs* (Würzburg): Beobachtungen bei Ureterocelen im Kindesalter. – *Linneweh* (Marburg): Die Klinik der akuten diffusen Glomerulonephritis. – *Brodehl* (Bonn): Das nephrotische Syndrom. – *Zollinger*: Die pathologische Anatomie glomerulärer Erkrankungen im Kindesalter. – *Rother* (Freiburg): Zum Pathomechanismus verschiedener Formen der Glomerulonephritis. – *Gekle* (Würzburg): Pathophysiologie glomerulärer Nierenerkrankungen. – *Hüther* und andere (Münster): Zur Diagnose und Therapie der sogenannten Nephrose-Nephritis-Mischformen im Kindesalter. – *Olbing* und andere (Essen): Neue Behandlungsmöglichkeiten der Nephritis bei generalisiertem Lupus erythematodes. – *Vlatkovic* und andere (Zagreb): Zur Frage der Staphylokokken-Glomerulonephritis. – *Girardet* (Neuchatel): Thrombose der Pulmonalarterien beim nephrotischen Syndrom. – *Szasz* und andere (Gießen): Über die Leberbeteiligung beim nephrotischen Syndrom. – *Erdmann* (Mainz): Zur Immunpathologie der Glomerulonephritis. – *Bläker* und andere (Hamburg): Immunologische Befunde bei chronischer Niereninsuffizienz. – *Ströder* und andere (Würzburg): Einfluß der Peritonealdialyse auf bestimmte Parameter der Blutgerinnung. – *Brüster* (Düsseldorf): Diagnose und Therapie vasculärer, thrombocytärer und plasmatischer Nierenblutungen. – *Rohwedder* und andere (Kiel): Zur klinischen Symptomatik der juvenilen Nephronophthisen. – *Romahn* und andere (Homburg): Bestimmung der glomerulären Clearance im Ganzkörperzähler mit kleinsten Mengen eines Radioindicators. – *Bihler* und andere (Homburg): Einfluß von Halothan auf die Nierenfunktion und renale Elektrolytexkretion bei Kindern. – *Bickel* und andere (Heidelberg): Die Ornithinämie, eine neuerkannte Aminosäuren-Stoffwechselstörung mit Hirnschädigung.
Zum Thema *Neonatologie*: *Heinisch* und andere (Köln): Über die Todesursachen bei Frühgeborenen nach den Erfahrungen an der Universitäts-Kinderklinik Köln von 1962–1966. – *Kaiser* und andere (Berlin): Perphyllon-A-Wirkung auf Gasaustausch, Energiebilanz und periphere Sauerstoffversorgung des Neugeborenen. – *Zweymüller* und andere (Wien): Die unsichtbare Wasserabgabe von Neugeborenen. – *Ruhrmann* (Regensburg): Die Behandlung der experimentellen Hyperbilirubinämie neugeborener Katzen mit Prednison.

1969   1969 wurde der 67. ordentliche Kongreß in Saarbrücken unter Vorsitz von Prof. J.B. *Mayer* (Homburg/Saar) abgehalten.

Der Vorsitzende betonte im Hinblick auf die Vorsorgemaßnahmen: „Wir
alle wissen um diese Dinge; aber die Mutter weiß es nicht, sie sieht die Veränderungen und Störungen bei ihrem Kind nicht; schließlich ist es für eine
Heilung zu spät. Es fehlt die Kommunikation unseres ärztlichen Wissens
zur Mutter; deshalb kommt das Kind vielfach nicht in den Genuß der modernen Forschung. Die hier klaffende enorme Lücke sollte die Sozialpädiatrie
ausfüllen." An die versammelten Kinderärzte gerichtet, mahnte er: „Gehen
wir an die Arbeit unter dem Motto, das *Selye* über seinem Institut ange-
bracht hat: „Weder die Bedeutung deines Themas und Vollkommenheit
des Werkzeuges, noch die Weite deiner Kenntnisse und die Richtigkeit deiner
Planung werden jemals die Eigenständigkeit deines Denkens und die Schärfe
deiner Beobachtung ersetzen können!"

Hauptthemen waren:
1. Radionuclide in der Pädiatrie;
2. Verschiedene Themen: Endokrinologie, Leukämie, Physiologie und
   Pathologie des Neugeborenen, Pharmakokinetik, Chromosomenpatho-
   logie, kindliche Speiseröhre;
3. Kindervirologie.

Zum Thema 1: *„Radionuclide in der Pädiatrie".*
Muth (Homburg): Grundlagen der Anwendung von Radionucliden. — *Oberhausen* (Homburg): Entwicklungstendenzen der Nuklearmedizin. — *Linneweh*
(Marburg): Isotopenanwendung bei der Erforschung erblicher Stoffwechselkrankheiten. — *Papst* (München): Klinisch-diagnostische Verfahren in der
Nephrologie. — *Kirsch* (Homburg): Bestimmung der getrenntseitigen Nieren-
clearance durch externe Gamma-Strahlen-Messung. — *Erd* und andere (Wien):
Vergleichende Untersuchungen mit Röntgencystometrie und Isotopen-Cysto-
graphie mittels der Angerkamera bei vesico-ureteralen Refluxen. — *Erd* und
andere (Wien): Serienszintigraphie und Nephrographie zur seitengetrennten
Beurteilung der Nierenfunktion bei Kindern. — *Olbing* und andere (Essen):
Die Untersuchung des vesico-ureteralen Refluxes mit ^{125}Jod. — *Götze*
(Hamburg): Eisenstoffwechselstudien an Frühgeborenen und gesunden
Reifgeborenen während des ersten Lebensjahres mit dem Ganzkörperzähler
und anderen Methoden. — *Fendel* und andere (München): Lungenscinti-
graphie im Säuglings- und Kindesalter. — *Lüders* (Göttingen): Kombination
von ^{125}Jod-T$_3$- und T$_4$-Test zur Schilddrüsenfunktionsprüfung. — *Struwe*
und andere (Freiburg): Radiojod-Diagnostik der Hypothyreosen im Kindesalter. — *Wolf* (Mainz): Strahlenbelastung bei nuclearmedizinischen Untersuchungen im Kindesalter. — *Spiess* und andere (München): Spätschäden
nach ^{224}Ra-Injektionen bei Menschen. — *Koeppe* und andere (Berlin):
Nachuntersuchungen von J 131-Hippuran-Nierenfunktionstests bei Kindern
im Ganzkörperzähler. — *Schuster* (Erlangen): Gamma-Spektrophotometrie
zur quantitativen Bestimmung des Mineralsalzgehaltes am Skelett. — *Pollack*
und andere (Tübingen): Hirnscintigraphie im Säuglings- und Kindesalter. —

Murxu (Turin): Die Hepatobilioszintigraphie mit kurzlebigen Radioisotopen in der Pädiatrie.

Zum Thema: *„Endokrinologie".*

Tietze (Erlangen): Beeinflussung des Diabetes insipidus durch Tegretal. — *Butenandt* (München): Der Einfluß von humanem Wachstumshormon auf Erythrocytenfermente bei minderwüchsigen Kindern. — *Schwenk* und andere (Köln): Zur Therapie des hypophysären Minderwuchses. — *Chroma* und andere (Prag): Die Wirkung des Aldosterons auf die Elektrolytausscheidung im Harn bei Säuglingen. — *Hollmann* und andere (München): Klinische Untersuchungen zur Reaktion der kindlichen Nebenniere im Streß.

Zum Rahmenthema: *„Der kindliche Oesophagus".*

Willich (Heidelberg): Oesophagusmanometrie vor und nach operierter Hiatushernie. — *Welte* und andere (Köln): Unsere Erfahrungen mit Oesophagusstenosen unter besonderer Berücksichtigung der Bougierung. — *Dittrich* (Marburg): Die röntgenologische Beurteilung der Kardiafunktion beim Säugling mit und ohne Kontrastmittel. — *Dubousset* und andere (Paris): Postoperative Sorgen und Reanimation bei den Speiseröhrenersatzplastiken durch Colon.

Zum Thema: „Physiologie und Pathophysiologie des Neugeborenen".

Toussaint und andere (Mainz): Methämoglobinbildung beim jungen Säugling. — *Karitzky* und andere (Freiburg): Plasminogen und Fibrinogen im Plasma von Frühgeborenen am ersten Lebenstag. — *Geisen* und andere (Köln): Simultane Bestimmungen von Glucose, Insulin, Wachstumshormon, unkonjugierten 11- -Hydroxycorticosteroiden, freien Fettsäuren und Aminostickstoff im Serum der Mutter und ihres neugeborenen Kindes. — *Schenk* und andere (Freiburg): Untersuchungen zur Thrombocytenfunktion bei Frühgeborenen. — *Bachmann* und andere (Köln): Über die Ausscheidung von Glucose und Fructose im Harn des reifen Neugeborenen. — *Janovsky* und andere (Prag): Die Reaktion der Frühgeborenen und der Säuglinge auf die Natrium- und Volumendepletion. — *Brandt* (Bonn): Muskeltonus und primäre Reflexe vor und nach dem regulären Geburtstermin. — *Petrescu-Coman* und andere (Bukarest): Blaulichtbestrahlung ikterischer Neugeborener mit äußerst einfachen Einrichtungen. — *Graser* (Wiesbaden): Ruhebradykardie bei Neugeborenen. — *Rautenburg* und andere (Gießen): Intrakardiale Druckmessungen mit der Mikrokathetermethode von Grandjean bei Kindern.

Zum Thema: „Chromosomen-Pathologie".

Tolksdorf (Kiel): Klinische und cytogenetische Befunde bei seltenen autosomalen Aberrationen. — *Murken* und andere (München): Chromosomenveränderungen bei Viruskrankheiten, insbesondere bei Varicellen. — *Vogt* und andere (München): Chromosomenveränderungen nach Gelbfieberimpfung.

Zum Thema: „Nephrologie".

Rohwedder und andere (Kiel): Untersuchungen über die Nierenfunktion bei
Kindern mit Pyelonephritis. – *Walter* (Braunschweig): Orale Cephalosporin-
behandlung bei Pyelonephritis. – *Mantel* und andere (München): Harnwegsinfektionen ohne Harnbefunde. – *Kaas* und andere (Bonn): Die Nierenfunktion und der renale Aminosäurentransport beim Vitamin-C-Mangel. –
Brodehl und andere (Bonn): Nierenfunktion und renaler Transport der Ami-
nosäuren bei der unbehandelten Phenylketonurie. – *Mehls* und andere
(Heidelberg): Familiäres nephrotisches Syndrom.

An diesem Tag hielten mehrere französische Kollegen Vorträge: u.a. *Lamy*
(Paris): Ergebnisse einer Untersuchung über die Erblichkeit des Retino-
blastoms. – *Lelong* (Paris): Hereditäre Fructose-Intoleranz. Die Entwicklung der Leberschäden unter der Diätbehandlung. – *Neimann* (Nancy): Die
Leukodystrophie Krabbe. – *Scheegans* (Straßburg): Ein Fall renaler Acidose
mit 7-jähriger Verlaufsbeobachtung.

Zum 3. Hauptthema: *„Viruserkrankungen beim Kind".*
Lehmann-Grube (Marburg): Pathogenese von Viruserkrankungen. – *Wigand*
(Homburg): Probleme der Virusdiagnostik. – *Windorfer* (Erlangen): Neuere
virusbedingte Syndrome. – *Ter Meulen* (Göttingen): Masern-Virus und sub-
akute progressive Panencephalitis. – *Lehr* (Düsseldorf): Konnatales Röteln-
Syndrom. – *Bohlmann* (Essen): Die Adenovirus Typ 2-Enteritis des Säuglings und Kleinkindes. – *Demant* (Kosice): Durch Adenoviren bedingte
respiratorische und enterale Infektionen im Kindesalter. – *Stück* (Berlin):
Untersuchungen über das Auftreten virusinduzierter Leukosen nach immun-
suppressiver Behandlung. – *Lampert* (Erlangen): Über mögliche Virusbe-
funde in den Zellen der akuten Myelo-monozytären Leukämie eines Säuglings. – *Vivell* (Karlsruhe): Entwicklungen auf dem Gebiet der antiviralen
Impfungen. – *Janssen* (Kaiserslautern): Tollwutschutzimpfung mit töd-
lichem Ausgang. – *Huber* und andere (München): Kann die Pockenschutzimpfung verbessert werden? – *Stehr* und andere (München): Klinische
und immunologische Reaktionen nach Masernschutzimpfung mit Spaltimpf-
stoff und Lebendvaccine. – *Mietens* (Würzburg): Physikalische und immunologische Eigenschaften von Poliomyelitis-Viren. – *Lange* (Würzburg):
Immunisierende Wirkung verschiedener Spaltprodukte aus Influenzaviren. –
Götz und andere (München): Die Diagnostik von Virusinfektionen mit
Hilfe der Immunofluoreszenz. – *Luthardt* und andere (Freiburg): Leistungsfähigkeit und sinnvolle Anwendung der modernen Cytomegaliediagnostik.

1970 1970 wurde die 68. Tagung der Deutschen Gesellschaft für Kinderheilkunde
in Wiesbaden unter Vorsitz von Prof. *Linneweh* (Marburg) abgehalten.
Er sagte unter anderem: „Unser diesjähriges Programm ist wie bisher dem
Ziele gewidmet, die praktische mit der wissenschaftlichen Medizin in Verbundenheit zu halten. Sie haben ihre Praxis verlassen, um hier die Routine
ihres Alltags durch anregende Ausblicke in neue Wissensgebiete zu bereichern

und zu erfahren, auf welchem Fundament diese oder jene neue diagnostische und therapeutische Erkenntnis steht. Wenn ich sagte, daß Wissenschaft und Praxis unteilbar sind, so heißt dies zugleich, daß es das Ziel der Wissenschaft ist, – wie es in Brecht's Galilei heißt: „die Mühseligkeit der menschlichen Existenz zu erleichtern."

Die *Hauptthemen* der Tagung waren:
1. Postnatale Adaptation als Voraussetzung des Überlebens nach der Geburt (Pädologie);
2. Humangenetische Probleme der Pädiatrie;
3. Moderne Aspekte der Arzneimittelwirkung;
4. Erbrechen im Säuglingsalter, gemeinsam mit Deutscher Gesellschaft für Kinderchirurgie;
5. Herzinsuffizienz im Säuglings- und Kindesalter (pädiatrisch- kardiologische Arbeitsgemeinschaft).

Podiumsdiskussionen:
Leistungssport im Schulalter (*Rutenfranz* – Gießen)
Genetische Beratung als Problem der kinderärztlichen Praxis (*Fuhrmann* – Gießen)
Immunsuppressive Therapie (*Hitzig* – Zürich).

Zum 1. Thema: „*Postnatale Adaptation als Voraussetzung des Überlebens nach der Geburt*".
Karlson (Marburg): Biochemische Grundlagen der Enzyminduktion. – *Schröter* (Hamburg): Bedeutung und Problematik der Enzyminduktion durch Substrate beim Neugeborenen. – *Blunck* (Hamburg): Hormonale Induktion von Enzymen des intermediären Stoffwechsels im Rahmen der Adaptation des Neugeborenen. – *Stave* (Yellow Springs): Die Toleranz des Neugeborenen. – *Ranft* und andere (Marburg): Fetale Leberenzyme unter Hormoneinwirkung. – *Vetrella* und andere (Marburg): Erythrocyten-Enzyme bei menschlichen Feten. – *Witt* und andere (Freiburg): Phosphat- und Hexosegehalt von fetalem Fibrinogen. – *Tata* und andere (Berlin): Immunglobuline bei Säuglingen im 1. Trimenon. – *Irtel* und andere (Düsseldorf): Die transitorische Tyrosinämie der Frühgeborenen. – *Kowalewski* (Bonn): Die Isozyme der Lactat-Dehydrogenase im Serum von reifen Neugeborenen und Frühgeborenen. – *Brandt* und andere (Bonn): Postnatales Wachstum und psychische Entwicklung der Frühgeborenen im Vergleich zu den Reifgeborenen. – *Mortier* (Düsseldorf): Die sensible Nervenleitgeschwindigkeit bei Frühgeborenen, Neugeborenen und älteren Kindern. – *Bernuth* und andere (Düsseldorf): Die neuromuskuläre Entwicklung in der Abhängigkeit vom Geburtsgewicht und Menstruationsalter.

Tympner (München): Die Bedeutung quantitativer Immunglobulin-Bestimmung für die Diagnostik und Therapie von Infektionen in der Neugeborenen-Periode. – *Schulte* und andere (Göttingen): Schwangerschaftserkrankungen, chronische Placentainsuffizienz und fetale Hirnentwicklung. – *Schöber* und

andere (München): Vitale Funktionsgrößen des Frühgeborenen und Neuge-
borenen und ihre pharmakologische Beeinflussung. – *Nolte* und andere
(Tübingen): EEG und Schlafverhalten bei Neugeborenen mit Krämpfen. –
Bauer (Freiburg): Elektrolytclearance bei Frühgeborenen in der ersten
Lebenswoche. – *Burmeister* und andere (Homburg): Die Entwicklung des
Kaliumbestandes und die Energetik der Körperzellmassenbildung bei Früh-
geborenen. – *Mentzel* (Göttingen): Die Regulationsmöglichkeiten einer
akuten postnatalen Hyperkapnie bei Frühgeborenen mit idiopathischem
Atemnotsyndrom. – *Boda* und andere (Szeged): Zur Neugeborenen-Versor-
gung in der unmittelbaren postnatalen Phase.

Zum Thema 2: „Humangenetische Probleme der Pädiatrie".
Lenz und andere (Münster): Genetisch bedingte Wachstumsstörungen. –
Röhrborn (Heidelberg): Mutationen durch Medikamente – akute Gefahr
oder potentielles Risiko? – *Voelz* (Kiel): Fucosidose. – *Schuster* und andere
(Erlangen): Chondroitin-4-Sulfat-Mucopolysaccharidose. – *Thalhammer*
und andere (Wien): Über die Häufigkeit der Histidinämie: Erfahrungen mit
der Massentestung an 48.000 Neugeborenen. – *Endres* (München): Primäre
und sekundäre Cystathioninurien. – *Weber* und andere (Bonn): Hyper-
phenylalaninämie mit cerebraler Schädigung. – *Stolecke* und andere (Essen):
Formen der Intersexualität bei XO/XY-Mosaizismus. – *Schedewie* und andere (Heidelberg): Endokrinologische, chromosomale und histologische
Untersuchungen bei einem 14-jährigen Mädchen mit Gonadendysgenesie vom
Typ XO/XY. – *Murken* und andere (München): Beitrag zu den cytogene-
tischen und klinischen Befunden beim XYY-Syndrom.

Zu Thema 3: „Moderne Aspekte der Arzneimittelwirkung".
Remmer (Tübingen): Änderung der Wirkung von Arzneimitteln durch ihren
Umsatz in der Leber. – *Gladtke* (Köln): Beeinflussung der Arzneimittelwirkung durch Transport- und Ausscheidungsvorgänge. – *Klaus* (Mainz): Risiken moderner Arzneimitteltherapie. – Hierauf folgten noch eine Reihe
kürzerer Beiträge zum gleichen Thema.

4. Thema: „Erbrechen im Säuglingsalter".

Schäfer (Hamburg): Referat aus pädiatrischer Sicht. – *Holthusen* (Hamburg): Referat aus kinderröntgenologischer Sicht. – *Bettex* (Bern): Referat
aus kinderchirurgischer Sicht.

5. Thema: Herzinsuffizienz im Säuglings- und Kindesalter.

Hort (Marburg): Morphologische Aspekte der Herzinsuffizienz. – *Stoermer*
(Göttingen): Pathophysiologie und Klinik der Herzinsuffizienz. – *Hilgen-
berg* (Münster): Röntgenologische Aspekte der Herzinsuffizienz. – *Keck*
(Hamburg): Konservative Therapie der Herzinsuffizienz. – *Graham* (Lon-
don): Indikationen zur Notoperation angeborener Herzfehler im frühen
Säuglingsalter.

    1971 fand der *Internationale Pädiaterkongreß in Wien* statt, deshalb wurde in Deutschland keine eigene Tagung der Gesellschaft durchgeführt.

1972   Der 69. Kongreß fand in Bad Pyrmont 1972 unter Vorsitz von Prof. H. *Müller* (Bethel) statt.
Beim Hinweis auf die Verhandlungsthemen betonte er besonders das sozialpädiatrische Thema, das die Familie betrifft. „Der Kinderarzt weiß auf Grund seiner vielleicht unwissenschaflichen, aber direkten Beobachtungen wahrscheinlich mehr über das Kind in der sich wandelnden Familie als der Soziologe, doch fehlen systematische Studien aus seiner Hand.... Die damit zusammenhängenden Fragen rühren an die Fundamente unseres Zusammenlebens überhaupt. Hat die Familie durch mindestens drei Jahrtausende hindurch alle Stürme mehr oder weniger gut überstanden, so ist sie heute ernstlich, teils de facto, teils ideologisch untermalt, dabei, sich preiszugeben."

Die *Hauptthemen* waren:
1. Der angeborene Hirnschaden;
2. Vitamin-D-Stoffwechsel;
3. Kind und Familie;
4. Zur pädiatrischen Betreuung von Kindern mit Herzfehlern;
5. Gemeinsam mit der Deutschen Gesellschaft für Kinderchirurgie: Myelocelen mit ihren chirurgischen Behandlungsmöglichkeiten, den neurologischen, internistischen, urologischen und orthopädischen Behandlungsnotwendigkeiten.

Außerdem *drei Symposien* über:
Hereditäre Stoffwechselkrankheiten (*Bickel* – Heidelberg).
Pädiatrische Endokrinologie (*Bierich* – Tübingen).
Ist und Soll in der Kinderernährung (*Droese* – Dortmund).

Zum 1. Thema: „*Der angeborene Hirnschaden*".
Veith (Bethel): Der angeborene Hirnschaden, anatomische Grundlagen. – *Berendes* (Bethesda/USA): Antinatale und peristatische Faktoren beim frühkindlichen Hirnschaden. – *Schulte* (Göttingen): Placentafunktion und Hirnschaden. – *Hagberg* (Göteborg): Klinische Syndrome bei Cerebralparese: Eine umfassende neuropädiatrische Studie. – *Schwartz* (Warren/ USA): Alte neue Beobachtungen über perinatale Schädigungen Neugeborener. – *Katona* (Budapest): Neurophysiologische Methoden in der perinatalen Differentialdiagnose von Hirnschäden. – *Schirm* und andere (München): Zusammenhänge von Risiko-Faktoren während Schwangerschaft und Geburt und Zeichen minimaler cerebraler Bewegungsstörung bei Vorschulkindern. – *Vojta* (Köln): Frühbehandlung der CP–Risikokinder, Analyse der Endresultate. – *Mandl-Kramer* und andere (Köln): Vier Jahre krankengymnastische Behandlung cerebraler Bewegungsstörungen bei Säuglingen nach der *Vojta*-Methode.

Zum 2. Hauptthema: *„Vitamin-D-Stoffwechsel"*.
De Luca und andere (Wisconsin/USA): Metaboliten von Vitamin D als Hormone in der Regulation des Calcium- und Phosphatstoffwechsels. – *Wilhelm* (Frankfurt): Klinik und Pathophysiologie der Rachitis, Teil I: Pathophysiologie. – *Hövels* (Frankfurt): Teil II: Prophylaxe und Therapie. – *Prader* (Zürich): Vitamin D-resistente Rachitisformen. – *Ströder* (Würzburg): Infektabwehr bei Rachitis. – *Harnapp* (Leipzig): Zum Wirkungsmechanismus des Vitamin D. – *Wolf* (Kassel): Gegenwärtiger Stand der Rachitis-Prophylaxe in der Bundesrepublik Deutschland, Ergebnis einer Umfrage. – *Burmeister* (Homburg): Rachitisprophylaxe mit 25-HCC bei Frühgeborenen. – *Helwig* (Freiburg): Vitamin D-Bedarf atypischer Rachitis-Formen. – *Spiess* (München): Gefahren der D-Vitamin-Überdosierung. Tierexperimentelle Untersuchungen. – *Petrescu-Coman* (Bukarest): Pulmonale Rachitis. – *Fuchs* (Würzburg): Zur Frage der krankheitsspezifischen Lungenveränderungen bei Rachitis. – *Schuster* (Erlangen): Quantitative Mineralsalzbestimmungen am Skelett bei genuiner Vitamin-D-resistenter Rachitis unter langdauernder Vitamin D-Behandlung. – *Schimrigk* und andere (Würzburg): Morphologie und Histochemie der Skelettmuskulatur bei Rachitis.
Anschließend folgten die Vorträge zum Symposion: „Ist und Soll in der Kinderernährung" sowie Vorträge über hämatologische Probleme.
Danach folgten die Vorträge zum Symposion: „Diagnostik und Therapie kindlicher Endokrinopathien".

Zum 3. Hauptthema: *„Kind und Familie"*.
Asperger (Wien): Kind und Familie. – *Biermann* (Köln): Diagnostische und therapeutische Möglichkeiten der Familienneurose. – *Steinkamp* (Coesfeld): Zur Soziologie der deutschen Familie. – *Zinn* (Darmstadt): Familie – Wohnbereich – Städteplanung. – *Pechstein* (Mainz): Das Kind ohne Familie. – *Lind* (Stockholm): Die Geburt der Familie in der Frauenklinik. – *Neuhäuser* (Erlangen): Das geistig behinderte Kind und seine Familie. – *Dielmann* und andere (Würzburg): Psychische und somatische Störungen bei Kindern aus zerrütteten und geschiedenen Ehen. – *Menara* (München): Erfahrungen in der Betreuung von Adoptiv-Kindern. – *Bernhard* (Menden): Das Elternhaus und die medizinische Mehrfachbehandlung von Spina-bifida-Kindern.

Zum 4. Hauptthema: *„Zur pädiatrischen Betreuung von Kindern mit Herzfehlern"*.
Beuren (Göttingen): Die prä- und postoperative Betreuung herzkranker Kinder. – *Schlange* (Göttingen): Über psychische Probleme herzkranker Kinder. – *Rautenburg* (Gießen): Impfprobleme bei Kindern mit Herzfehlern. – *Menner* (Gießen): Infektprophylaxe bei Kindern mit angeborenen Herzfehlern und Penicillinprophylaxe des rheumatischen Fiebers. – *Keck* (Hamburg): Indikation zu eingreifender Diagnostik und Operation. – *Sauer* und andere (Hamburg): Pulmonalklappenatresie oder hochgradige Pulmonalstenose mit intaktem Ventrikelseptum. – *Lemburg* und andere (Düsseldorf): Die postoperative pädiatrische Intensivpflege nach kardiochirurgischen

Palliativeingriffen. — *Kallfelz* (Bonn): Auskultationsbefunde nach Herzoperation. — *Hilgenberg* (Münster): Röntgenbefunde nach Herzoperationen. — *Stoermer* (Göttingen): Elektrokardiographische Befunde nach Herzoperationen. — *Mocellin* (München): Körperliche Leistungsfähigkeit bei Kindern nach Herzoperationen. — *Kemter* und andere (Tübingen): Erstergebnisse einer automatischen EKG-Auswertung im Kindesalter. — *Keutel* (Göttingen): Echokardiographische Untersuchungen bei Kindern.

1973 1973 fand der 70. Kongreß der Deutschen Gesellschaft für Kinderheilkunde in Nürnberg statt, unter Vorsitz von Prof. *Windorfer* (Erlangen).

Der Vorsitzende erklärte mit besonderem Bezug auf das Thema „die Bedrohung des Kindes durch die Zivilisation": „Nur einige der wichtigsten Ursachen können dabei angesprochen werden. Es ist aber notwendig, daß wir Kinderärzte mit stichhaltigen Argumenten und Zahlen gegen eine Lethargie angehen, die sich breit gemacht hat gegenüber allen Zivilisationsschäden, die unsere Kinder treffen. Das dürfen wir nicht hinnehmen. Wir kommen hier zu der eigenartigen Tatsache, daß die sogenannte Zivilisation, von Menschen geschaffen, um das Leben zu erleichtern, Erscheinungen hervorgebracht hat, die gerade den Kindern schweren Schaden zufügen können. Wir dürfen als Sachwalter der Gesundheit unserer Kinder uns nicht damit abfinden, daß es ein unveränderliches Faktum und Fatum ist, daß jedes Jahr rund 71.000 Kinder auf den Straßen verunglücken; davon über 2.100 tödlich und weitere 26.000 so schwer, daß sie auf Lebenszeit zu körperlichen oder geistigen Krüppeln werden.... Wir haben nicht nur unsere Kinder bei Krankheit zu heilen, sondern ebenso sie zu beschützen und ihre Gesundheit zu erhalten. Diese wissenschaftliche Tagung soll dazu beitragen."

Die *Hauptthemen* waren:
1. Die entzündlichen Erkrankungen des Zentral-Nervensystems;
2. Die septischen Infektionen beim Kind;
3. Die Bedrohung des Kindes durch die Zivilisation.

Symposion über „Arzneitherapie beim Neugeborenen und jungen Säugling" (*Gladtke* — Köln).

Es fanden noch zusätzlich die Sitzung der „Arbeitsgemeinschaft für pädiatrische Kardiologie" mit dem Hauptthema „Zyanotische Herzfehler mit verminderter Lungendurchblutung"; und wie jedes Jahr die Jahrestagung der „Deutschen Gesellschaft für Sozialpädiatrie" sowie der „Deutschen Gesellschaft für Kinderchirurgie" statt.

Zum 1. Thema: *„Die entzündlichen Erkrankungen des Zentral-Nervensystems".*
Mayer (Homburg): Die Encephalitis im Kindesalter. — *Ströder* (Würzburg): Die Meningitis im Kindesalter. — *Peters* (München): Zur Pathomorphologie der entzündlichen Erkrankungen des Zentralnervensystems. — *Schiefer* (Erlangen): Neurochirurgische Möglichkeiten der Therapie. — *Neuhäuser* (Erlangen): Folgezustände und ihre konservative Therapie. — *Berger* (Heidel-

berg): Die Empfindlichkeit der Meningokokken gegenüber Antibiotika. –
Wolf und andere (Kassel): Neugeborenen-Meningitis, kompliziert durch
Ventrikulitis. – v. *Loewenich* und andere (Frankfurt): Neugeborenen-Me-
ningitis: Prognose in Abhängigkeit von diagnostischem und therapeutischem
Vorgehen. – *Bedir* und andere (Istanbul): Behandlungsergebnisse von Me-
ningokokkenmeningitiden im Kindesalter mit Einzeldosis von Sulfanilamido-
Dimethoxy-Primidin. – *Struwe* und andere (Freiburg): Zur Chemotherapie
eitriger Meningitiden. – *Kühner* (Würzburg): Zur Candida-Meningitis im
Säuglingsalter. – *Zoltan* (Budapest): Über die Spätresultate nach der Behandlung der Meningitis tuberculosa. – *Käckell* und andere (Göttingen):
Charakteristika des Masernvirus bei der subakuten sklerosierenden Panencephalitis. – *Mortier* und andere (Düsseldorf): Chronisch progrediente enze-
phalitische Krankheitsbilder bei Agammaglobulinämie. – *Michaelis* (Düssel-
dorf): Primär neurologische Symptome lymphoretikulärer Tumoren: zur
Differentialdiagnose akuter entzündlicher und tumoröser ZNS-Erkrankun-
gen im Kindesalter. – *Petersen* und andere (Lübeck): Hirnszintigraphische
Befunde bei Kindern mit einer Meningoencephalitis. – *Cenani* und andere
(Istanbul): Untersuchungen über metabolische Störungen in der frühen
Phase der tuberkulösen Meningitis im Kindesalter. – *Siemens* und andere
(Berlin): Liquorelektrophorese bei connataler Encephalitis. – *Neuhaus*
und andere (München): Cryptococcose des Zentralnervensystems mit Stö-
rung der zellulären Immunreaktionen. – *Schönberger* und andere (Mainz):
Epidemiologische Untersuchungen zur Leptospirose im Kindesalter. – *Porath*
und andere (Nürnberg): Malaria tropica mit Encephalopathie. – *Just* und
andere (Basel): Einfluß und Dauer der Bettruhe auf den Verlauf von serösen
Meningitiden.

Zum Thema 2: *„Die septischen Infektionen beim Kind"*.
Ewerbeck (Köln): Zur Klinik und Ätiologie der Sepsis beim Kind. – *Marget*
(München): Erreger-Probleme und gezielte Therapie. – *Hitzig* (Zürich):
Septische Erkrankungen bei Abwehrstörungen des Kindes. – *Hartl* (Linz):
Operative Hilfe bei septischen Komplikationen. – *Daschner* (München):
Septische Komplikationen nach operativen Eingriffen im Säuglingsalter. –
Rosanelli (Graz): Zur Frage der bakteriellen Exposition des Neugeborenen. –
Emmerich und andere (Mainz): Tödliche Neugeborenensepsis durch angeb-
lich apathogene Keime. – *Mayser* (München): Über septische Neugeborenen-
erkrankungen durch seltene Enterobacteriaceen und ihre Therapie. – *Schacht*
(Kassel): Sepsis bei Frühgeborenen durch Klebsiella aerobacter und Pseu-
domonas aeruginosa. – *Halsband* (Lübeck): Generalisierte Candidiasis im
Gefolge urologischer Operationen. – *Franke* (Frankfurt): Infektiöse Komplikationen durch Katheterisierung der Nabelarterien. – *Pohlandt* und andere (Ulm): Kontrollierte Studie zur antibakteriellen Chemoprophylaxe bei
Neugeborenen mit Nabelgefäßkathetern. – *Karitzky* (Freiburg): Die quantitative Alpha-1-Antitrypsinbestimmung in der Diagnostik der Neugeborenensepsis. – *Feist* und andere (Heidelberg): Chronische Hepatitis nach Sepsis
im frühen Säuglingsalter. – *Schreinert* (Lübeck): Zum Begriff des Water-

house-Friderichsen-Syndrom. — *Fischer* und andere (Essen): Zur Frage der Verbrauchskoagulopathie bei Meningokokkensepsis. — *Weitz* (Krefeld): Spezielle Probleme des Hospitalismus auf einer Frühgeborenenstation. — *Luthardt* und andere (Freiburg): Cytomegalievirus-Infektion im Säuglingsalter. — *Tata* (Berlin): Über die passive Schutzwirkung von peptisch abgebauten und chemisch stabilisierten Immunglobulinen bei septisch verlaufenden Infektionen. — *Hagge* und andere (Stuttgart): Atypische Masern nach Immunisierung mit inaktiviertem Masernimpfstoff.

Zum Thema 3: *„Die Bedrohung der Kinder durch die Zivilisation"*.
Hövels (Frankfurt): Der Januskopf der Zivilisation. — *Maier* (Kiel): Zivilisationsbedingte Unfälle vom sozialmedizinischen Standpunkt. — *Gädeke* (Freiburg): Zivilisationsbedingte Unfälle vom klinischen Standpunkt. — *Nitsch* (Hannover): Zivilisationsbedingte Körperschäden und Krankheiten. — *Schreier* (Nürnberg): Die Gefährdung des Kindes durch moderne Nahrungsmittel. — *Harbauer* (Frankfurt): Psychische Schäden bei Kindern durch die Zivilisation. — *Hellbrügge* (München): Häufigkeit, Art und soziale Bedingtheit von Verhaltensstörungen im Vorschulalter. — *Droese* und andere (Dortmund): Kritische Anmerkungen zum warmen Mittagessen in Ganztagsschulen. — *Maaser* (Münster): Die Häufigkeit der Überernährung im Klein- und Schulkindalter. — *Mau* (Kiel): Nahrungs- und Genußmittelkonsum in der Schwangerschaft und seine Auswirkungen auf perinatale Sterblichkeit, Frühgeburtlichkeit und andere perinatale Größen. — *Krienke* (Berlin): Toxikologische Gefahren durch Haushaltsmittel. — *Akinlaja* (Hamm): Nil nocere — Bedrohung des Kindes durch moderne Unterrichtsmethoden. — *Pache* (München): Beobachtungen bei der Mitaufnahme von Müttern. — *Lüpke* (Offenbach): Die Mutter im Säuglingszimmer — erste Erfahrungen mit einem neuen Pflegemodell. — *Kuntze* und andere (Mainz): Der Anspruch des behinderten Kindes auf frühe Förderung und die zivilisatorische Wirklichkeit. — v. *Törne* und andere (Marburg): Automutilationen in der Anamnese von Kindern und Jugendlichen mit Suicidversuchen. — *Meerkoll* (München): Polygraphische Schlafstudien bei drogensüchtigen Jugendlichen.
Weitere Vorträge wurden gehalten über Endokrinologie, Immunologie, Psychosomatik, Stoffwechsel-, Skelett-, Atemwegs- und Kreislauferkrankungen.

1974   Die 71. Tagung fand 1974 unter Vorsitz von Prof. *Schäfer* (Hamburg) in Hamburg statt.
Der Vorsitzende erklärte im Hinblick auf die heutigen Therapiemöglichkeiten „Wer einige Jahrzehnte dieser Entwicklung überblickt und sich noch der tiefen Resignation gegenüber sehr vielen schweren Erkrankungen erinnert, wie zum Beispiel Sepsis, eitrige Meningitiden, Miliartuberkulose.... Blutkrankheiten.... Krisen, die durch Intensivpflege zu beherrschen sind, wer sich verzweifelter Situationen früherer Zeiten erinnert und nun die entscheidenden Fortschritte erlebt, ist hiervon zutiefst beglückt, aber zugleich bedrückt von der Last der Verantwortung, die ihm die mit unheimlicher Geschwindigkeit sich mehrenden neuen Erkenntnisse und Möglichkeiten auf-

bürden.... Wir hoffen, das Programm läßt erkennen, daß wir uns nach allen Seiten weit öffnen, um gemeinsam für unsere Arbeit für die Allgemeinheit wichtige und aktuelle Themen zu verhandeln. – Wir haben Biochemiker, Cytogenetiker, Humangenetiker, Immunologen, Mikrobiologen und von den klinischen Nachbarfächern Chirurgen, Gynäkologen, Internisten, Psychiater und Jugendpsychiater zu Gast."

Hauptthemen:
1. Pränatale Diagnostik und Therapie;
2. Überernährung – Unterernährung des Kindes;
3. Medizinische Aspekte der Adoleszenz.

Symposien:
Disseminierte intravasale Gerinnung (*Künzer* – Freiburg)
Parenterale Ernährung bei Neugeborenen (*Riegel* – München)
Aktuelle Probleme auf dem Gebiet der kindlichen Hepatitiden (*Neidhardt* – Augsburg)
Therapie der chronischen Niereninsuffizienz im Kindesalter (*Schärer* – Heidelberg)
Medikamentöse Therapie und Prophylaxe von Harnwegsinfektionen im Kindesalter (*Olbing* - Essen)
Konstitutioneller Hochwuchs (*Blunck* – Hamburg)

Zum Hauptthema 1: *„Pränatale Diagnostik und Therapie".*
Vogel (Heidelberg): Frequenzanalyse pränatal erkennbarer Erkrankungen (unter Ausschluß von Blutgruppenunverträglichkeiten). – *Knörr* und andere (Ulm): Technik und Risiken pränatal-diagnostischer Maßnahmen, methodische Grundlagen der Amnionzellkultur. – *Murken* (München): Pädiatrische Nachuntersuchungen nach Amniozentese. – *Mikkelsen* (Kopenhagen): Chromosomale Aberrationen. – *Bickel* (Heidelberg): Enzymopathien, metabolische Störungen. – *Bierich* und andere (Tübingen): Endokrinopathien. – *Bender* (Frankfurt): Mucoviscidose. – *Thalhammer* (Wien): Infektionen. – *Fischer* und andere (Hamburg): Pränatale Diagnostik und Therapie des Morbus haemolyticus neonatorum. – *Sitzmann* (Erlangen): Die Bedeutung von Frequenzanalysen bei angeborenen Stoffwechselerkrankungen (am Beispiel beider Arten der Galaktosämie). – *Sperling* und andere (Berlin): Beispiele und Probleme innerhalb der frühen pränatalen Diagnostik. – *Bühler* und andere (Basel): Pränatale Diagnose bei balanzierten D/D-Translokationen. – *Osang* und andere (München): Pränatale Diagnose der Glykogenose Typ II (Pompe). – *Angelow* und andere (Plovdiv/Bulgarien): Einfluß der mütterlichen L.E.-Antikörper auf den Fötus und Säugling. – *Palm* und andere (Münster): Entwicklung von Kindern nach pränataler Transfusionstherapie wegen schwerer Rh-Erythroblastose.

Zum Hauptthema 2: *„Überernährung – Unterernährung des Kindes".*
Droese (Dortmund): Physiologische Ernährung und Eßgewohnheiten. –

Wolff (London): Ernährung in der frühen Kindheit, ihre prognostische Bedeutung. — *Spranger* (Kiel): Systematik und Symptomatologie der Adipositas-Formen. — *Weber* (Berlin): Biochemische und endokrinologische Grundlagen der „einfachen" Adipositas. — *Pudel* (Göttingen): Psychologische und psychosoziale Faktoren. — *Hölzer* (Hamburg): Somatische Behandlungskonzepte. — *Wallis* (Hamburg): Psychosomatische Behandlungskonzepte. — *Schreier* (Nürnberg): Langzeitprognose. — *Vahlquist* (Uppsala): Hungerdystrophie, unter besonderer Berücksichtigung der Ernährungssituation in den Entwicklungsländern. — *Herschkowitz* (Bern): Hirnentwicklung unter prä- und postnataler Mangelernährung. — *Weber* (Bonn): Frühzeitige hochkalorische Ernährung bei „low birth weights": Einfluß auf Gewichtszunahme, Blutzucker, Serumeiweiß und Serumbilirubin. — *Grüning* und andere (Homburg): Über den Zusammenhang zwischen Hautfaltdicke und Depotfett, berechnet nach einer Kalium-40-Methode bei Säuglingen und Kindern. — *Stur* (Wien): Die Entwicklung der Fettsucht vom 9. bis 11. Lebensjahr. — *Maaser* (Münster): Analyse der Nahrungsaufnahme adipöser Kinder. — *Finke* und andere (Kiel): Vergleichende Untersuchung zur motorischen Leistungsfähigkeit adipöser Kinder. — *Steinbart* (Berlin): Intermediärformen der Mangelernährung zwischen Kwashiokor und Marasmus. — *Neuwians* und andere (Marburg): Ernährungseinflüsse des Rattenhirns in der Postnatalperiode.

Zum Hauptthema 3: *„Medizinische Aspekte der Adoleszenz"*.
Prader (Zürich): Normale Entwicklung und Wachstum während der Adoleszenz. — *Knorr* (München): Endokrinologie der Pubertät. — *Bierich* (Tübingen): Entwicklungsverzögerung. — *Scriba* (München): Adoleszenten-Struma. — *Bettendorf* (Hamburg): Gynäkologische Erkrankungen junger Mädchen. — *Remschmidt* (Marburg): Psychologie und Psychopathologie der Adoleszenz. — *Schönberg* und andere (Tübingen): Kurz- und Kombinationstests zur Prüfung hormonaler Insuffizienz bei minderwüchsigen Kindern. — *Stahnke* (Hamburg): Screening-Test zum Ausschluß eines Wachstumshormonmangels. — *Andler* und andere (Homburg): Serum-Wachstumshormonmangel und Plasmacortisol im Insulin- und Propanol-Glukagon-Test. Ein Vergleich beider Methoden. — v. *Petrykowski* (Freiburg): Zur Wachstumshormonregulation bei Anorexia nervosa vor und nach Phenothiacin-Behandlung. — *Niederhoff* (Freiburg): Somatisch orientierte Behandlung der Anorexia nervosa. — *Steinhausen* (Hamburg): Zur Psychologie des Minderwuchses im Kindes- und Jugendalter. — *Schirren* (Hamburg): Adoleszente Väter. — *Stender* (Berlin): Zum psychiatrischen Problem der Eigentumsdelinquenz Jugendlicher. — *Michaelis* und andere (Düsseldorf): Neuromuskuläre Erkrankungen im Pubertätsalter. — *Struwe* (Freiburg): Diabetes mellitus im 2. Lebensjahrzehnt. — *Bulle* und andere (Tübingen): Klinische Befunde zur Behandlung des Hodenhochstandes. — v. *Petrykowski* (Freiburg): Zum Auftreten multipler Ausfälle in der Adoleszenz bei chronisch transfundierten Patienten.

Die 72. Tagung der Deutschen Gesellschaft für Kinderheilkunde wurde 1975 unter Vorsitz von Prof. *Betke* (München) in München abgehalten.

Im besonderen Hinblick auf die vielen praktischen Kinderärzte erklärte der Vorsitzende: „Wenn ambulante Behandlung wirksam sein soll, muß sie auf einem engen Kontakt mit Befund- und Meinungsaustausch zwischen Hausarzt und Klinik beruhen. Meist sieht es leider anders aus: Zeitmangel und Kommunikationsschwierigkeiten, wie ein dauernd besetztes Telefon oder mangelnde Schreibkräfte, aber oft auch Gedankenlosigkeit oder Gleichgültigkeit, lassen Krankenhaus und Hausarzt gar zu sehr als zwei verschiedene, abgegrenzte Welten erscheinen. Es sollte im Gegenteil das Kinderkrankenhaus der verlängerte Arm des Hausarztes und der Hausarzt der verlängerte Arm des Kinderkrankenhauses sein. Das Wort „Hausarzt" ist hier mit gutem Bedacht gewählt worden, denn gerade im Kindesalter ist es notwendig, den familiären Hintergrund zu kennen, die Wohnverhältnisse und die Nachbarn und vor allem auch das Verhalten des Kindes in gesunden Tagen.... Wer den Hausarzt durch ambulante Behandlung in Krankenhäusern oder gar in Ambulatorien ersetzen will, geht an dieser grundlegenden Erkenntnis vorbei."

Hauptthemen:
1. Asthma, obstruktive und rezidivierende Bronchialerkrankungen;
2. Anämie und Polyglobulie;
3. Gastroenterologie.

Symposien:
Podiumsdiskussion: Atopiesyndrom im Kindesalter (*Vorhorst* – Leiden):
Kindliche Fuß- und Beinerkrankungen (*Mau* – Tübingen);
Ambulante Pädiatrie (*Lampert* – Gießen);
Die Welt des Neugeborenen (*Schmidt* – Düsseldorf);
Früherfassung von Anomalien und Krankheiten (Screening) (*Bickel* –Heidelberg);
Vorsorgeuntersuchungen in der Praxis (v. *Harnack* – Düsseldorf);
Hämaturie (*Brodehl* – Hannover).

Zum 1. Hauptthema: *„Asthma, obstruktive und rezidivierende Bronchialerkrankungen".*
Wenner (Hannover): Klinik und Differentialdiagnose der obstruktiven und rezidivierenden Bronchialerkrankungen im Kindesalter. – *Geubelle* (Lüttich): Immunologische und biologische Grundlagen des allergischen Asthma bronchiale. – *Kunkel* (Berlin): Immunologische und mikrobiologische Befunde bei der chronisch rezidivierenden Bronchitis des Kindes. – *Harms* (Kiel): Morphologische Befunde bei obstruktiven Bronchialerkrankungen im Kindesalter. – v. d. *Hardt* (Hannover): Allergologische Diagnostik und Behandlung der Bronchialerkrankung beim Kinde. – *Hoffmann* (Frankfurt): Medikamentöse Behandlung des Asthma-Syndroms beim Kinde. – *Alexander* (Den Haan/Belgien): Physikalische Therapie beim kindlichen Asthma bronchiale. – *Weber* (Zürich): Psychosomatische Aspekte beim kindlichen Asthma

bronchiale. – *Cropp* (Denver): Verlauf und Prognose des kindlichen Asthma. – *Schultze-Werninghaus* (Frankfurt): Antigenspektrum und Reaktionsbeurteilung im Routine-Hauttest. – *Cropp* (Denver): Sportasthma. – *Eibl* (Wien): Immunologische Befunde bei chronischer Bronchitis im Kindesalter. – *Erdös* (Budapest): Prävention der kindlichen chronischen und rekurrenten Bronchitis. – *Wemmer* (Mannheim): Laryngotracheobronchitis und Luftverschmutzung durch SO_2. – *Rutishauser* und andere (Basel): Bronchitis fibrinosa bei Kleinkindern. – *Wahn* und andere (Heidelberg): Subkutane und perorale Hyposensibilisierung bei Pollenallergien im Kindesalter. – *Virchow* und andere (Davos): Radio-Allergo-Sorbens-Test; in-vivo-Diagnostik bei speziellen Inhalationsallergien; vergleichende Betrachtung der Ergebnisse. – *Siafarikas* und andere (Krefeld): Radioimmunologische Allergiediagnostik bei Kindern mit asthmoider Bronchitis, Asthma bronchiale und Heuschnupfen. – *Stemmann* und andere (Düsseldorf): Diagnostische Differenzierung asthmatischer Syndrome zur Verbesserung der therapeutischen Resultate. – *Jarisch* (Wien): Wertung der im Asthmaprogramm erhobenen Befunde.

Zum Hauptthema 2: *„Anämie und Polyglobulie"*.
Kleihauer (Ulm): Anämie – Polyglobulie, Anpassung oder Krankheit. – *Jensen* (München): Kardiozirkulatorische Folgen von Anämie und Polyglobulie. – *Weippl* (Wien): Eisenmangel. – *Ruhrmann* (Hamburg): Megaloblastäre Anämien. – *Schröter* (Göttingen): Angeborene hämolytische Anämien. – *Fischer* (Hamburg): Immunhämolytische Anämien. – *Gasser* (Zürich): Aplastische und hypoplastische Anämien. – *Haas* (München): Knochenmarktransplantation. – *Künzer* (Freiburg): Hämatologische Therapie und ihre Nebenwirkungen. – *Nitschke* und andere (Oklahoma/USA): Eine unbekannte Form der Polycythämie? Untersuchungen über eine erythropoetische Substanz im Plasma und Urin eines 11-jährigen Mädchens mit Polycythämie. – *Linderkamp* und andere (München): Eisenmangel bei Vorliegen von cyanotischen Herzvitien: Eine Ursache für cerebrale Komplikationen. – *Versmold* und andere (München): Kritische Hämoglobinkonzentration bei Hypoxämien im ersten Lebensjahr: ein Nomogramm. – *Bender-Götze* (München) und *Schäfer* und andere (Hamburg): Cytochemische Knochenmarkbefunde und intestinale $^{59}Fe^{2+}$-Absorptionsstudien in der Differentialdiagnose bei Infektanämie und Eisenmangel. – *Niethammer* und andere (Ulm): Erworbene megaloblastäre Anämien bei parenteraler Ernährung. – *Kohne* und andere (Ulm): Kongenitale hämolytische Heinzkörperanämien bei instabilem Hämoglobin. – *Tillmann* und andere (Göttingen): Der Einfluß von Heinzkörpern auf die rheologischen Eigenschaften der Erythrozyten von Patienten mit Heinzkörper-Anämien (Hämoglobin Köln); – *Ersters* und andere (Aachen): Glucose-6-Phosphatdehydrogenase-Mangel in drei Generationen von einer Aachener Familie. – *Hieronimi* und andere (Stuttgart): Besondere Aspekte der schweren fetomaternalen Transfusion. – *Weithofer* und andere (Stuttgart): Isolierte aplastische Anämie (Blackfan-Diamond) bei einem Neugeborenen. – *Prindull* und andere (Göttingen): Erworbene isolierte Erythroplasie mit schwerer Anämie im Kleinkindesalter: Anhäufung von Übergangs-

zellen (Stammzellen) im Knochenmark. – *Müller-Wiefel* (Heidelberg): Verlauf der Anämie bei Kindern mit chronischer Niereninsuffizienz. – *Wündisch* und andere (München): Knochenmarktransplantation bei einem Fall mit subtotaler Markatrophie (Panmyelopathie).

Zum Hauptthema 3: *„Gastroenterologie: Das rezidivierende Erbrechen".*
Grüttner (Hamburg): Diagnostik und Behandlung des rezidivierenden Erbrechens. – *Württemberger* (Dortmund): Operative Eingriffe bei rezidivierendem Erbrechen. – *Munte* und andere (München): Oesophago-, Gastro- und Duodenoskopie in der Diagnostik des rezidivierenden Erbrechens. – *Sigge* und andere (Bremen): Problematik des Cardiospasmus im Kindesalter. – *Waldschmidt* und andere (Berlin): Thorakale und abdominale Fehlbildungen als Ursache redizivierenden Erbrechens. – *Färber* (München): Lageanomalien des Darmes als Ursache rezidivierenden Erbrechens im Kindesalter.

Chronische Obstipation: Harms (München): Die chronische Obstipation im Kindesalter. – *Wallis* (Hamburg): Psychosomatik der Obstipation des Kindes. – *Holschneider* (München): Kinderchirurgische Aspekte der chronischen Obstipation im Kindesalter. – *Meister* (München): Morphologische Befunde bei chronischer Obstipation. – *Willital* (Erlangen): Vermeidung von Fehlern bei Diagnostik und Therapie chronischer Obstipation. –
Ernährungsprobleme bei ausgedehnter Darmresektion: Shmerling (Zürich): Ernährungsprobleme bei ausgedehnter Darmresektion. – *Bähr* und andere (Tübingen): Stoffwechseluntersuchungen nach subtotaler Dünndarmresektion. – *Singer* und andere (Basel): Thrombotische Komplikationen bei parenteraler Ernährung. – *Brunner* und andere (Stuttgart): Regionale Enteritis Crohn (R.E.C.) bei Kindern und Jugendlichen. – *Burdelski* und andere (Hannover): Zur Korrelation zwischen Funktionsdiagnostik und Histologie bei chronischen Hepatitiden im Kindesalter. – *Oldigs* und andere (Kiel und Lübeck): Zum Krankheitsbild der arteriohepatischen Dysplasie. – *Christen* und andere (Lübeck): Klinische, klinisch-chemische und pathologische Befunde bei familiärem alpha$_1$-Antitrypsinmangel. – *Mennen* und andere (Lübeck): Der Einfluß von prophylaktischen Antibiotikagaben auf die Keimbesiedlung des Darmes bei Früh- und Neugeborenen einer Intensivstation. – *Fahr* und andere (Heidelberg): Laktosefreie Diät bei akuter Enteritis im Säuglingsalter.

1976   Die 73. Tagung der Deutschen Gesellschaft für Kinderheilkunde fand 1976 unter Vorsitz von Prof. *Ewerbeck* (Köln) in Köln statt.
Die Tagung wurde, wie jedes Jahr, abgehalten mit der Deutschen Gesellschaft für Sozialpädiatrie und der Deutschen Gesellschaft für Kinderchirurgie; außerdem mit der Deutschen Vereinigung für Kinder- und Jugendpsychiatrie und der Gesellschaft für Pädiatrische Radiologie.
Im Hinblick auf das Thema „Zur Situation des Kindes in der Bundesrepublik" stellte der Vorsitzende fest: „Die heute bei uns noch nicht ausreichende Förderung behinderter Kinder ist einmal die Folge des Freiwilligkeitsprinzips unserer liberalen Gesellschaftsordnung; zum andern zweifellos die Folge des noch vorhandenen Mangels an fortlaufender Betreuung und Überwachung in geeigneten Einrichtungen, also ein finanzielles Problem der Öffentlichen

Hand. Das können wir Kinderärzte nicht allein. Wir sind dankbar, daß auch der Deutsche Bildungsrat diese Lücke entdeckt hat. Aber auch Pädagogen können diese Lücke nicht allein ausfüllen, zumal es sich bei behinderten Kindern nicht um gesunde Kinder handelt und vor der Therapie die Diagnose stehen sollte. Nur eine intensive Zusammenarbeit zwischen Kinderärzten, Kinderpsychologen, Pädagogen und den therapeutischen Assistenzberufen wird dieser Aufgabe gerecht. Die Kinderärzte haben auf dem Ärztetag in Düsseldorf dazu Vorschläge gemacht."

Die *Hauptthemen* waren:
1. Antibiotica-infektiöse Resistenz-nosokomiale Infektionen;
2. Harnwegmißbildungen;
3. Hypertonie;
4. Normale und gestörte Hirnentwicklung – Frühdiagnostik cerebraler Schäden;
5. Psychopathologie der leichten Hirnfunktionsstörungen.

Weitere *Symposien* bzw. *Podiumsdiskussionen:*
Die Situation des Kindes in der Bundesrepublik (*Ewerbeck* – Köln).
Entstehung und Bekämpfung von Hospitalinfektionen (*Marget* – München).
Pathologie des Lymphgefäßsystems und der Lymphzirkulation (*Heinisch* – Köln).
Ernährung und Ernährungsfehler bei Kindern in Praxis und Krankenhaus (*Schmidt* – Düsseldorf).
Spezielle Diätetik bei Kindern (*Stephan* – Erlangen).
Physikalische Therapie bei Kindern (*Stephan* – Erlangen).
Behandlung des mucoviszidosekranken Kindes (*Stephan* – Erlangen).
Das Kind im Krankenhaus (*Rodeck* – Datteln).
Physikalische Therapie bei behinderten Kindern (*Feldkamp* – Münster).

Sowie Vorträge über: Neonatologie, Onkologie, Stoffwechselerkrankungen, Endokrinologie, Neuropädiatrie, Therapeutische Probleme und Sozialpädiatrische Probleme.
Insgesamt wurden über 200 Referate und Vorträge gehalten.
Grundsatzreferate: Stickler (Rochester): Unsinn in Therapie und Diagnostik im Bereich der Kinderheilkunde. – v. *Harnack* (Düsseldorf): Die Indikation zur medikamentösen Therapie. – *Gladtke* (Köln): Unsinniges in der Arzneimittel-Therapie.

Zum Thema 1: *„Antibiotika-infektiöse Resistenz-nosokomiale Infektionen".*

Knothe (Frankfurt): Eigenschaften der Chemotherapeutika und deren Einfluß auf die körpereigene Flora. – *Wilkinson* (Bristol): Wirkungsmechanismus und Selektionsdruck von Resistenzfaktoren. – *Daschner* (München): Bedeutung bakterieller nosokomialer Infektionen. – *Goetz* (München): Virusinfektionen in der Klinik. – *Waldvogel* (Genf): Behandlung schwerer, bakterieller Klinikinfektionen bei unbekannter Ätiologie. – *Baumann* (Mainz):

Über die bakterielle Besiedelung Neugeborener und Zusammenhänge mit entzündlichen Erkrankungen. – v. *Loewenich* und andere (Frankfurt): Antibiotische Therapie der bakteriellen Neugeborenen-Meningitis. – v. *Stockhausen* und andere (Lübeck): Epidemiologische und bakteriologische Untersuchungen zum Problem der nosokomialen Infektion mit Klebsiellen auf einer Früh- und Neugeborenen-Station. – *Bedir* und andere (Istanbul): Prädisponierende Faktoren und Behandlungsprobleme bei systemischen Invasionen durch Salmonella Typhi murium im Kindesalter. – *Müller* (Tübingen): Bekämpfung nosokomialer Infektionen: Händedesinfektion, Oberflächendesinfektion, Couveusen-Desinfektion.

Zum Thema 2: *„Harnwegmißbildungen".*
Olbing (Essen): Hinweisende Diagnostik. – *Ebel* (Köln): Bestätigende Diagnostik. – *Mildenberger* (Stuttgart): Operative Therapie der oberen Harnwege. – *Eckstein* (London): Operative Therapie der unteren Harnwege. – *Daschner* (München): Medikamentöse Therapie. – *Würtenberger:* Zusammenfassung und diagnostisch-therapeutische Konsequenz. – *Moosmann* und andere (Tübingen): Verbesserung der bakteriologischen Urindiagnostik durch ein neues „Abklatschverfahren", verbunden mit zweizeitiger Urinuntersuchung. – *Stickler* (Rochester): Tubuläre Funktionsstörungen bei der Hydronephrose. – *Bachmann* und andere (Münster): Chronische Niereninsuffizienz im Kindesalter bei Mißbildungen der ableitenden Harnwege. – *Lennert* und andere (Berlin): Makrohämaturie im Kindesalter. – *Greinacher* und andere (Mainz): Das prune-belly-Syndrom und dessen inkomplette Formen. – *Müller-Wiefel* und andere (Heidelberg): Diagnostik und klinischer Verlauf bei Cystennieren im Kindesalter. – *Ritter* und andere (Krefeld): Hemihypertrophia corporis bei polyzystischer Nierendegeneration. – *Weber* und andere (Heidelberg): Gesamtkörperkaliumuntersuchungen bei Kindern mit chronischer Niereninsuffizienz. – Zu diesem Thema wurden noch eine Reihe von Vorträgen aus kinderchirurgischer Sicht gehalten.

Zum Thema 3: *„Hypertonie".*
Teller (Ulm): Endokrinologische Fragen bei der Hypertonie und Physiopathogenese. – *Graham* (London): Kardiologische Fragen bei der Hypertonie, Aortenisthmusstenose. – *Oetliker* (Bern): Nephrologische Fragen. – *Keck* (Hamburg): Therapie und Prophylaxe der Hypertonie im Kindesalter. – *Rauh* und andere (Heidelberg): Hypertension bei chronischer Niereninsuffizienz im Kindesalter. Die Bedeutung von Renin, Aldosteron und Blutvolumen. – *Medrano* und andere (Essen): Die operablen Hypertonieformen im Kindesalter. – *Sandhage* (Würzburg): Sekundäre Hypertonie bei ausgedehnter kongenitaler Stenose der Bauchaorta mit Nierenarterienstenose. – *Mehls* und andere (Heidelberg): Ist die segmentale Nierenhypoplasie eine Refluxnephropathie?

Zum Thema 4: *„Normale und gestörte Hirnentwicklung – Frühdiagnostik cerebraler Schäden".*

Wechsler (Köln): Prinzipien der strukturellen Entwicklung des Gehirns. – *Herschkowitz* (Bern): Biochemische Schädigungsmuster und Schädigungsmöglichkeiten des reifenden Gehirns. – *Prechtl* (Groningen): Neurologische Frühdiagnostik. – *Hower* und andere (Essen): Entwicklungsneurologische Untersuchungen im Säuglingsalter; ein neues Konzept für Klinik und Praxis. – *Lenard* und andere (Göttingen): Die Entwicklung sensorischer Funktionen bei Frühgeborenen in den ersten Lebensmonaten. – *Karch* und andere (Düsseldorf): Mütterlicher Diabetes und Gehirnentwicklung des Neugeborenen. – *Mikschiczek* (München): Zur Differenzierung leichter und schwerer Cerebralschädigungen im Säuglingsalter. – *Neuhäuser* (Erlangen): Psychomotorisches Verhalten bei leichter Hirnfunktionsstörung. – *Nolte* und andere (Tübingen): Neuropsychologische Befunde bei im Vorschulalter nachuntersuchten Kindern mit Neugeborenenkrämpfen. – *Michaelis* und andere (Tübingen): Untersuchungen zur angeborenen spastischen Hemiparese. – *Mandl-Kramer* (Köln): Frühdiagnostik cerebraler Bewegungsstörungen im Rahmen der Vorsorgeuntersuchungen.

Zum Thema 5: *„Psychopathologie der leichten Hirnfunktionsstörungen".*

Prechtl (Groningen): Leichte Hirnschädigung und Plastizität des Nervensystems. – *Schlote* (Tübingen): Migrationsstörungen und Verdrahtungsfehler in Neuronenketten als Ursache minimaler Hirndysfunktionen. – *Lempp* (Tübingen): Psychopathologie der leichten Hirnfunktionsstörungen. – *Martinius* (München): Hirnleistungsschwächen nach Schädelhirnverletzungen im Kindesalter. – *Schmidt* (Mannheim): Psychopharmakotherapie der leichten Hirnfunktionsstörungen. – *Strunk* (Freiburg): Psychotherapie bei leichtgradig hirngeschädigten Kindern. – *Bruchhold* und andere (Heidelberg): Die Entwicklung und Erprobung eines audiovisuellen Therapieverfahrens zur Behandlung von Legasthenikern. – *Schönberger* (Reutlingen): Kindliches Handeln als Bedingung und Ziel einer Förderung leichtgradig hirngeschädigter Kinder. – *Hünnekens* (Hamm): Sensomotorische Übungsbehandlung. – *Schultz* (Frankfurt): Macht Pharmakotherapie Elternführung überflüssig? – *Einsiedel* (Mainz): „Nondirektive Nachsorge": Ein Modell zur Verhaltensmodifikation psychosomatisch erkrankter Kinder. – *Wittrock* und andere (München): Visuelle Wahrnehmung und Visuomotorik bei Kindern mit minimaler cerebraler Dysfunktion. – *Vogt* und andere (Mainz): Elektrophysiologische Korrelate des Verhaltens bei autistischen Kindern. Es folgten noch Vorträge zu dem Thema Neuropädiatrie und Myopathien.

1977 Die 74. Tagung der Deutschen Gesellschaft für Kinderheilkunde wurde unter Vorsitz von Prof. *Wiedemann* (Kiel) 1977 in Kiel abgehalten.
Gleichzeitig waren daran beteiligt die Deutsche Gesellschaft für Sozialpädiatrie, die Deutsche Gesellschaft für Kinderchirurgie, die Deutsche Gesellschaft für Pädiatrische Kardiologie und die Deutsche Gesellschaft zur Bekämpfung der Mucoviscidose.

Der Vorsitzende stellte mit Bezug auf die wissenschaftlichen Veranstaltungen fest: „Unsere Tagungen haben ihre große Bedeutung in einer Mittelstellung zwischen wissenschaftlichen Symposien auf der einen und den reinen Fortbildungsveranstaltungen auf der anderen Seite. Sie sollen Kliniker und Praktiker, Ärzte und Forscher zusammenhalten; im Interesse des Faches und damit der Kinder. – ... u. a. Orts: „Der auf Maß und Zahl gegründeten Beobachtung der Naturbefragung im Versuch verdanken wir auch in der Medizin unerhörte Erkenntnisse und Hilfsmöglichkeiten. Der Arzt ist und bleibt auf sie angewiesen. Aber er muß das Andere ebenso notwendig erfahren, entwickeln und besitzen: Das Wissen um die Bedeutung des vielen Imponderablen, um Dimensionen, Vielfalt, Kraft und Bedürfnisse des Psychischen.... um die Notwendigkeit des menschlich-persönlichen Brückenschlages zu dem ihm anvertrauten Kranken hinüber. Der Arzt muß also prinzipiell gegensätzliche Denk- und zum Teil Verhaltensformen in sich vereinen lernen. Wissen und Können sollten in ihm immer an die Kräfte des Menschlichen gebunden sein." An die jüngeren Kollegen appellierte er: „Beherrschen Sie das notwendige Sachwissen und die notwendigen Apparaturen gut und immer besser, aber wenden Sie den kranken Kindern und deren besorgten Angehörigen zugleich ihr Herz zu."

Die *Hauptthemen* waren:
1. Aktuelle Fragen der präventiven Pädiatrie;
2. Syndrome – Sinn und Bedeutung für Klinik und Praxis;
3. Notfallsituationen in Praxis und Klinik.

Symposien bzw. *Podiumsdiskussion:*
Vorsorge bei der Schwangeren, bei der Geburt und im Säuglingsalter in europäischen Ländern mit sehr niedrigen Sterbeziffern (E. *Maier* – Mainz).
Arzneimittel und Leber (*Bartels* – Kiel).
Arzneimittel und Stoffwechsel in der Pränatalperiode (*Helge* – Berlin).
Symposion der Deutschen Gesellschaft zur Bekämpfung der Mucoviscidose (*Stephan* – Essen).
Die Computertomographie des Kopfes im Kindesalter (*Jensen* – Kiel).
Konservative Therapie der Geschwülste des kindlichen Zentralnervensystems (*Landbeck* – Hamburg).
Sozialpädiatrische Hilfen in der Adoleszenz (*Hartung* – Berlin).
Aktuelle Kurzvorträge (*Sitzmann* – Erlangen).
Ferner *Vorträge* aus dem Gebiet der Endokrinologie, der Immunologie, der Onkologie, der Neurologie, des Stoffwechsels, sowie eine große Zahl von Vorträgen aus allen Gebieten der Kinderheilkunde.

Referate und Vorträge zum Hauptthema 1: „*Aktuelle Fragen der präventiven Pädiatrie*".
Ch. *Meves* (Uelzen): Erziehung zu verantwortungsbewußter Elternschaft – aus pädagogisch-psychologischer Sicht. – *Fuhrmann* (Gießen): Erziehung zu verantwortungsbewußter Elternschaft – aus humangenetischer Sicht. –

Stickl (München): Impfungen. – v. *Harnack* (Düsseldorf): Unfallverhütung. – *Grüttner* (Hamburg): Prophylaxe in der Ernährung. – *Bergmann* und andere (Frankfurt): Zur Influenza-Schutzimpfung bei Klein- und Schulkindern. – *Goetz* (München): Antikörper gegen das Mumpsvirus bei Kindern und Erwachsenen – eine Durchseuchungsstudie. – *Luthardt* und andere (Freiburg): Erfolgskontrollen der Mumpsimpfung bei 104 prävakzinal seronegativen Kindern. – *Stehr* und andere (München): Eigene Erfahrungen mit Masern-Mumps-Röteln-Kombinationsimpfstoffen.

Referate und Vorträge zum Hauptthema 2: „*Syndrome – Sinn und Bedeutung für Klinik und Praxis*".
Lenz (Münster): Was heißt Syndrom? Was nützt die Diagnose eines Syndroms? – *Spranger* (Mainz): Klinische Erfassung und Bedeutung von Syndromen. – *Neuhäuser* (Erlangen): Retardierungs-Fehlbildungs-Syndrome. – *Prader* (Zürich): Syndrome mit besonderer Beteiligung des Endokrinium. – Syndrome mit Malignitätsgefahr. – *Coerdt* und andere (München): Operative Korrekturmöglichkeiten bei Dysmorphie-Syndrom. – *Asperger* (Wien): Abschließende Ausführungen. – *Kratzer* (Heidelberg): Cranio-carpo-tarsales Dysplasie-Syndrom: (Whistling face-Syndrom nach *Freeman* und *Sheldon*): Praktische Bedeutung der Diagnose. – *Hansen* (Lübeck) und *Gasser* (Zürich): Über ein Syndrom konnatal ineffektiver Erythropoese und umschriebener Fehlbildungen sowie zur Frage der Therapie. – *Kunze* und andere (München): Anthropometrische Untersuchungen an 35 Fällen von Marfan-Syndrom. – *Majewski* und andere (München): Zur Symptomatik, Häufigkeit und Pathogenese der Alkohol-Embryopathie. – *Havers* und andere (Essen): Antiepileptica-Embryopathie. – *Cenani* und andere (Istanbul): Das prune-belly-Syndrom mit Meningomyelocele – ein neues Syndrom?

Vorträge und Referate zum Hauptthema 3: „*Notfallsituationen in Praxis und Klinik*".
Schellong (Münster): Blutungen im Rahmen angeborener Gerinnunsdefekte. – *Sutor* (Freiburg): Blutungen im Rahmen von Verbrauchskoagulopathien. – *Ekesparre* (Hamburg): „Chirurgische" Blutungen im Bereich des Magen-Darm-Traktes. – *Apitz* (Tübingen): Akute Herzinsuffizienz. – *Bühlmeyer* (München): Angeborene Herzfehler mit Notfallcharakter. – *Reidemeister* (Essen): Kardiochirurgische Noteingriffe. – *Hasse* (Berlin): Der postoperative Ileus. – v. d. *Oelnitz* (Bremen): Perforationen im Magen-Darm-Trakt. – *Schweier* (München): Ileus und ileusartige Zustände in der internen Pädiatrie. – *Bei* (Berlin): Herzrhythmusstörungen als kardiologische Notfälle. – *Benzing* und andere (Mainz): Das Syndrom der verlängerten QT-Dauer als kardiologischer Notfall. – *Bernsau* und andere (Hannover): Transumbilikale Herzkatheter-Diagnostik und Therapie als Notfallmaßnahme in der 1. Lebenswoche. – *Littmann* und andere (Essen): Die Technik der Vena-subclavia-Katheterung bei Früh- und Neugeborenen. – Subclaviakatheter im Neugeborenen- und Säuglingsalter. – *Stopfkuchen* und andere (Mainz) und *Gedeon* und andere (Frankfurt): Maligne Hypertonie mit schwerer hypoosmolarer

Dehydratation bei einseitigen renovaskulären Erkrankungen im Kindesalter. –
Pistor und andere (Essen): Akutes Nierenversagen im Kindesalter. Ergebnisse einer kooperativen Studie in der Bundesrepublik Deutschland. – v.
Mühlendahl und andere (Berlin): Unfälle mit ätzenden Haushaltsmitteln
im Kindesalter. – *Baumann* und andere (Berlin): Die Behandlung des Leberkomas aus fulminanter Virus B-Hepatitis mit Anti-HB$_S$-Plasma.

1978   Die *75. Jahrestagung* der Deutschen Gesellschaft für Kinderheilkunde findet
in diesem Jahre in Freiburg statt, unter Vorsitz von Prof. *Künzer* (Freiburg).

Als *Hauptthemen* werden abgehandelt:
1. Pädiatrische Hämostaseologie;
2. Pädiatrische Dermatologie;
3. Hydrocephalus.

Ferner werden Vorträge zu den Hauptthemen, freie Vorträge und Podiumsdiskussionen abgehalten.
Wie seit vielen Jahren tagen auch diesmal wieder mit uns, aber zum Teil mit
eigenen Themen, folgende Gesellschaften: Deutsche Gesellschaft für Kinderchirurgie mit den Themen: Verbrühungen und Verbrennungen; Megacolon
congenitum.
Die Deutsche Gesellschaft für Sozialpädiatrie: Spina bifida und Hydrocephalus als sozial-pädiatrische Aufgabe.

Hier schließt sich somit der zeitliche Ring, denn vor genau 75 Jahren fand
am 18. September 1883 die erste Sitzung unserer Gesellschaft als Gründungssitzung statt. Mit Recht kann man die diesjährige Tagung als eine historische
Jubiläumstagung der „Deutschen Gesellschaft für Kinderheilkunde" bezeichnen.

Hierzu sprechen die Autoren ihren Glückwunsch aus und überreichen dieses
Buch als Festgabe.

A. Windorfer, Erlangen
R. Schlenk, Nürnberg

Schlußbetrachtung

Diese Darstellung ist keine Geschichte der Kinderheilkunde in Deutschland. Es ist nur ein Ausschnitt daraus, allerdings ein wesentlicher. Denn die Deutsche Gesellschaft für Kinderheilkunde ist gewissermaßen der Kristallisationspunkt, um den sich alles Andere zusammenscharte, der aber seinerseits Ausstrahlungskraft spendete, sowohl für die Forschung als auch für die helfende und heilende Arbeit der Kinderärzte. – Die Schilderung sollte zeigen, wie sich die früher einzelnen und noch wenigen Kinderärzte zusammenschlossen, um auf diese Weise mehr Entfaltungskraft zu erhalten.

In der von *Oken*, 1822, gegründeten „Gesellschaft deutscher Naturforscher und Ärzte” bildeten die Kinderärzte eine „Abteilung” oder „Section”, wie es auch genannt wurde; bis sich dann 1883 eine eigene Gesellschaft konstituierte und viel später ein eingetragener Verein.

Hier sollte dargelegt werden, wie das Wirken und Ringen der Kinderärzte um die Anerkennung zunächst als eigenes Fach innerhalb der Medizin, dann als Lehrfach an den Hochschulen, als Pflichtfach für die Studenten und schließlich als Prüfungsfach stattfand; wie das Forschen und das Heilen der Kinder alles Denken und Gestalten durchdrang, bis es ein großes weitgespanntes Fach wurde, das mit der Technisierung zur – teilweise – gefährlichen Unterspezialisierung führte. Eine Entwicklung, die noch kein Ende genommen hat. Gerade diese Verfeinerung in der Diagnostik und Therapie hat Gefahren heraufbeschworen, mit denen sich seit vielen Jahren die Kongreßleiter und führenden Köpfe unseres Faches im wahrsten Sinne des Wortes herumschlugen und immer noch herumschlagen; ein Problem, das bis dato nicht zufriedenstellend gelöst wurde.

So stehen wir mitten in einer Entwicklung voller Dynamik. Es ist nicht zu bestreiten, daß wir mit Sorge einer Zukunft entgegensehen, die der seit zehn Jahren anhaltende erschreckende Geburtenrückgang mit sich bringt. Nicht etwa deshalb – wie uns oft unterstellt wird – weil dann zu viele Kinderärzte für zu wenig Kinder vorhanden seien, sondern weil unser Fach Gefahr läuft wieder zur Seite gedrängt zu werden, sodaß die Ausbildung der Ärzte und Kinderärzte schlechter wird, wie das die derzeitige Approbationsordnung bereits mit sich gebracht hat. Es ist heute möglich ohne Kenntnisse in der Kinderheilkunde das medizinische Staatsexamen zu bestehen! So muß es Aufgabe der Deutschen Gesellschaft für Kinderheilkunde sein hier stärker auf den Plan zu treten, um die derzeitige „pseudopraktische” Ausbildung wieder abzuschaffen. Die Reform von 1970 hat der Pädiatrie keine Verbesserung gebracht.

Wenn wir aber in diesem Rückblick sehen, wie unsere Gesellschaft immer um eine vollwertige Ausbildung der Studierenden in Kinderheilkunde kämpfen mußte, soll uns das ermuntern, in dem fortzufahren, was unsere Vorgänger ebenfalls tun mußten. Problemlose Zeiten hat es für die Deutsche Gesellschaft für Kinderheilkunde nie gegeben und es wird sie auch nicht geben.

Seit dem fast 100-jährigen Zusammenschluß der Kinderärzte hat es zahlreiche geistvolle, tapfere und vorbildliche Persönlichkeiten gegeben, an die sich alle Nachkommenden halten sollten. Große Forscher, hervorragende Kliniker, vorzügliche Lehrer des Faches, ausgezeichnete Organisatoren und unermüdliche aufopferungsvolle Kinderärzte. Diesen gilt unser Dank und unsere Anerkennung, denn wir bauen auf ihren Leistungen auf.

Es ist dabei nicht zu übersehen, wie bei einer derartigen Schilderung gerade das Kommen und Gehen im Leben der Menschen in den Vordergrund tritt. Wer einige Jahrzehnte überblickt, kann sich des beeindruckenden Vorganges nicht entziehen: Als junge Assistenten kommen die Vortragenden, immer häufiger erscheint ihr Name, als erfahrene Kliniker oder Kinderärzte der Praxis kommen sie nach einem oder zwei Dezennien zu Wort, sie werden Klinikleiter oder Hochschullehrer, stehen im Rampenlicht der Kongresse – sei es als Referenten oder Vorsitzende; einige von ihnen werden noch Ehrenmitglieder der Gesellschaft – und kurze Zeit darauf wird der Nekrolog für sie gehalten. In wenigen Jahren werden sie vergessen. Deshalb ist es unsere Pflicht an eben diese Vorgänger und Vorfahren zu erinnern, an sie und ihre Leistungen. Wenn die Darstellung hierzu beitragen könnte, hätte sie ihren Zweck erfüllt. – Denn:

„Wir stehen Alle auf den Schultern unserer Vorderen!" (Schopenhauer)

4 Mitgliederstand der Deutschen Gesellschaft für Kinderheilkunde

Jahr	*Mitglieder*
1883	98
1886	99
1891	98
1900	170
1910	295
1920	425
1930	803
1934	703
1941	592
1950	888
1955	1 619
1960	2 330
1965	2 890
1970	3 183
1976	3 579
1977	3 960

Dazu 43 Ehrenmitglieder und 41 korrespondierende Mitglieder.

5 Übersicht über die Tagungen der Deutschen Gesellschaft für Kinderheilkunde

Versammlung	Jahr	Ort	Vorsitzender der Gesellschaft
1.	1883	Freiburg/Breisgau	Steffen (Stettin)
2.	1884	Magdeburg	Steffen (Stettin)
3.	1885	Straßburg	Steffen (Stettin)
4.	1886	Berlin	Steffen (Stettin)
5.	1887	Wiesbaden	Steffen (Stettin)
6.	1888	Köln	Steffen (Stettin)
7.	1889	Heidelberg	Steffen (Stettin)
8.	1890	Bremen	Steffen (Stettin)
9.	1891	Halle/Saale	Steffen (Stettin)
10.	1893	Nürnberg	Steffen (Stettin)
11.	1894	Wien	Steffen (Stettin)
12.	1895	Lübeck	Steffen (Stettin)
13.	1896	Frankfurt/Main	Steffen (Stettin)
14.	1897	Braunschweig	Steffen (Stettin)
15.	1898	Düsseldorf	Steffen (Stettin)
16.	1899	München	Steffen (Stettin)
17.	1900	Aachen	Steffen (Stettin)
18.	1901	Hamburg	Heubner (Berlin)
19.	1902	Karlsbad	Heubner (Berlin)
20.	1903	Kassel	Heubner (Berlin)
21.	1904	Breslau	Heubner (Berlin)
22.	1905	Meran	Heubner (Berlin)
23.	1906	Stuttgart	Escherich (Wien)
24.	1907	Dresden	Escherich (Wien)
25.	1908	Köln	Escherich (Wien)
26.	1909	Salzburg	Feer (Heidelberg)·
27.	1910	Königsberg/Pr.	Soltmann (Leipzig)
28.	1911	Karlsruhe	Falkenheim (Königsberg)
29.	1912	Münster/Westf.	Schloßmann (Düsseldorf)
30.	1913	Wien	Finkelstein (Berlin)

Ab 1914 ist Peiper (Greifswald) Vorsitzender; die nächste Tagung sollte 1914 in Hannover stattfinden, fiel aber dann wegen Kriegsbeginn aus.

Versammlung	Jahr	Ort	Vorsitzender der Gesellschaft
31.	1917	Leipzig (Außerordentliche Tagung)	Peiper (Greifswald)
32.	1921	Jena	Peiper (Greifswald)
33.	1922	Leipzig	v. Pfaundler (München)
34.	1923	Göttingen	Czerny (Berlin)
35.	1924	Innsbruck	Göppert (Göttingen)
36.	1925	Karlsbad	v. Pirquet (Wien)

Versammlung	Jahr	Ort	Vorsitzender der Gesellschaft
37.	1926	Düsseldorf	Brüning (Rostock)
38.	1927	Budapest	Schloßmann (Düsseldorf)
39.	1928	Hamburg	Moro (Heidelberg)
40.	1929	Leipzig	Noeggerath (Freiburg)
41.	1930	Wiesbaden	Ibrahim (Jena)
42.	1931	Dresden	Stoeltzner (Königsberg)
43.	1932	Wien	Freund (Wien)
44.	1934	Braunschweig	Stolte (Breslau)
45.	1936	Würzburg	Rietschel (Würzburg)
46.	1938	Wiesbaden	Hamburger (Wien)
47.	1940	Wien	Birk (Tübingen)
48.	1948	Göttingen	Kleinschmidt (Göttingen)
49.	1949	Düsseldorf	Goebel (Düsseldorf)
50.	1950	Lübeck	Rominger (Kiel)
51.	1951	Heidelberg	Opitz (Heidelberg)
52.	1952	Bayreuth	Adam (Erlangen)
53.	1953	Bad Kissingen	de Rudder (Frankfurt/Main)
54.	1954	Essen	Bossert (Essen)
55.	1955	Freiburg	Keller (Freiburg)
56.	1957	Düsseldorf	Klinke (Düsseldorf)
57.	1958	Graz	Lorenz (Graz)
58.	1959	München	Wiskott (München)
59.	1960	Kassel	Joppich (Göttingen)
60.	1961	Heidelberg	Bamberger (Heidelberg)
61.	1963	Köln	Bennholdt-Thomsen (Köln)
62.	1964	München	Weber (München)
63.	1965	Norderney	Mai (Münster/Westf.)
64.	1966	Berlin	Loeschke (Berlin)
65.	1967	Wien	Asperger (Wien)
66.	1968	Bonn	Hungerland (Bonn)
67.	1969	Saarbrücken	Mayer (Homburg/Saar)
68.	1970	Wiesbaden	Linneweh (Marburg)
69.	1972	Bad Pyrmont	Müller (Bethel)
70.	1973	Nürnberg	Windorfer (Erlangen)
71.	1974	Hamburg	Schäfer (Hamburg)
72.	1975	München	Betke (München)
73.	1976	Köln	Ewerbeck (Köln)
74.	1977	Kiel	Wiedemann (Kiel)
75.	1978	Freiburg	Künzer (Freiburg)

Die Gesellschaft hatte 1928 die letzte gemeinsame Sitzung bzw. Tagung mit der Gesellschaft Deutscher Naturforscher und Ärzte.
Ab 1960 schlossen sich die österreichischen Kollegen zu einer eigenen „Österreichischen Gesellschaft für Kinderheilkunde" zusammen.

6 Preise der Deutschen Gesellschaft für Kinderheilkunde

Der *Otto-Heubner-Preis*, zu Ehren des um die Gesellschaft außerordentlich verdienten Mannes, der von der Inneren Medizin ausgehend sich ganz der Kinderheilkunde gewidmet und unser Fach ungewöhnlich gefördert hat.

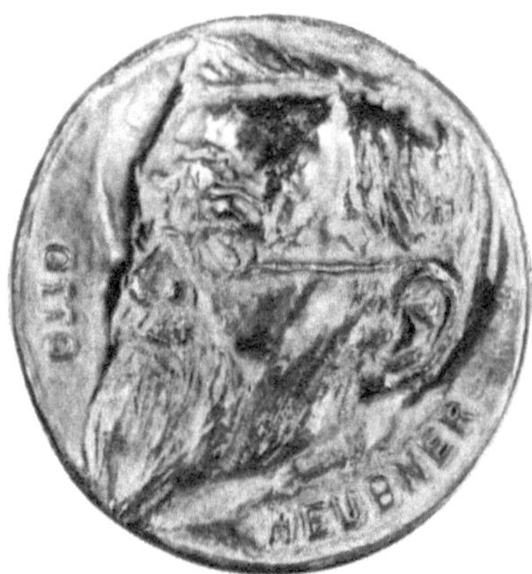
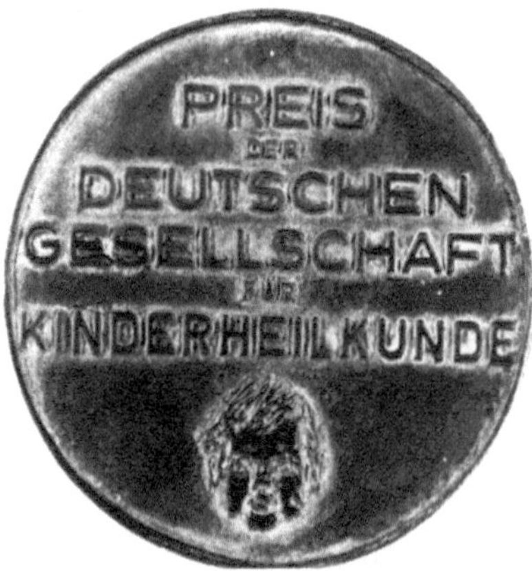

Der Preis war bereits im Jahre 1913 auf der damaligen Versammlung ins Leben gerufen worden; denn 1913 hatte *Heubner* sein 70. Lebensjahr vollendet und sich aus der Lehrtätigkeit ganz zurückgezogen.

Der Wortlaut der Geschäftsordnung ist folgender: Die *Heubner*-Stiftung untersteht einem Kuratorium, das sich aus 5 Mitgliedern zusammensetzt, von denen einer als Vorsitzender figuriert. Bei Ausscheiden eines Mitgliedes wird dessen Stelle durch Kooptation besetzt. Das Kapital der Stiftung wird auf deren Namen in mündelsicheren Papieren zinstragend angelegt und bei einer Bank deponiert. Die Verwaltung des Depots wird einem Vorstandsmitglied übertragen, das zugleich die übrigen Geschäfte zu leiten hat. Die Zinsen des Kapitals kommen ungeteilt alle 3 Jahre zur Verteilung und zwar am Geburtstage *Heubner*'s, dem 21. Januar. 6 Monate vor dem Termin der Preisverteilung hat das geschäftsführende Kuratoriumsmitglied die übrigen Mitglieder durch Rundschreiben auf die bevorstehende Preisverteilung aufmerksam zu machen und sie zu Vorschlägen geeigneter Arbeiten aufzufordern. Jedes Mitglied hat das Recht, 2 Arbeiten zu nennen. Die Liste der Vorschläge wird allen Mitgliedern zugestellt. Ist eine und die selbe Arbeit 5-mal vorgeschlagen, so ist sie gewählt; andernfalls wird die Entscheidung zwischen denjenigen Arbeiten getroffen, die die meisten Stimmen auf sich vereinigen,

eventuell mit zur Hilfenahme des Loses. Bei Unklarheiten entscheidet die
Stimme des Vorsitzenden. Der Name der preisgekrönten Arbeit wird in der
Medizinischen Fachpresse veröffentlicht. Berlin März 1913.
Über die Stiftung ist in den Akten der Gesellschaft nichts zu finden. Aus
einer Notiz von Professor *Wolff* geht hervor, daß Professor *Finkelstein* am
3. 3. 27 sich geäußert hat: Das Kapital der Stiftung habe ca. 7.000,– Mark
betragen, der Preis 600,– bis 800,– Mark. Das Kapital ist in der Inflation
verloren gegangen.

Die ersten namentlich bekannten Preisträger vor dem 2. Weltkrieg waren:

Geheimrat Prof. Dr. v. *Pfaundler* (München):
Für seine Arbeiten über „Körpermaßstudien".

Prof. Dr. *Degkwitz* (Hamburg):
Für die Entdeckung und Schaffung der „Masernprophylaxe".

Prof. Dr. A. *Ylppö* (Helsinki):
Für seine Arbeit über „Frühgeborenen- Pathologie".

Dr. K. *Huldschinsky* (Berlin):
Über die „UV-Heilwirkung auf die Rachitis".

Prof. Dr. *Freudenberg* (Marburg):
Arbeit über die „Verdauungsphysiologie".

In den Geschäftsberichten der einzelnen Sitzungen der Deutschen Gesellschaft
für Kinderheilkunde findet der Otto-Heubner-Preis immer wieder Erwähnung,
so im Bericht über die 38. Tagung am 14. 9. 27 in Budapest: „Im Jahre 1929
sollen einmalig 1.000,-- Mark aus Mitteln der Deutschen Gesellschaft für Kinderheilkunde anstelle des Heubner-Preises ausgezahlt werden an den Verfasser
der besten Arbeit aus dem Gebiete der Kinderheilkunde, sofern diese Arbeit
dieser Auszeichnung würdig erscheint. Das Kollegium der Preisrichter setzt
sich zusammen aus dem Vorsitzenden der Deutschen Gesellschaft für Kinderheilkunde und den Herren *Finkelstein, Noeggerath, Rietschel* und *Stoeltzner.*"

Im Geschäftsbericht über die 40. Tagung (Wiesbaden 1930) heißt es: „Da das
Kapital der Otto-Heubner-Stiftung durch die Inflation verlorengegangen ist,
beschließt die Deutsche Gesellschaft für Kinderheilkunde, im Jahre 1932 und
abermals im Jahre des 90. Geburtstages von *Heubner* einen Otto-Heubner-
Preis in Höhe von 1.000,-- RM an den Verfasser der besten Arbeit aus dem
Gebiete der Kinderheilkunde, sofern diese Arbeit dieser Auszeichnung würdig
erscheint, zu verleihen. Preisrichter sind Vorstand und Ausschuß der Deutschen Gesellschaft für Kinderheilkunde."

Nach dem 2. Weltkrieg wurde auf der 53. Tagung in Kissingen 1953 von dem
Vorsitzenden Prof. *De Rudder* (Frankfurt) beantragt: „Der frühere Otto-
Heubner-Preis soll wieder eingeführt werden, in Form einer Plakette und eines
Geldpreises von 1.000,-- DM. Er wird alle 3 Jahre verliehen für die beste Ar-
beit auf dem Gebiet der Kinderheilkunde." Der Antrag wurde angenommen.
Nachdem im nächsten Jahr (1954) die näheren Einzelheiten besprochen
worden waren, wurde der Otto-Heubner-Preis im Jahre 1955 erstmalig wieder
verliehen.

1955 Prof. Dr. *De Rudder* (Frankfurt):
Für seine grundlegenden Forschungen über die „Meteorobiologie", die erst durch seine Arbeiten einen wissenschaftlichen Rang erhalten hat.

1958 Prof. Dr. *Peiper* (Leipzig):
Für sein Werk „Die kindliche Hirntätigkeit".

1961 Prof. Dr. *Keller* (Freiburg):
Für seine grundlegenden, in Deutschland einzig dastehenden Beiträge zur Kenntnis der Enteroviren.

1964 Prof. Dr. *Lenz* (Hamburg):
Für die Erkenntnis des ursächlichen Zusammenhanges zwischen Thalidomid und dem Dysmelie-Syndrom und das rechtzeitige kompromißlose Eintreten für seine Deutung.

1967 Prof. Dr. *Kundratitz* (Wien):
Für die grundlegende Erkenntnis, daß Varicellen und Herpes Zoster Folge einer unterschiedlichen Reaktion auf den gleichen Erreger sind.

1970 [1] Prof. Dr. Dr. h.c. *Kleinschmidt* (Göttingen):
Für das Lebenswerk eines Kinderarztes, der die Forschung auf nahezu allen Gebieten der Kinderheilkunde vorangetrieben und befruchtet hat.

1973 Prof. Dr. *Dost* (Gießen):
Für seine bahnbrechenden Arbeiten um die Konzeption der „Pharmakokinetik".

1976 Prof. Dr. *Fanconi* (Zürich):
Durch ihn wurde die Kinderheilkunde auf vielen Gebieten entscheidend gefördert; zahlreiche neue Erkenntnisse sind ihm zu verdanken.

Der Moro-Preis

Der Moro-Preis wurde 1956 von der Firma J.A. Benckiser gestiftet. Er bestand aus einer Medaille, sowie einem Geldpreis von 1.000,-- DM. Es sollten mit dem Moro-Preis wissenschaftliche Einzelleistungen auf dem Gebiet der Kinderkrankheiten oder Grenzgebieten belohnt werden. Der Moro-Preis war für den wissenschaftlichen Nachwuchs in der Kinderheilkunde gedacht, im Gegensatz zum Otto-Heubner-Preis.

1957 Dr. *Erdmann* (Rostock):
Für die Arbeit „Tierexperimentelle Untersuchungen zur Frage der Altersdisposition der kindlichen Glomerulonephritis am Modell der Masugi Nephritis des Kaninchens."

---

1 Von 1970 ab besteht der Preis aus einer Goldmedaille.

1957   Doz. Dr. *Rodeck* (Düsseldorf):
Für die Arbeit „Die Entwicklung des neurosekretorischen Systems in Zusammenarbeit mit der Regulation des Wasserhaushaltes beim Neugeborenen und Säugling."

1958   Doz. Dr. *Thalhammer* (Wien):
Für die Arbeit „Die Vaccine-Virus-Embryopathie der weißen Maus".

1959   Doz. Dr. *Hellbrügge* (München):
Für die Arbeit „Über die zeitlichen und tageszeitlichen Veränderungen von Schlafen und Wachen im Verlauf der kindlichen Entwicklung."

1960   Dr. *Ehrengut* (München):
Für die Arbeit „Hypervitaminose A und Infekt".

1961   Doz. Dr. *Marget* (Freiburg):
Für seine Arbeit über „Staphylokokkeninfektion im Krankenhaus".

Im gleichen Jahr wurde der Moro-Preis aus innerbetrieblichen Gründen von der Firma zurückgezogen.

Adalbert-Czerny-Preis

Da der Moro-Preis im Jahre 1961 von der Firma Benckiser zurückgezogen worden war, wurde auf Beschluß der Deutschen Gesellschaft für Kinderheilkunde ein neuer Preis gestiftet. Es war der Adalbert-Czerny-Preis. Dieser Preis sollte ohne Firmenbeteiligung verliehen werden. Er war zum 100. Geburtstag von *Czerny* gestiftet worden. Die Preisverleihung erfolgte in der Eröffnungssitzung der Jahres-Tagung der Deutschen Gesellschaft für Kinderheilkunde.

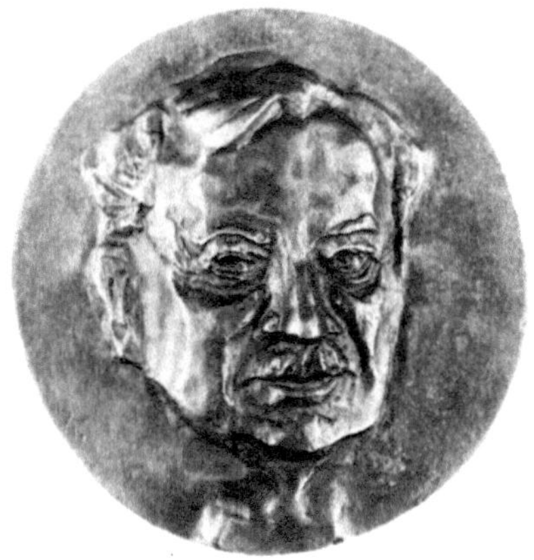
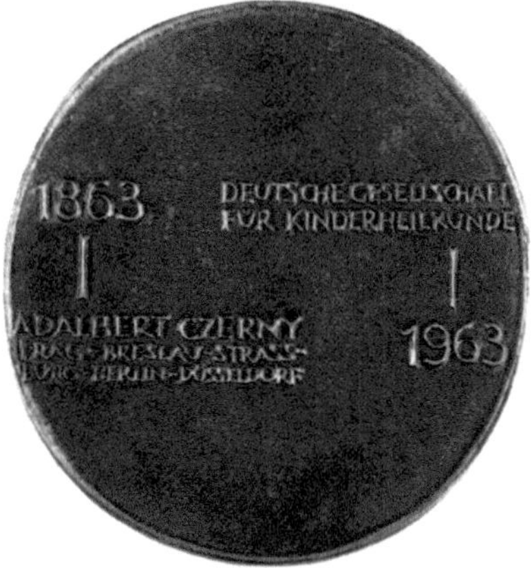

Bisherige Preisträger:

1963 Doz. Dr. *Burmeister* (Homburg):
„Der Extrazellular (Thiosulfat)-Raum im menschlichen Organismus während
der Wachstums".

1964 Doz. Dr. *Wolf* und Doz. Dr. *Löhr* (Göttingen):
„Der Lipoidstoffwechsel des gesunden Säuglings".

1965 Dr. *Grimm* (Leipzig):
„Untersuchungen zur Pathogenese und Klinik des Banti-Syndroms".

1966 Doz. Dr. *Teller* (Marburg):
„Über den Stoffwechsel von C_{19}- und C_{21}-Steroiden im Kindesalter".

1967 Doz. Dr. *Schröter* (Hamburg):
„Intrazelluläre Stoffwechselregulation und Unreife. Ein Beitrag zur Entstehung des Icterus neonatorum simplex".

1968 Doz. Dr. *Lampert* (Erlangen):
„Kerntrockengewicht, DNS-Gehalt und Chromosomen bei akuten Leukämien
im Kindesalter".

1969 Doz. Dr. *Isler* (Zürich):
„Akute Hemiplegien und Hemisyndrome im Kindesalter".

1970 Doz. Dr. *Weber* (Berlin):
„Plasmainsulin bei Kindern (Klinische Untersuchungen bei stoffwechselge-
sunden, adipösen und diabetischen Probanden)".

1972 Doz. Dr. *Spranger* (Kiel):
„Die systematischen Mucoplysaccharoidosen".

1973 Doz. Dr. *Wehinger* (Freiburg):
„Untersuchungen über die Carbo-anhydrasen des menschlichen Erythrozyten".

1974 Doz. Dr. *Kaiser* (Bern):
„Der Ausscheidungseffekt exokriner Drüsen bei der Mukoviscidose".

1975 Doz. Dr. *Poschmann* (Hamburg):
„Immunfluoreszenzdarstellung erythrozytärer Rezeptoren".

1976 Doz. Dr. *Bidlingmaier* (München):
„Plasma-Östrogene in Kindheit und Pubertät unter physiologischen und
pathologischen Bedingungen".

1977 Dr. *Schöch* (Hamburg): „Untersuchungen zum Stoffwechsel der Nuclein-
säure: Molekularbiologie und klinische Bedeutung".

7 Einige wesentliche Entdeckungen für das Fach Kinderheilkunde bis 1950

1796	Edward Jenner führt die erste gezielte Pockenschutzimpfung durch Kuhpockenvakzineübertragung aus.
1838	Endgültige Trennung zwischen gonorrrhoischer und syphilitischer Erkrankung durch Philippe Ricord.
1843	dreibändiges Werk über Kinderheilkunde von Ernest Barthez und Frédéric Rilliet.
1847	Entdeckung der infektiösen Ursache des Kindbettfiebers durch Ignaz Philipp Semmelweis.
1850–1851	Begründung der modernen Thermometrie am Krankenbett durch Ludwig Traube.
1853	Subkutanspritze von Charles Pravaz zur Therapie eingeführt.
1855	Claude Bernard prägt den Begriff der „inneren Sekretion".
1859	Landrysche Paralyse beschrieben durch Jean Baptiste Landry.
1860	Klärung der Trichinose beim Menschen durch Friedrich Zenker.
1861	Herpes zoster von F. v. Baerensprung als infektiöse entzündliche Erkrankung der Spinalganglien beschrieben.
1861–1869	In Preußen wird das Physikum eingeführt; später für das ganze Deutsche Reich übernommen. Der Ärztliche Beruf wird zum freien Gewerbe erklärt. – Kurierfreiheit. Staatsexamen an die Universitäten gebunden. Approbation für alle deutschen Staaten gültig. Doktortitel in Deutschland unabhängig von den Prüfungen für die Approbation.
1865–1866	Erste Veröffentlichung von Gregor Mendel über seine Vererbungsgesetze.
1865	Max von Pettenkofer erhält den ersten ordentlichen Lehrstuhl für Hygiene in Deutschland (München).
1868	Beschreibung der andenoiden Vegetationen durch Hans Wilhelm Meyer.
1872–1873	Gründung des Deutschen Ärztevereinsbundes durch Hermann Eberhard F. Richter.
1873	Myxödem von William W. Gull beschrieben.
1873	Edwin Klebs beschreibt Bazillen auf Diphtheriebelägen.
1876	Klare Trennung der verschiedenen Bakterienarten auf Nährböden durch Julius Cohn.
1876	Myotonia congenita durch Julius Thomsen beschrieben.
1879	Albert Neisser entdeckt die Gonococcen.
	Carl Josef Eberth entdeckt den Erreger des Typhus.
1880	Armauer Hansen entdeckt den Erreger der Lepra.
1880	Charles Louis Laveran entdeckt die Malariaplasmodien.

1880	Prophylaxe der gonorrhischen Blennorrhoe der Neugeborenen durch Einträufeln verdünnter Argentum-nitricum-Lösung in den Bindehautsack durch Karl Credé eingeführt.
1881	Oskar Medin erkennt den epidemischen Charakter der Poliomyelitis acuta.
1881	Couveuse für lebensschwache Neugeborene von Stéphane Tarnier.
1882	Robert Koch entdeckt den Erreger der Tuberkulose.
1884	Friedrich Löffler isoliert erstmalig auf Nährböden die Diphtheriebazillen. Robert Koch entdeckt die Choleraerreger. Albert Fraenkel isoliert und beschreibt Diplokokken als Erreger der kruppösen Pneumonie.
1884	Anton Weichselbaum weist im Blut an akuter Miliartuberkulose verstorbener Menschen Tuberkelbazillen nach.
1884– 1889	Aufdeckung der Lebensgeschichte und Wirkungsart des Tetanusbazillus als Ursache des Starrkrampfes durch Artur Nicolaier und Sh. Kitasato.
1885	Einführung der Tollwutbehandlung durch Schutzimpfung von Louis Pasteur.
1885	Endolaryngeale Intubation bei Diphtherie durch O'Dwyer.
1886	Theodor Escherich isoliert das Bacterium coli.
1886	Harald Hirschsprung beschreibt das Megacolon congenitum (Hirschsprung'sche Krankheit).
1887	Anton Weichselbaum entdeckt den Erreger der epidemischen Genickstarre.
1887– 1888	Das Diphtherietoxin wird von Friedrich Loeffler, Emile Roux, und Yersin entdeckt.
1888	Bezeichnung „Chromosomen" für die Träger der Erbmasse durch Wilhelm Waldeyer eingeführt.
1890	Emil Behring entdeckt das spezifische Diphtherie- und Tetanusantitoxin.
1891	Behandlung des Hydrocephalus durch die Lumbalpunktion durch Heinrich Quincke.
1893	Einführung des Diphtherieheilserums zur Behandlung der Diphtherie von Behring.
1894	Die Kinderheilkunde löst sich als Spezialfach definitiv von der inneren Medizin. Charakteristisch dafür ist Erhebung zum Ordinariat an der Universität Berlin unter Otto Heubner. Die Bemühungen um die Bekämpfung der Säuglingssterblichkeit, das Studium der Darminfektionen und der Nährböden geben ihr das Gepräge.
1895	Entdeckung des Thyreojodins durch Eugen Baumann. Entdeckung der Röntgenstrahlen durch W. Conrad Röntgen.
1896	Nachweis des Erregers der epidemischen Genickstarre in der Cerebrospinalflüssigkeit durch Otto Heubner. George Frederik Still beschreibt bei jungen Kindern das nach ihm benannte Krankheitsbild.
1897	Theorie der Tröpfcheninfektion mit Tuberkelbazillen durch Karl Flügge.
1898– 1899	Studien über den Säuglingsstoffwechsel bei normalen und atrophischen Kindern durch Otto Heubner und Max Rubner.
1900	Josef Grancher entwickelt den Plan, kranke Kinder bei der Hospitalpflege in Boxen zu isolieren.
1901	Entdeckung der Blutgruppen durch Karl Landsteiner.

1901 Alfred Fröhlich beschreibt das Krankheitsbild der Dystrophia adiposogenitalis als Dysfunktion der Hypophyse.

1901 Entdeckung der Blutgruppen durch Karl Landsteiner.

1902–1903 Entdeckung der Anaphylaxie durch Charles Richet, Maurice Arthus und Paul Portier.

1904 Begriff der Serumkrankheit von Clemens v. Pirquet und Béla Schick.
Theorie der Immunität von Bordet.

1905 Entdeckung des Spirochaeta pallida als Ursache der Syphilis durch Fritz Schaudinn und Erich Hoffmann.

1906 Einführung der Wassermann'schen Syphilisreaktion durch August Wassermann.
Von Pirquet führt den Begriff der Allergie in die Terminologie ein.

1906 Czerny und Artur Keller prägen den Begriff der Ernährungsstörung des Säuglings.

1908 Karl Landsteiner weist experimentell die Übertragbarkeit der Poliomyelitis nach.

1910 Ricketts erkennt die Übertragung des Fleckfiebers durch Kleiderläuse.

1910 Einführung des Salvarsan in die Syphilisbehandlung durch Paul Ehrlich und Sahachiro Hata.

1911 Künstliche Höhensonne von Richard Kirch und Hugo Bach.

1911 3. internationaler Säuglingsschutzkongreß in Berlin.

1912 Harvey Cushing beschreibt den ersten Fall des basophilen Adenom (Cushing Krankheit).

1914 R. Rössle beschreibt die allergische Entzündung.
Entdeckung der Spirochaeta icterogenes als Erreger der Weilschen Krankheit.

1914 Der Pathologe Simmonds entdeckt als Krankheitsbild die sog. Simmond'sche Krankheit.

1916 Karl Ernst Ranke begründet die Lehre von den drei Stadien der Tuberkulose.

1918 Luftenzephalographie durch Walter Dandy eingeführt.

1919 Kurt Huldschinsky verwendet die künstliche Höhensonne zur erfolgreichen Behandlung der Rachitis.

1920–1921 Calmette führt die erste Schutzimpfung gegen Tuberkulose ein (BCG-Impfung).

1921 Entdeckung des Insulins durch Banting und Best.

1929 Einführung des EEG – Hans Berger.

1929 Erste Herzkatheterung im Selbstversuch durch Werner Forssmann.

1930 Erste Beschreibung der Bornhomer Krankheit durch Ejnar Sylvester.

1931 Emil Feer beschreibt das Krankheitsbild der Akrodynie.

1934–1935 Entdeckung des Prontosil durch Gerhard Domagk.

1940 Landsteiner und Wiener entdecken den Rhesus-Faktor.

1940 Domagk erkennt die Wirksamkeit die Sulfathiazole gegen Tuberkelbazillen.

1941 Philip Levine gelingt die Aufklärung der fetalen Erythroblastose als Unverträglichkeit im Rh-System.
Erste Beobachtung über die Embryopathia rubeolosa durch Alister Gregg.

1942 Entdeckung des Penicillins durch Fleming und Florey.

1944   Selman Waksman entdeckt die Wirkung des Streptomycins auf die Tuberkel-
           baktieren.
1944–   Wiener berichtet über Austauschbluttransfusionen zur Behandlung der feta-
1946   len Erythroblastosen.
1945   Bernheim führt die Paraaminosalicylsäure in die Tuberkulosetherapie ein.
1948   Hench und Kendall beschreiben die antirheumatische Wirkung des Cortisons.
1948–   In Deutschland Durchführung von Röntgenreihenuntersuchungen und großen
1950   freiwilligen BCG-Schutzimpfaktionen gegen die Tuberkulose.
1950   Fortschritte in der Chemotherapie der Tuberkulose durch Einführung des
           Isonicotinsäurehydrazids durch Domagk.

8 Quellenverzeichnis und Literatur

Quellenverzeichnis

Quellenangaben zu den einzelnen Versammlungen der Deutschen Gesellschaft
für Kinderheilkunde

Versammlung			Quelle
Nr.	Ort	Jahr	
1.	Freiburg	1883	„Verhandlungen der 1. Versammlung der Gesellschaft für Kinderheilkunde in Freiburg i. B. 1883". Einzelexemplare als Sonderdruck im Besitz der Deutschen Gesellschaft für Kinderheilkunde, Braunschweig
4.	Berlin	1886	„Verh. d. 4. Vers. d. Ges. f. Kinderhlkd. in der Pädiatrischen Section auf der 59. Vers. dtsch. Naturforscher u. Ärzte in Berlin 1886". Dresden 1887, Hrsg. Dr. Unruh, Dresden. Druck: Teubner, Dresden
8.	Bremen	1890	„Verh. d. 8. Vers. d. Ges. f. Kinderhlkd. in der Abt. f. Kinderhlkd. d. 63. Vers. dtsch. Naturforscher u. Ärzte Bremen 1890". Hrsg. Dr. E. Pfeiffer, Wiesbaden. Verlag: J.F. Bergmann, Wiesb. 1891
9.	Halle	1891	— : 9. Vers. d. 64. Vers., Wiesb. 1892
10.	Nürnberg	1893	— : 10. Vers. d. 65. Vers., Wiesb. 1894
11.	Wien	1894	— : 11. Vers. d. 66. Vers., Wiesb. 1895
12.	Lübeck	1895	— : 12. Vers. d. 67. Vers., Wiesb. 1896
13.	Frankfurt	1896	— : 13. Vers. d. 68. Vers., Wiesb. 1897
14.	Braunschweig	1897	— : 14. Vers. d. 69. Vers., Wiesb. 1898
15.	Düsseldorf	1898	— : 15. Vers. d. 70. Vers., Wiesb. 1899
16.	München	1899	— : 16. Vers. d. 71. Vers., Wiesb. 1900
17.	Aachen	1900	— : 17. Vers. d. 72. Vers., Wiesb. 1901
18.	Hamburg	1901	— : 18. Vers. d. 73. Vers., Wiesb. 1902
19.	Karlsbad	1902	— : 19. Vers. d. 74. Vers., Wiesb. 1903
20.	Kassel	1903	— : 20. Vers. d. 75. Vers., Wiesb. 1904
21.	Breslau	1904	— : 21. Vers. d. 76. Vers., Wiesb. 1905
22.	Meran	1905	— : 22. Vers. d. 77. Vers., Wiesb. 1906

Versammlung			Quelle
Nr.	Ort	Jahr	
23.	Stuttgart	1906	„Verh. d. 23. Vers. d. Ges. f. Kinderhlkd. in der Abt. f. Kinderhlkd. d. 78. Vers. dtsch. Naturforscher u. Ärzte Stuttgart 1906". Hrsg. Dr. P. Selter, Solingen, Verlag: J.F. Bergmann, Wiesb. 1907
24.	Dresden	1907	– : 24. Vers. d. 79. Vers., Wiesb. 1907
25.	Köln	1908	– : 25. Vers. d. 80. Vers., Wiesb. 1909
26.	Salzburg	1909	„Verh. d. 26. Vers. d. Ges. f. Kinderhlkd. in d. Abt. f. Kinderhlkd. d. 81. Vers. dtsch. Naturforscher u. Ärzte Salzburg 1909". Hrsg. Prof. Dr. H. Brüning, Rostock, Verlag: J.F. Bergmann, Wiesb. 1910
27.	Königsberg i. Pr.	1910	– : 27. Vers. d. 81. Vers., Wiesb. 1911
28.	Karlsruhe	1911	– : 28. Vers. d. 82. Vers., Wiesb. 1912
29.	Münster i. W.	1912	– : 29. Vers. d. 83. Vers., Wiesb. 1913
30.	Wien	1913	– : 30. Vers. d. 84. Vers., Wiesb. 1914
31.	Leipzig	1917	„Verh. d. 31. Vers. d. Ges. f. Kinderhlkd. in Leipzig 1917". Hrsg. Prof. Dr. H. Brüning, Rostock, Verlag: J.F. Bergmann, Wiesb. 1918
32.	Jena	1921	„Verh. d. 32. Vers. d. Ges. f. Kinderhlkd. in Jena 1921". Hrsg. Prof. Dr. H. Brüning, Rostock, Verlag: F.C.W. Vogel, Leipzig 1922
33.	Leipzig	1922	– : 33. Vers., Leipzig 1923
34.	Göttingen	1923	„Verh. d. 34. Vers. d. dtsch. Ges. f. Kinderhlkd. in Göttingen 1923". Band 27, Mschr. f. Kinderhlkd. 1924. Hrsg. Prof. Dr. H. Brüning, Rostock. Verlag: F.C.W. Vogel, Leipzig 1924
35.	Innsbruck	1924	„Verh. d. 35. Vers. d. dtsch. Ges. f. Kinderhlkd. in Innsbruck 1924". Band 29, Mschr. f. Kinderhlkd. 1924". Hrsg. Prof. Dr. F. Goebel, Jena. Verlag: F.C.W. Vogel, Leipzig
36.	Karlsbad	1925	– : 36. Vers., Bd. 31
37.	Düsseldorf	1926	– : 37. Vers., Bd. 34
38.	Budapest	1927	– : 38. Vers., Bd. 37/38
39.	Hamburg	1928	– : 39. Vers., Bd. 41
40.	Wiesbaden	1929	– : 40. Vers., Bd. 44
41.	Wiesbaden	1930	– : 41. Vers., Bd. 47
42.	Dresden	1931	– : 42. Vers., Bd. 51–53

| Versammlung | | | Quelle |
Nr.	Ort	Jahr	
43.	Wien	1932	„Verh. d. 43. Vers. d. dtsch. Ges. f. Kinderhlkd. in Wien 1932". Band 55/56, Mschr. f. Kinderhlkd. 1932. Hrsg. Dr. F. Goebel, Jena. Verlag: F.C.W. Vogel, Berlin
44.	Braunschweig	1934	— : 44. Vers., Bd. 62
45.	Würzburg	1936	— : 45. Vers., Bd. 68
46.	Wiesbaden	1938	„Verh. d. 45. Vers. d. dtsch. Ges. f. Kinderhlkd. in Wiesbaden 1938". Band 75, Mschr. f. Kinderhlkd. 1934. Hrsg. Prof. Dr. F. Goebel, Düsseldorf. Verlag: F.C.W. Vogel, Berlin
47.	Wien	1940	— : 47. Vers., Bd. 87
48.	Göttingen	1948	„Verh. d. 48. Vers. d. dtsch. Ges. f. Kinderhlkd. in Göttingen 1948". Band 97, Mschr. f. Kinderhlkd. 1948. Hrsg. Prof. Dr. F. Goebel, Düsseldorf. Verlag: Springer Verlag Berlin Göttingen Heidelberg
49.	Düsseldorf	1949	„Verh. d. 49. Vers. d. dtsch. Ges. f. Kinderhlkd. in Düsseldorf 1949". Band 98, Mschr. f. Kinderhlkd. 1949. Schriftführer: J. Jochims, Lübeck. Verlag: Springer Verlag Berlin Göttingen Heidelberg
50.	Lübeck	1950	— : 50. Vers., Bd. 99
51.	Heidelberg	1951	— : 51. Vers., Bd. 100
52.	Bayreuth	1952	— : 52. Vers., Bd. 101
53.	Bad Kissingen	1953	— : 53. Vers., Bd. 102
54.	Essen	1954	— : 54. Vers., Bd. 103
55.	Freiburg i. Br.	1955	— : 55. Vers., Bd. 104
56.	Düsseldorf	1957	— : 56. Vers., Bd. 106
57.	Graz	1958	— : 57. Vers., Bd. 107
58.	München	1959	„Verh. d. 58. Vers. d. dtsch. Ges. f. Kinderhlkd. in München 1959". Band 108, Mschr. f. Kinderhlkd. 1959. Schriftführer: Wolff, Duisburg. Verlag: Springer Verlag Berlin Göttingen Heidelberg
59.	Kassel	1960	— : 59. Vers., Bd. 109
60.	Heidelberg	1961	— : 60. Vers., Bd. 110
61.	Köln	1963	— : 61. Vers., Bd. 111
62.	München	1964	— : 62. Vers., Bd. 112
63.	Norderney	1965	„Verh. d. 63. Vers. d. dtsch. Ges. f. Kinderhlkd. in Norderney 1965". Band 113, Mschr. f. Kinderhlkd. 1965. Schriftführer: Öhme, Braunschweig. Verlag: Springer Verlag Berlin Göttingen Heidelberg

<table>
<tr><td colspan="3">Versammlung</td><td>Quelle</td></tr>
<tr><td>Nr.</td><td>Ort</td><td>Jahr</td><td></td></tr>
</table>

Nr.	Ort	Jahr	Quelle
64.	Berlin	1966	– : 64. Vers., Bd. 114
65.	Wien	1967	– : 65. Vers., Bd. 115
66.	Bonn	1968	– : 66. Vers., Bd. 116
67.	Saarbrücken	1969	– : 67. Vers., Bd. 117
68.	Wiesbaden	1970	– : 68. Vers., Bd. 118
69.	Bad Pyrmont	1972	– : 69. Vers., Bd. 120
70.	Nürnberg	1973	– : 70. Vers., Bd. 121
71.	Hamburg	1974	– : 71. Vers., Bd. 122
72.	München	1975	– : 72. Vers., Bd. 123
73.	Köln	1976	– : 73. Vers., Bd. 124
74.	Kiel	1977	– : 74. Vers., Bd. 125

1. Verhandlungen der 1. Versammlung der Gesellschaft für Kinderheilkunde in Freiburg/Brsg. 1883.
   (Als Einzelexemplar ohne nähere Verlagsangaben vorhanden bei den Unterlagen der Deutschen Gesellschaft für Kinderheilkunde.
2. Verhandlungen der 4. Versammlung der Gesellschaft für Kinderheilkunde in der pädiatrischen Sektion auf der 59. Versammlung Deutscher Naturforscher und Ärzte in Berlin 1886. Herausgegeben von Dr. Unruh (Dresden) 1887.
3. Verhandlungen der 8. Versammlung der Gesellschaft für Kinderheilkunde in der Abteilung für Kinderheilkunde der 63. Versammlung Deutscher Naturforscher und Ärzte in Bremen 1890. Herausgegeben von Emil Pfeiffer (Wiesbaden) 1891.
4. Verhandlungen der 9. Versammlung der Gesellschaft für Kinderheilkunde in der Abteilung für Kinderheilkunde der 64. Versammlung der Gesellschaft Deutscher Naturforscher und Ärzte. Herausgegeben von Emil Pfeiffer (Wiesbaden) 1892.
5. Die Versammlungen von 1893 bis 1905 wurden vom gleichen Herausgeber unter dem gleichen Titel gedruckt.
6. Ab 1906 war der Herausgeber der Verhandlungen Dr. Paul Selter in Solingen; der Verlag blieb weiter J.S. Bergmann (Wiesbaden).
7. 1907 bis 1908 Herausgabe unter gleichem Herausgeber und gleichem Verlag wie oben. Ab 1909 Herausgeber Professor H. Brüning (Rostock) bis 1917 unter gleichem Titel und gleichem Herausgeber.
8. Ab 1921 Wechsel des Verlages: Nun Verlag: F.C.W. Vogel (Leipzig). Herausgeber blieb Brüning (Rostock). Die Verhandlungen wurden weiterhin unter dem gleichen Titel veröffentlicht.
9. Ab 1924 erschienen die Verhandlungen der Deutschen Gesellschaft für Kinderheilkunde als Band der „Monatsschrift für Kinderheilkunde".
10. Ab 1948 wechselte wiederum der Verlag. Es war ab da der Verlag Springer (Berlin, Göttingen, Heidelberg). Die Verhandlungen erschienen weiterhin als Band der „Monatsschrift für Kinderheilkunde".
11. Einzelvorträge zur Geschichte der Deutschen Gesellschaft für Kinderheilkunde:
    a) „Kurzer Rückblick auf die Entwicklung der Abteilung für Kinderheilkunde von ihrer Gründung in Dresden im Jahr 1868 bis zum ins Leben treten der Gesellschaft für Kinderheilkunde im Jahr 1883." H. v.

Ranke (München) 1907 in: Verhandlungen der Deutschen Gesellschaft für Kinderheilkunde, S. 1–10 (1907).
b) „Entwicklung und Leistung der Kinderheilkunde in den letzten 25 Jahren" von Theodor Escherich (Wien), in: Verhandlungen der Deutschen Gesellschaft für Kinderheilkunde, S. 170–182 (1908).
c) „Die Geschichte der Gesellschaft für Kinderheilkunde in Beziehung zur Entwicklung der Kinderheilkunde in den letzten 25 Jahren" von Soltmann (Leipzig) in: Verhandlungen der Deutschen Gesellschaft für Kinderheilkunde, S. 183–199 (1908).
d) „Die Geschichte der Gesellschaft für Kinderheilkunde in Beziehung zur Entwicklung der Kinderheilkunde in den letzten 25 Jahren" von Schloßmann (Düsseldorf) in: Verhandlungen der Deutschen Gesellschaft für Kinderheilkunde, S. 200–208 (1908)
e) „Die Kinderheilkunde im Universitäts-Unterricht Deutschlands" von E. Feer (Heidelberg) in: Verhandlungen der Deutschen Gesellschaft für Kinderheilkunde, S. 236–253 (1910).
f) „Festliche Eröffnungssitzung. Zur Erinnerung an Otto Heubner" von Johann Bokay (Budapest) in: Verhandlungen der Deutschen Gesellschaft für Kinderheilkunde (1927).
g) „Ansprache zum 50-jährigen Jubiläum der Deutschen Gesellschaft für Kinderheilkunde" von K. Stolte (Breslau), in: Verhandlungen der Deutschen Gesellschaft für Kinderheilkunde (1934).

Literatur

Aschoff, L., Diepgen, P., Goerke, H.: Kurze Übersichtstabelle zur Geschichte der Medizin, 7. Aufl. Berlin, Göttingen, Heidelberg: Springer 1960.
von Bokay, J.: Die Geschichte der Kinderheilkunde. Berlin: Springer 1922.
Peiper, A.: Chronik der Kinderheilkunde. Leipzig: G. Thieme 1965.
Pfannenstiel, M.: Geschichte der Gesellschaft Deutscher Naturforscher und Ärzte. Berlin, Göttingen, Heidelberg: Springer 1958.

Springer Pädiatrie

Eine Auswahl

H. Ewerbeck
Differentialdiagnose von Krankheiten im Kindesalter
Ein Leitfaden für Klinik und Praxis
1976. 28 Tabellen. XIII, 263 Seiten
Gebunden DM 48,–; US $ 24.00
ISBN 3-540-07527-5

Die Frakturenbehandlung bei Kindern und Jugendlichen
Herausgeber: B. G. Weber, C. Brunner,
F. Freuler. Unter Mitarbeit zahlreicher
Fachwissenschaftler
1978. 462 Abbildungen, 27 Tabellen.
X, 414 Seiten
Gebunden DM 278,–; US $ 139.00
ISBN 3-540-08299-9

R. Gädeke
Diagnostische und therapeutische Techniken in der Pädiatrie
2., neubearbeitete Auflage. 1976. 267 Abbildungen. XIII, 191 Seiten
DM 48,–; US $ 24.00
Mengenpreis ab 20 Exemplare:
DM 38,40; US $ 19.20
ISBN 3-540-07595-X

P. Hürter
Diabetes bei Kindern und Jugendlichen
Klinik Therapie Rehabilitation
Mit einem Geleitwort von Z. Laron
1977. 40 z.T. farbige Abbildungen,
34 Tabellen. XIV, 274 Seiten
(Kliniktaschenbücher)
DM 24,80; US $ 12,40
ISBN 3-540-08477-0

Kinderheilkunde
Herausgeber: G.-A. von Harnack
Unter Mitarbeit zahlreicher Fachwissenschaftler
4., neubearbeitete Auflage. 1977. 193 Abbildungen. XIV, 394 Seiten
DM 39,–; US $ 19.50
ISBN 3-540-07926-2

Lehrbuch der speziellen Kinder- und Jugendpsychiatrie
Von H. Harbauer, R. Lempp, G. Nissen,
P. Strunk
3., überarbeitete Auflage 1976. 43 Abbildungen. XIV, 475 Seiten
Gebunden DM 98,–; US $ 49.00
ISBN 3-540-07650-0

H. Schuster
Vorsorgeuntersuchungen bei Säuglingen und Kleinkindern
2. Auflage 1975. 32 Abbildungen, 5 Tabellen. 40 Seiten
DM 10,–; US $ 5.00
ISBN 3-540-079792-0

W. Spiel
Das Problemkind in der ärztlichen Praxis
Unter Mitarbeit von R. Adam, H. Dieckmann, T. Schönfelder, J. Zauner
1974. 88 Seiten
DM 20,–; US $ 10.00
ISBN 3-540-79794-7

Therapie der Krankheiten des Kindesalters
Herausgeber: G.-A. von Harnack
Mit Beiträgen zahlreicher Experten
1976. 16 Abbildungen. X, 926 Seiten
Gebunden DM 96,–; US $ 48.00
ISBN 3-540-07447-3

L. Wille, M. Obladen
Neugeborenen-Intensivpflege
Grundlagen und Richtlinien
Unter Mitarbeit von H. E. Ulmer
178. 39 Abbildungen, 68 Tabellen
XVIII, 300 Seiten
(Klinitaschenbücher)
DM 29,80; US $ 14.90
ISBN 3-540-08484-3

Preisänderungen vorbehalten

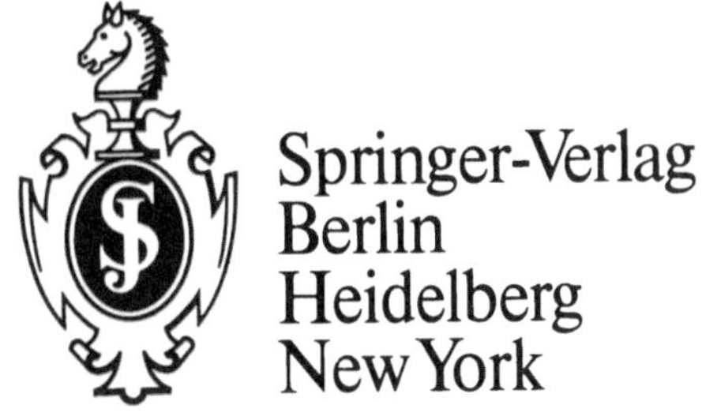

Springer-Verlag
Berlin
Heidelberg
New York

Monatsschrift für Kinderheilkunde

Seit der Gründung im Jahre 1903 dient die *Monatsschrift für Kinderheilkunde* der wissenschaftlichen Information und Fortbildung der Kinderärzte in Klinik und Praxis. Die Fachzeitschrift wird den Ansprüchen verschiedener Lesergruppen gerecht:

Eine Hälfte des jeweiligen Heftes widmet sich mit Übersichten und Kasuistiken der Fortbildung in der Praxis sowie der klinisch-wissenschaftlichen Information.

Im zweiten Teil werden Klinik- und praxisnahe Originalarbeiten veröffentlicht, die durch Kürze und Prägnanz der Darstellung auch den problemfremden Kollegen ansprechen sollen.

Symposiumsberichte, Buchbesprechungen und Hinweise zur Tagesgeschichte ergänzen die aktuellen Informationen.

Aufgrund dieses breiten Spektrums wird der Spezialist die Monatsschrift als eine wesentliche Hilfe bei seinen fortschreitenden Studien betrachten.

Die Beiträge werden in deutscher Sprache mit englischer Zusammenfassung publiziert.

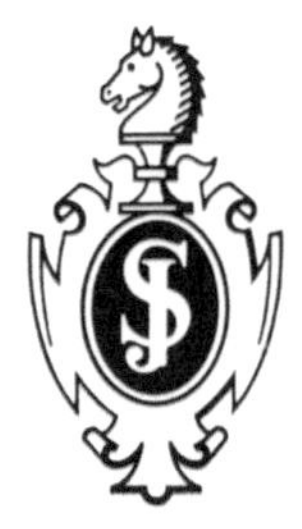

Springer-Verlag
Berlin
Heidelberg
New York